図解 食品衛生

食べ物と健康, 食の安全性

[編著]
Horie Masakazu
堀江正一

Onoue Yoichi
尾上洋一

[著]
Ichinohe Masakatsu
一戸正勝

Okabe Toshiko
岡部とし子

Kono Midori
河野 緑

Tsurumi Kazuhiko
鶴身和彦

Nishijima Motohiro
西島基弘

Morita Yukio
森田幸雄

Yamada Takashi
山田 隆

講談社

執筆者一覧

〈編 者〉

堀江正一
（大妻女子大学家政学部 教授）

尾上洋一
（元神奈川県衛生研究所 微生物部長）

〈著 者〉
（五十音順）

一戸正勝
（東京家政大学 名誉教授）

岡部とし子
（相模女子大学栄養科学部 教授）

尾上洋一
（元神奈川県衛生研究所 微生物部長，NPO法人 食の安全と微生物検査理事）

河野 緑
（東京慈恵会医科大学医学部臨床検査医学講座 講師，文教大学健康栄養学部 非常勤講師）

鶴身和彦
（公益社団法人 日本食品衛生協会 公益事業部長）

西島基弘
（国立医薬品食品衛生研究所食品添加物指定等相談センター センター長，実践女子大学 名誉教授）

堀江正一
（大妻女子大学家政学部 教授）

森田幸雄
（麻布大学獣医学部 教授）

山田 隆
（元国立医薬品食品衛生研究所食品添加物 部長）

写真提供：**伊藤 武**（一般財団法人 東京顕微鏡院 名誉所長）

（初版）　まえがき

　人は毎日の活動のエネルギーも，健康な生活を送るための栄養素も，すべて食品から求めている．食品は人の生活を支えているものであるから，第一に安全でなければならない．食品の安全性を確保するためには，食品衛生が重要となる．

　「食品衛生学」は古い学問であると同時に新しい学問でもある．また，日常生活と密接に関係した学問でもある．世界にはいまだに水道が設置されていないところが多数あり，そこでは頻繁に伝染病が発生する．それでは，近代的な衛生設備が整ったところではどうかというと，それを乗り越えた疾病や新たな健康障害が発生してくる．これらはおおむね食品衛生分野の問題である．このように食品衛生学は，日常生活と非常に深く関係していると同時に，非常に広い分野の学問でもある．そのため「食」の衛生面に関してあらゆることを網羅していなければならない．また常に「健康」とかかわりのある分野でもある．

　本書は，以上のような考えを基盤として，栄養士，管理栄養士を目指している学生諸氏のためにまとめられたものである．もちろん，「食」と「健康」に関係する分野の諸氏にも広く読んでいただきたい．そのためには，内容は高度であるにもかかわらず，わかりやすいものでなければならない．どうしたら理解しやすく，かつ興味を持って読んでいただけるか，試行錯誤のうえ，できるだけ図に重きを置きつつ，解説は簡潔に，を心掛けた．図や表のつくり方を工夫したり，囲み記事風にしてみたりと，いろいろ試みたが，はたしてどこまで成功したかは疑問ではある．

　このようにしてできあがったのが本書である．いささか欲の深い話ではある．したがって執筆者それぞれにいろいろと注文があったが，快く応じていただき，十分とはいえないまでも，一応所期の目的に適ったものができあがったと思っている．さらに版を重ねるごとに工夫をして，また読者からの意見を参考にして，よりよいものにしていきたいと願っている．

　最後に，本書の出版に際し，多大のご協力をいただいた各位に深く感謝する．

1996年3月　　　　　　　　　　執筆者を代表して　市 川 富 夫

第6版の改訂にあたって

　本書は，栄養士・管理栄養士，食品衛生監視員，食品衛生管理者をめざす学生に「食品衛生学」を学ぶ教科書としてまとめられたものである．1996年に第1版が発刊され，版を重ね2016年に第5版が発行された．第5版も7回の増刷を重ね，増刷ごとに食中毒の発生状況や規格基準にかかわる必要な改訂を実施してきた．しかし，2015年4月に施行された食品表示法が5か年の経過措置が終わり，2020年4月から完全施行となった．また，食品衛生法が2018年6月に大改正され，すべての食品等事業者にHACCPによる衛生管理や，食品用器具・容器包装にポジティブリスト制度が導入された．

　このように，食品の安全性をとりまく状況は大きく変容していることから，新たな版を起こさせていただいた．今までの基本骨格である目次構成などは，踏襲しながら，一部章立てを組みなおした．新たな章として，食品表示制度，保健機能食品制度，規格基準をまとめた「食品の表示と規格基準」，および，すべての食品事業者に導入されたHACCPを理解するための「食品衛生管理」の章を追加した．これにより章立ては「食品の安全，食品と微生物，食品の変質，食中毒，有害物質による食品汚染，食品添加物，残留農薬・動物用医薬品，食品の表示と規格基準，衛生行政と関連法規，食品衛生管理」の10章から成っている．また，「管理栄養士・栄養士養成のための栄養学教育モデル・コア・カリキュラム」「管理栄養士国家試験出題基準（ガイドライン）」および平成16年〜平成31年までの約15年間に出題された管理栄養士国家試験問題等を精査し，栄養士・管理栄養士に役立つ内容の教科書づくりをめざした．したがって今回の改訂により，教科書としてはやや盛りだくさんな情報提供となった感があるのは否めないが，上手に取捨選択して「食品衛生学」を学んでいただきたい．

　本書が管理栄養士国家試験や食品衛生監視員，食品衛生管理者の任用資格取得をめざす方，さらに現場で食品衛生に携わっている方に役立つことを願っている．最後に本書の編集にご尽力いただいた堀恭子氏に深く感謝いたします．

　　2020年10月　　　　　　　　　　　　　編著者代表　堀　江　正　一

（初版）まえがき······iii
第6版の改訂にあたって······iv

第1章 食品の安全······1
1.1 食品衛生学を学ぶ意義······1
1.2 食品衛生の目標······2
1 食品の安全性の確保······2
2 飲食に起因する危害の防止······3
3 食物連鎖······5

第2章 食品と微生物······8
2.1 食品中の微生物······8
1 微生物の種類（分類）······8
2 微生物の増殖······10
3 細 菌······17
4 カビ（糸状菌）······20
5 酵 母······21
6 ウイルス······21
2.2 食品微生物の由来······21
2.3 衛生指標菌······23
1 細菌数······23
2 大腸菌群, 大腸菌······24
3 腸内細菌科菌群······25
4 腸球菌······26

第3章 食品の変質······27
3.1 微生物による変質（腐敗）······27
1 微生物による食品成分の化学的変化······28
2 食品成分の変化······29
3 食品の腐敗・鮮度の判別······30

3.2 化学的変質 32
1 油脂の変質 32
2 酸化物質の生成 35

3.3 変質の防止 36
1 冷蔵法, 冷凍法 37
2 脱水 (乾燥) 法 39
3 加熱法 39
4 紫外線照射法, 放射線照射法 41
5 塩蔵法, 糖蔵法, 酢漬法 42
6 くん煙法 43
7 真空包装法 43
8 酸素除去法 43
9 ガス貯蔵法 43
10 食品添加物 44
11 無菌化包装法 44

第4章 食中毒 46

4.1 食中毒の概要 46
1 食中毒の定義 46
2 食中毒の分類 46

4.2 食中毒の発生状況 48
1 年次別発生状況 49
2 食中毒と季節の関係 52
3 病因物質 52
4 原因食品 55
5 原因施設, 喫食場所 55

4.3 微生物による食中毒 59
1 感染成立条件 (感染型食中毒) 59
2 毒素の産生 (毒素型食中毒) 59
3 サルモネラ属菌食中毒：感染型 59
4 腸炎ビブリオ食中毒：感染型 64
5 カンピロバクター食中毒：感染型 68
6 ブドウ球菌食中毒：食品内毒素型 70
7 ボツリヌス菌食中毒：食品内毒素型・生体内毒素型 74
8 ウエルシュ菌食中毒：生体内毒素型 78

9 病原大腸菌食中毒 ……………………………………………………………… 81

10 その他の食中毒菌 ………………………………………………………………… 87

11 食中毒原因菌に含まれる重篤な腸管系感染症 …………………… 90

12 ウイルス性食中毒 ……………………………………………………………… 94

4.4 人獣共通感染症 ……………………………………………………………………… 98

4.5 寄生虫症 ……………………………………………………………………………………… 101

1 寄生虫症の病原体の分類 ……………………………………………………… 101

2 魚介類を介する寄生虫症 ……………………………………………………… 102

3 食肉等を介する寄生虫症 ……………………………………………………… 104

4 野菜を介する寄生虫症 ………………………………………………………… 104

5 感染動物を介する寄生虫症 ………………………………………………… 105

6 水系感染する寄生虫（原虫類）症 ……………………………………… 106

7 寄生虫感染の予防対策 ………………………………………………………… 106

4.6 自然毒による食中毒 ………………………………………………………………… 108

1 動物性自然毒 ………………………………………………………………………… 108

2 植物性食中毒 ………………………………………………………………………… 117

3 真菌性食中毒 ………………………………………………………………………… 122

4 自然毒による食中毒の予防法 …………………………………………… 128

4.7 化学物質による食中毒 …………………………………………………………… 130

1 ヒスタミン食中毒 ……………………………………………………………… 130

2 その他の化学物質による食中毒 ……………………………………… 131

3 化学物質による食中毒の予防法 ……………………………………… 135

第**5**章 **有害物質による食品の汚染** …………………………………… 137

5.1 有害物質 ……………………………………………………………………………………… 137

5.2 有害性金属 ………………………………………………………………………………… 138

1 有機水銀 …………………………………………………………………………………… 138

2 カドミウム …………………………………………………………………………… 140

3 ヒ 素 ………………………………………………………………………………………… 141

4 鉛 …………………………………………………………………………………………………… 142

5.3 放射性物質 ………………………………………………………………………………… 142

5.4 環境汚染物質 …………………………………………………………………………… 145

1 多環芳香族炭化水素 …………………………………………………………… 145

2 ダイオキシン関連物質 ……………………………………………………… 146

　　　3 PCB ·· 148

　　　4 トリハロメタン ··· 149

　5.5 その他の化学物質 ··· 149

　5.6 器具・容器包装 ·· 151

　　　1 プラスチック（合成樹脂）製品 ·························· 154

　　　2 金属製品 ·· 155

　　　3 ほうろう鉄器, 陶磁器, ガラス製品 ···················· 156

第6章　食品添加物 ·· 157

　6.1 食品添加物の概要 ··· 157

　　　1 食品添加物の概念 ·· 157

　　　2 食品添加物に関する基準 ······································ 160

　6.2 安全性評価 ··· 166

　　　1 毒性試験 ·· 168

　　　2 一日摂取許容量 ··· 169

　6.3 保存料 ··· 171

　　　1 酸型保存料 ·· 173

　　　2 非解離型保存料 ··· 174

　6.4 防かび剤 ·· 174

　6.5 殺菌料 ··· 176

　6.6 酸化防止剤 ··· 178

　6.7 漂白剤 ··· 181

　6.8 発色剤 ··· 182

　6.9 着色料 ··· 184

　6.10 甘味料 ··· 187

　6.11 調味料 ··· 191

第7章　残留農薬, 動物用医薬品 ··················· 193

　7.1 農　薬 ··· 193

　　　1 農薬の使用目的 ··· 193

　　　2 農薬の使用と規制 ·· 193

　　　3 農薬の安全性評価 ·· 196

　7.2 動物用医薬品・飼料添加物 ··································· 197

1 動物用医薬品・飼料添加物の使用目的 ……………………… 197
2 動物用医薬品の使用と規制 ………………………………… 198
3 薬剤耐性菌出現の問題 ……………………………………… 199
7.3 ポジティブリスト制度 ………………………………………… 199
1 ネガティブリスト制度からポジティブリスト制度へ ……………… 199
2 暫定基準 …………………………………………………… 201

第8章 食品の表示と規格基準 …………………… 202

8.1 食品表示制度の概要 …………………………………… 202
8.2 食品表示法による表示 ………………………………… 203
1 栄養成分表示／栄養強調表示 …………………………… 204
2 期限表示（消費期限, 賞味期限） ………………………… 205
3 アレルギー物質を含む食品
　（アレルゲンを含む食品の表示） ………………………… 206
4 遺伝子組換え食品の表示 ………………………………… 209
5 原材料と添加物の明確化 ………………………………… 211
6 安全性に関する情報の省略不可 ………………………… 211
7 加工食品と生鮮食品の区分 ……………………………… 212
8 原料原産地表示の導入 …………………………………… 212
8.3 保健機能食品制度および特別用途食品制度 ………… 212
1 保健機能食品制度 ………………………………………… 212
2 栄養機能食品 ……………………………………………… 216
3 機能性表示食品 …………………………………………… 216
4 特別用途食品制度 ………………………………………… 217
5 食品の虚偽・誇大広告などの禁止 ……………………… 218
8.4 食品の規格基準 ………………………………………… 218
1 食品, 添加物等の規格基準 ……………………………… 219
2 乳及び乳製品の成分規格等に関する省令（乳等省令） …… 222

第9章 衛生行政と関連法規 ………………………… 223

9.1 食品の安全性確保とリスク分析（リスクアナリシス） …… 223
9.2 食品衛生と行政 ………………………………………… 224
1 食品衛生行政の目的 ……………………………………… 224
2 食品衛生行政を担う機関 ………………………………… 224

　　　3　食品衛生監視員と食品衛生管理者 ･･････････････ 227
　9.3　食品衛生関連法規 ･･････････････････････････････ 227
　　　1　食品衛生法 ･･･････････････････････････････････ 228
　　　2　食品安全基本法 ･････････････････････････････ 230
　　　3　食品表示法 ･･･････････････････････････････････ 231
　　　4　健康増進法 ･･･････････････････････････････････ 232
　　　5　JAS法（日本農林規格等に関する法律）･･･････ 233

第10章　食品衛生管理 ･･････････････････････････････････ 234
　10.1　食品衛生管理とは ･･････････････････････････････ 234
　10.2　HACCPの普及 ･･･････････････････････････････ 234
　10.3　HACCPに沿った衛生管理とは ･････････････････ 236
　　　1　2つの衛生管理 ･･･････････････････････････････ 236
　　　2　公衆衛生上必要な措置の基準 ･･･････････････ 236
　　　3　基準に従い実施すること ･･･････････････････････ 237
　10.4　HACCPに基づく衛生管理 ･････････････････････ 237
　　　1　一般的な衛生管理 ･･･････････････････････････ 237
　　　2　食品衛生上の危害の発生を防止するために
　　　　特に重要な工程を管理するためのとりくみ ･･･ 238
　10.5　HACCPの考え方をとり入れた衛生管理 ･･････････ 243
　10.6　各種手引書 ･･･････････････････････････････････ 243
　10.7　適正農業規範（GAP）との関係は ･･･････････････ 244
　10.8　HACCP認証 ･････････････････････････････････ 244

付録1　衛生法規 ･････････････････････････････････････ 245
　1.1　食品衛生法（抜粋）･････････････････････････････ 245
　1.2　食品安全基本法（抜粋）･･･････････････････････ 257

付録2　食中毒発生状況 ･････････････････････････････ 260

　索引 ･･･ 266

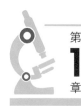

Food Hygiene and Safety

第1章 食品の安全

1.1 食品衛生学を学ぶ意義

　食品は，おいしくて栄養価があり，安全であることが求められます．また食品は，生命の維持のために必要不可欠なものです．日本はカロリーベースで食料自給率が低く，ほかの国に比べて経済的に恵まれていることもあり，世界中から多種類のものを大量に輸入しています．近年，食生活は生命の維持というより，楽しく食べるということに主眼が変わっており，豊かさを満喫しています．しかし，自分が関与した食品によって下痢や腹痛を起こし，救急車で病院に搬送されたりしては大変なことです．

　食品衛生学は，常識的な事項を学ぶことにより，食品の劣化を防ぎ，食中毒等の危害を防ぐことなど，食品の安全性の確保のために学びます．

　栄養士や管理栄養士の方々はもちろん，将来，食品にかかわる人には食品衛生の基本は必ず覚えてほしいと思います．

　従来，食の安全の確保は，製造するところに注目をしてきました．しかし現在は，農場から食卓までといわれるように，農作物や家畜の生産者から給食や家庭で調理する人など，食にかかわる人はすべて衛生に留意することが求められています．教科書でも第10章でHACCPについて勉強しますが，食にかかわる人すべてが，食の安全を守るために，食品衛生の基本をしっかり学ぶことが求められています．

　食品の危害要因は，大きく分けて微生物，寄生虫や自然毒，化学物質によるものに分類されます．

　食中毒を起こす微生物や寄生虫に関しては，通常はどこにいるか，それを食品といっしょに食べた場合，どのぐらいの時間で，どのような症状が出るのかといった特徴を知るだけで，いろいろなことに応用ができます．自然毒に関しては魚介類や植物をとるときの注意が必要ですが，代表的な有毒物質は常識として知ることが必要です．

食品の劣化は，微生物と物理・化学的な要因により生じます．どのようにしたら食品の劣化を防げるかという知識も重要です．製造工程中に好ましくない成分が生成されてしまう場合もあるのです．

　また，食品添加物や農薬は非常に重要なものであるにもかかわらず，誤解も多いのが現状です．食品衛生学を通して，正しい知識を身につけてほしい項目です．

　学生生活も終わり，社会に出るとき，栄養士や管理栄養士だけではなく食にかかわる人にとって，食品衛生はとても重要となります．一人のミスにより，会社などに大きな損害を与える可能性もあり，謝ってすむ問題ではないことにもなります．大きな食品メーカーが大規模な食中毒を起こしたために倒産した事例もあります．

　この食品衛生学の教科書は，学会等で認められ，官公庁で行政的にも実施しているような基礎知識がわかりやすく書かれています．日常の食生活にも必要な事項であり，単に勉強というのではなく，しっかり会得して社会に出ることを期待します．

　また，食品衛生学は，調理科学や微生物学，基礎化学，栄養学をはじめ多くの学問との境界線が見えにくい，実学でもあり，応用学でもあります．特に将来，何らかのかたちで食に関連する職業につく方は，この教科書が将来ともに参考になることを願っています．

1.2 食品衛生の目標

1 食品の安全性の確保

　人の生命維持，健康維持・増進には，食物は欠かすことができないものである．食物は単に生命維持のみではなく，健康増進のため栄養的に価値のあるものであると同時に，安全なものでなければならない．そのため食物は生育，生産および製造から最終的に人に摂取されるまで，すべての段階において安全性，健全性が求められる．

　食品衛生法では，食品衛生を「食品，添加物，器具及び容器包装を対象とす

る飲食に関する衛生」と定義し，「食品の安全性の確保のために公衆衛生の見地から必要な規制その他の措置を講ずることにより，飲食に起因する衛生上の危害の発生を防止し，もって国民の健康の保護を図ること」を目的としている．世界保健機関（World Health Organization；WHO）では，食品衛生とは「栽培，生産，製造から最終消費までの全段階で，食品の安全性，健全性，栄養的完全性を保つため必要手段を講ずること」と定義している．

2 飲食に起因する危害の防止

(1) 変質：腐敗, 変敗

食品は放置しておくと，微生物や日光，酸素等の影響により次第に味やにおい，テクスチャー，外観などが変化していく．この現象を変質という．変質には発酵，腐敗，変敗，酸敗などがある．これらのうち微生物のはたらきによる現象を発酵または腐敗という．

発酵は，ヨーグルトや酒，しょう油のように，糖類が分解されて乳酸やアル

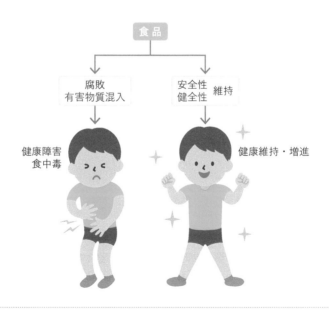

図1-1 食品と健康

コールなどが生成されるような場合をいう．一方，魚や肉でみられるように，タンパク質などの食品成分が分解して，トリメチルアミンや硫化水素，アンモニアのような腐敗臭を生成し，食べられなくなる現象を腐敗という．

　変敗は，酸化されやすい不飽和脂肪酸などの油脂が酸素や紫外線，微生物等の影響を受けて分解や重合を起こし，異臭や凝固などを起こすことにより可食性を失う現象をいう．酸敗は，油脂が変質した場合は変敗と同意語であるが，酒や豆腐などに微生物が関与し，生成物が酸味を呈する物質を生成する場合をいう．よって，これら現象を防ぐためには，それぞれに対応した処理が必要となる．

(2) 有毒物，有害物

　食品は植物，動物を起源としている．植物，動物のなかには人にとって有毒なものが含まれていることがある．さらに，環境中の有害な物質が植物や動物へ移行して，それを人が摂取することにより健康障害を生じる場合がある．ヒ素による中毒やカドミウムによるイタイイタイ病，メチル水銀による水俣病などのように食品を汚染した有害物質に起因した例もある．

(3) 病原微生物

　多くの微生物は食品中や人の体内で増殖する．なかにはサルモネラ属菌，腸炎ビブリオなどの増殖が速いものもある．また，ノロウイルス，サルモネラ属菌，腸管出血性大腸菌などは少量でも感染し，中毒症状を起こすなど，従来では考えられないほど少量で食中毒を起こすものがあることがわかっている．

(4) 異　物

　食品は植物や動物を起源としており，そのまま，あるいは加工されたものである．これらが加工される過程において，機械の金属製の削りくずや衛生害虫など健康被害につながるおそれが否定できないものが混入しないように注意が必要である．

　近年，安全と安心が不明瞭になり，混乱をしている状況もある．異物問題に関しては安全と安心を冷静に判断する必要がある．

3 食物連鎖

　生態系を構成する生物は「土壌小動物，微生物（分解者）→緑色植物（生産者）→草食動物（一次消費者）→小型肉食動物（二次消費者）→大型肉食動物（高次消費者）」の過程で餌種と捕食種の形（食べる–食べられるの関係）でつながっている．いわば食物のつながりを通じて結ばれているとみることができる．このような生物のつながりを食物連鎖という（図1-2）．

　すなわち，緑色植物は光合成により太陽エネルギーを生物エネルギーに変換することができる．食物連鎖はその生物エネルギーを光合成が不可能な生物が獲得する過程である．このようにして，摂取した食物のエネルギーは，それぞれの生物体の生命の維持や行動により失われる．

　生産者である緑色植物の生物体総重量が最大であり，高次消費者になるにつれ，この総重量は次第に減少する．

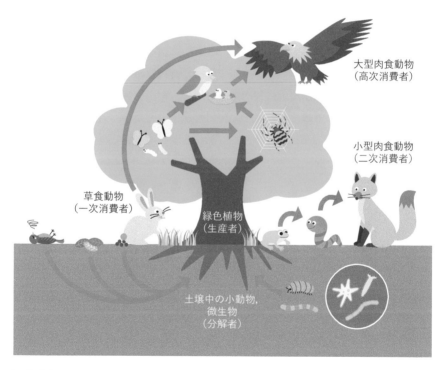

大型肉食動物
（高次消費者）

小型肉食動物
（二次消費者）

草食動物
（一次消費者）

緑色植物
（生産者）

土壌中の小動物，
微生物
（分解者）

図1-2 食物連鎖

分解者である土壌小動物や微生物などは，生産者の遺体から高次消費者の遺体まで利用し，いわば食物連鎖の最終消費者の形で生活する．

　生態系における食物連鎖は，単にエネルギーの獲得や変換の過程だけではない．食物中に含まれる各種の栄養素や微量元素が，食物の摂取や排泄の過程でひとつの生物から他種の生物へと移動する．このようにして物質の流れは生産者から順次変換され，またもとの生産者に戻ってくる．生態系ではそれぞれの生物体はバランスよく存在している．これを物質循環という．

　食物連鎖が食品の安全性にかかわる課題として，フグなどの魚類や貝類などの海洋生物の毒化現象が知られている．フグ中毒の原因となるテトロドトキシンは海泥に生息する細菌がはじめに生成し，それをフグの餌となる小動物がとり込み，最終的にはフグの肝臓などに蓄積するという食物連鎖で説明されている（▶p.108）．

　また，食用のカキ，ホタテ貝など二枚貝で発生する毒化現象も海水中の渦鞭毛藻が生成する有毒物質を二枚貝が餌として渦鞭毛藻とともにとり込んで，麻痺性貝毒，下痢性貝毒として毒化する．さらに，南西諸島などで発生するシガテラ魚の毒化も同様な機構で，主に海洋生物に食物連鎖が認められる（▶p.110）．

　元素や化学物質などが環境に放出された場合，その物質は生物体によって摂取され，海水などの環境におけるその物質の濃度の何百倍，何千倍の濃度で生物体に存在することが知られている．例えば海産の藻類では，臭素が200倍，クロムが100〜500倍，ニッケルが100倍，亜鉛が400〜2,000倍，ヨウ素は10,000倍に濃縮されている．魚類では水銀が500〜7,000,000倍に濃縮される．

　農薬として使用されていたBHCはスジイルカで37,000倍，PCBは13,000,000倍に濃縮されている（後述）との報告もある．このように，生物が外界からとり込んだ物質が生体内で濃縮する現象を生物濃縮という．また，特定の物質について環境中と生体中の濃度比を濃縮係数という．生物濃縮は生物が外界から直接摂取し，その生物により物質が濃縮される場合と，食物連鎖を通じて間接的に濃縮される場合がある．これらは自然界では通常単独で起こるものではなく，同時に平行して起こるものである．

　PCBの食物連鎖による濃縮をみると，表層海水（太陽光が届く水深200 mより浅い部分の海水）中で0.28 ng/Lが，プランクトンでは1.8 µg/kg，それを

餌とするハダカイワシでは48 μg/kg，さらにスルメイカでは68 μg/kg，そしてスジイルカでは13,000 μg/kgと，食物連鎖の段階が一段上がるごとに濃縮される（図1-3）．

メチル水銀やダイオキシンなど一般に問題となる汚染物は共通して分解性が悪いため，PCBと同じように濃縮され，しいては人に対し危害を及ぼす可能性がある．したがって，化学工場が水質汚濁基準を順守するだけではなく，各家庭の廃棄物などについても決められた方法を順守するなどが必要である．

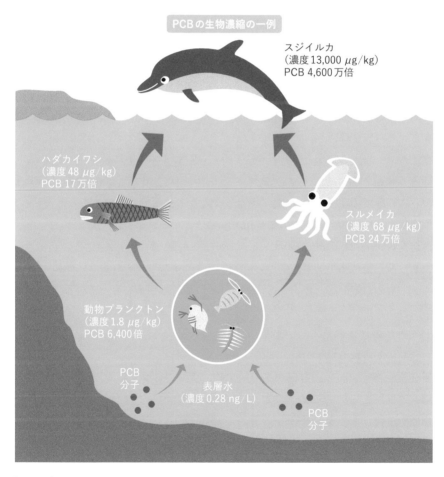

PCBの生物濃縮の一例

スジイルカ
（濃度 13,000 μg/kg）
PCB 4,600万倍

ハダカイワシ
（濃度 48 μg/kg）
PCB 17万倍

スルメイカ
（濃度 68 μg/kg）
PCB 24万倍

動物プランクトン
（濃度 1.8 μg/kg）
PCB 6,400倍

PCB
分子

表層水
（濃度 0.28 ng/L）

PCB
分子

図1-3 食物連鎖によるPCB濃度

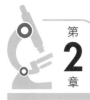

食品と微生物

2.1 食品中の微生物

　微生物とは，肉眼で見ることができず，光学顕微鏡や電子顕微鏡を用いてはじめて見ることのできる微小な生物の総称である．食品衛生学で対象とされる微生物は，ウイルス，細菌，酵母，カビ，原虫などである．

1 微生物の種類（分類）

(1) 大きさによる分類

　微生物は小さいほうから順に，ウイルス，細菌，原虫，酵母，カビなどに分類される（図 2-1）．

ウイルス　$10 \sim 250$ nm（ナノメートル，10^{-9} m：電子顕微鏡レベル）

細菌　球菌で径 1μm（マイクロメートル，10^{-6} m：光学顕微鏡レベル）
　　桿菌で $2 \times 0.5 \mu$m 程度（芽胞形成菌では 10μm 以上のものもある）

原虫　クリプトスポリジウムで 5μm

酵母　数 μm〜数十 μm（細菌に比べてかなり大きい）

カビ　多細胞生物であり，多くの細胞から 1 個体が形成される．一般に大きいものほど高等な生物と考えられ，より複雑な構造をもっている．

(2) 人へのかかわりによる分類

　食品にみられる微生物は，次のように大別される．

常在微生物　食品に通常存在する微生物，食品のミクロフローラ（▶p.22）を形成し，食品を変質（腐敗・変敗）させる面で食品衛生上の問題を引き起こす．

病原微生物　人に食中毒や感染症などの微生物学的な危害を発生させるもので，食品衛生上，最も注意が必要である．

有用微生物　人に有用な微生物，発酵食品の製造に際して活躍する微生物で，食品衛生上からは対象とされない．

(3) 形態, 生化学性状による分類

　微生物の学問的な分類は, 形態, 生化学性状の特徴をもとに決められてきた. 細菌は細胞壁の構造の相違に基づくグラム染色性, 形態, 生化学性状により, 酵母は形態と生化学性状, カビは形態により, それぞれ同定・分類される. これらに加えて, 近年は遺伝子レベルでの分類法が急速にとり入れられている.

　細菌の同定は, まず顕微鏡観察によりグラム染色性 (グラム陽性, 陰性), 球菌, 桿菌の別, 菌の配列, 芽胞の有無を観察し, 次に, 鞭毛の有無にかかわる運動性の観察, 各種の糖の分解に基づく酸やガスの産生性, クエン酸などの利用能などにより行われる (図2-2).

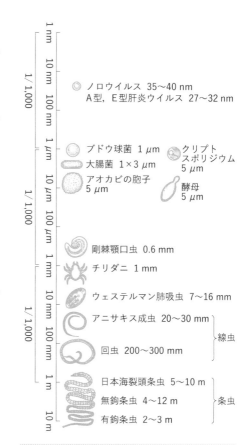

ノロウイルス 35〜40 nm
A型, E型肝炎ウイルス 27〜32 nm

ブドウ球菌 1 μm
大腸菌 1×3 μm
アオカビの胞子 5 μm

クリプトスポリジウム 5 μm

酵母 5 μm

剛棘顎口虫 0.6 mm
チリダニ 1 mm
ウェステルマン肺吸虫 7〜16 mm
アニサキス成虫 20〜30 mm ┐
回虫 200〜300 mm ┘ 線虫
日本海裂頭条虫 5〜10 m ┐
無鉤条虫 4〜12 m │ 条虫
有鉤条虫 2〜3 m ┘

│図2-1│ **微生物の大きさの比較**

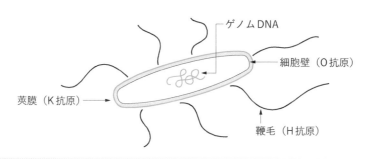

ゲノムDNA

細胞壁 (O抗原)

莢膜 (K抗原)

鞭毛 (H抗原)

│図2-2│ **細菌の構造** (大腸菌)

⑷ DNA, RNA による分類

ウイルスの一部と細菌, 酵母, カビは遺伝情報として DNA をもつ. 一部の
ウイルスは RNA を遺伝情報としてもつ (RNA ウイルス). この DNA または
RNA の塩基配列は種によって異なるので, これを分類に利用できる.

遺伝子を用いての微生物の検出, 同定手段として最も普及し, 用いられてい
るものは, その微生物に特有の DNA, RNA 遺伝子の有無について, 遺伝子増
幅を行うことによって調べる PCR (polymerase chain reaction) 法であり,
微生物検査機関においては広く用いられている.

疫学的な見地からさらに菌の型別を行う際には, パルスフィールドゲル電気
泳動法 (PFGE 法) などが用いられている. これは腸管出血性大腸菌 O157
(EHEC O157) などの汚染源追求に効力を発揮している.

② 微生物の増殖

微生物は一定の条件が揃ってはじめて増殖するものである. したがって, 微
生物の増殖条件を知っておくことは, 微生物の制御上, 重要である.

食品衛生では, 経口感染症, 食中毒, カビ毒の産生, 腐敗・変敗などが微生
物学上の問題とされる. これらのうち, 感染症と一部の食中毒菌以外は, 微生
物数がかなり増えてから危害が発生するものである. したがって, これらの場
合には微生物が低い菌数レベルで食品を汚染しても, それらの微生物を増殖さ
せなければ食品衛生上の危害の発生を防止することができる. このため, 微生
物の増殖抑制は, 危害の発生防止にとても有効な方法である.

微生物の増殖を促進または抑制する要因としてはいろいろなものが考えられ
るが, 温度, 水分活性 (a_w), 酸化還元電位, 水素イオン濃度 (pH) などが重
要な要因である.

⑴ 温 度

微生物は増殖至適温度 (最も速やかに増殖する温度) および増殖可能温度域
(増殖上限, 増殖下限) によって, 高温細菌, 中温細菌, 低温細菌, 好冷細菌
に分けられる (表2-1).

低温細菌や好冷細菌は, 冷蔵保存・低温貯蔵時の食品の腐敗・変敗の原因と

表2-1 細菌の増殖温度域

	最低温度（℃）	至適温度（℃）	最高温度（℃）
高温細菌 Thermophiles	30〜45	55〜60	70〜90
中温細菌 Mesophiles	5〜10	25〜45	45〜55
低温細菌 Psychrotrophs	−5〜5	25〜30	30〜35
好冷細菌 Psychrophiles	−10〜5	12〜15	15〜35

表2-2 食中毒細菌の増殖最低温度と毒素産生の認められる最低温度

形　態		菌　名	増殖最低温度（℃）	毒素産生最低温度（℃）
桿菌	グラム陽性	セレウス菌	15.0	
		ウエルシュ菌	10.0	
		ボツリヌス菌A型	10.0	10.0
		B型	10.0	10.0
		C型	15.0	10.0
		E型	3.3	3.3
		リステリア・モノサイトゲネス	0.1	
	グラム陰性	大腸菌	8.0	
		サルモネラ属菌	7.5	
		エルシニア・エンテロコリチカ	1.0	
		腸炎ビブリオ	10.0	
		カンピロバクター・ジェジュニ	31.0	
球菌	グラム陽性	黄色ブドウ球菌	6.7	10.0

なり，中温細菌は，食中毒・感染症などの人への疾病を引き起こす．高温細菌は缶詰の変敗や自動販売機内の加温食品の変質の原因となる．主な食中毒細菌の増殖および毒素産生の最低温度を表2-2に示す．

高温細菌　55〜60℃でよく増殖し，この温度条件下ではきわめて迅速に食品の変質を引き起こす．高温細菌の代表は缶詰にフラットサワーという酸味状態

の変敗を引き起こすバチルス・ステロサーモフィルスである.

中温細菌 25〜45℃の範囲に至適増殖温度域があり, 5℃以下では増殖しない. 多くの食中毒菌や病原細菌はこの中温細菌に属しており, 人の体温の37℃は増殖に適した温度といえる. 中温細菌には腐敗・変敗細菌も含まれる.

低温細菌 0℃以上であれば冷蔵庫内でも徐々に増殖し, 食品を変質させる. 25〜30℃の温度が増殖至適温度であるため, この温度で最も旺盛に増殖し, 室温保存食品では速やかな腐敗・変敗を発生させる.

好冷細菌 低い温度域まで増殖し, 至適温度域が12〜15℃の低温環境を好む細菌を特に好冷細菌と呼んでいる.

(2) 水分活性(water activity ; a_w)

　水分活性は, 微生物が利用できる水の量(純水の蒸気圧に対する割合)を示し, 次式のように定義される.

　　水分活性a_w＝食品の蒸気圧(測定容器内)／純水の蒸気圧

　この式から, 純水の場合はa_w値が1.00になることがわかる. 値が1.00に近いほど微生物の利用できる水が多いことを意味する. 微生物が利用できるのは食品中を自由に動ける水分子(自由水)である. 食品中に存在する水のうち, 食品成分に結合している結合水や, 氷結などで奪われた水などは利用できない. これらの水を除いた自由水の純水に対する比を示したものが水分活性である. 主な食品の水分活性と増殖可能微生物の関係を表**2-3**に示す.

　一般に, 微生物は食品のa_w値が大きいほど速やかに増殖し, 食品を腐敗・変敗に導く. しかし, 微生物のなかには, 低水分活性環境下においても増殖して, 徐々に食品を変質させるものがある. 表**2-3**に示すように, 低水分活性環境で増殖できる微生物は, 多くのものがカビ, 酵母であり, 乾燥食品, 塩蔵食品, 糖蔵食品などの変質の原因微生物となる. 生ハムやサラミソーセージなどの乾燥食肉製品加工品は中間水分食品と呼ばれるが, その熟成にはカビや酵母が関与する. 細菌は桿菌よりも球菌が低a_w下で生育できる.

　低a_wにも耐えて増殖でき, このような環境をむしろ好むような微生物を好浸透圧菌, あるいは好乾性菌という. 腸炎ビブリオは海水や汽水域の底泥に生

|表2-3| 食品の水分活性（a_w）と増殖可能微生物の関係

水分活性値（a_w）	該当する食品群	増殖可能な微生物（増殖下限の a_w 値）	
		細菌	カビ，酵母*
0.98以上	鮮魚介類 食肉 牛乳 果物 野菜	a_w0.98以上の食品群は大部分の微生物にとって，増殖に至適のa_w値である．	
0.97〜0.93	加熱食肉製品 プロセスチーズ パン 低塩分の魚類加工品	セレウス菌（0.95） ボツリヌス菌A型（0.95） ウエルシュ菌（0.95） 大腸菌（0.95） サルモネラ属菌（0.95） 腸炎ビブリオ（0.94） リステリア・モノサイトゲネス（0.92）	ムーコル（0.93） ボトリチス（0.93） リゾプス（0.93）
0.92〜0.85	乾燥食肉製品 コンデンスミルク	ミクロコッカス（0.93） 黄色ブドウ球菌（0.86）	サッカロミセス（0.90）*酵母
0.84〜0.60	ドライフルーツ 穀物 ナッツ 高塩分の魚類加工品		ペニシリウム（0.80〜0.83） アスペルギルス・フラバス（0.78） ユーロチウム（0.62〜0.74）
0.59以下	チョコレート ビスケット クッキー はちみつ 乾燥野菜		長期間の保存中には好乾性のユーロチウムなどのカビが発育してくることがある．

育し，増殖に食塩が必要であるが，10%の食塩濃度では発育できず，食塩が増殖に必須であるからといっても増殖可能な最低 a_w 値が低いわけではない．

(3) 酸化還元電位

　食品中に空気中の酸素が溶解していくと，酸化還元電位が上がって好気的な環境となる．一方，食肉のように構成成分中に還元性の物質が豊富に存在する場合には食品中の酸素は吸収される．食肉成分が豊富なカレー，シチューなどの食品の内部は嫌気的な環境が生じる．

微生物は，増殖の際に酸素を必要とするか否か（酸素要求性）によって，図2-3，表2-4のように，好気性菌，微好気性菌，通性嫌気性菌，偏性嫌気性菌の4つに大別される．好気性菌は未包装食品やトレー包装食品などの形態で流通・販売されるそう菜，食肉，魚肉などの表面で発育し，通性嫌気性菌は前記

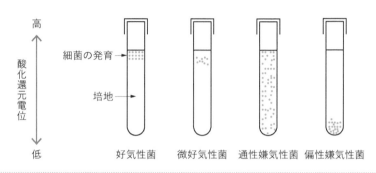

| 図 2-3 | 酸素要求性の違いによる微生物の発育

| 表 2-4 | 主な微生物の酸素要求性

	グラム染色	菌名	好気性	微好気性	通性嫌気性	偏性嫌気性
食中毒起因菌	グラム陽性菌	セレウス菌			○	
		ウエルシュ菌				○
		ボツリヌス菌				○
		リステリア・モノサイトゲネス			○	
		黄色ブドウ球菌			○	
	グラム陰性菌	大腸菌			○	
		サルモネラ属菌			○	
		腸炎ビブリオ			○	
		カンピロバクター・ジェジュニ		○		
		カンピロバクター・コリ		○		
腐敗変敗起因菌	グラム陽性菌	バチルス・サブチルス（枯草菌）	○			
		ミクロコッカス属	○			
		シュードモナス属	○			

の食品群や密封包装食品で, 偏性嫌気性菌は缶詰・びん詰食品で増殖が可能であり, それぞれの食品の変質の原因となる. また, 微好気性菌のカンピロバクターは真空包装食品で生残性が高まることが知られている.

食品によく出現し, 衛生的危害を発生させる微生物群は, 好気性菌ではシュードモナスなどのグラム陰性桿菌, 微好気性菌ではカンピロバクター, 乳酸菌, 通性嫌気性菌では病原細菌の多くが含まれる腸内細菌科菌群, 偏性嫌気性菌ではボツリヌス菌, ウエルシュ菌などのクロストリジウム属である.

⑷　水素イオン濃度（pH）

微生物はほぼ中性を増殖至適pHとしており, pH 5〜8の範囲でよく増殖する. 細菌はややアルカリ側, カビや酵母はやや酸性側を増殖至適pHとするものが多い（図2-4）.

一般にpH 6.0以下になると多くの細菌の増殖は抑制されはじめ, pH 5.0以下になると病原細菌を含めて多くの細菌は増殖を強く抑制される. pH 3.0以下の条件では, 増殖可能な微生物群は乳酸菌, 酢酸菌, カビ, 酵母などに限定される. カビは特に低いpHに強く, pH 2.0以下においても増殖するものがいる. このように特に低いpHにも耐えて増殖できる微生物を耐酸性菌と呼ぶ.

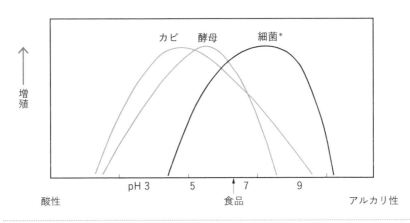

|図2-4| **pHと微生物の増殖**（*大腸菌）

(5) 微生物の増殖曲線

微生物が増殖すると，その菌数は図2-5のように推移する．

誘導期　微生物が増殖の準備をする時期，この誘導期では菌数は増えない．初発菌数が少ないほど，また，微生物が冷蔵状態に置かれていた場合や損傷を受けているときには，この誘導期は延びる傾向にある．したがって，食品への汚染菌数を少なくすることや冷蔵保存することは，食中毒や腐敗・変敗を防止するうえで大切なことである．

対数増殖期　微生物が対数的に増殖する時期．微生物が二分裂するのに要する時間を世代交代時間といい，37℃の増殖至適条件下では，腸炎ビブリオは10分，病原大腸菌は20分，黄色ブドウ球菌でも30分である．対数増殖期は微生物が最も盛んに分裂，増殖している時期であり，生理活性が最も強い時期である．このため微生物の実験において生理活性の旺盛な菌を必要とする場合には，この対数増殖期の菌が使用される．

定常期　分裂によって新たに生まれてくる微生物数と，死滅していく微生物数が等しいと，見かけ上の微生物数は一定した数値を示す．この微生物数は発育支持能の高い培養液を用いた場合においても通常10^9/mLのレベルである．

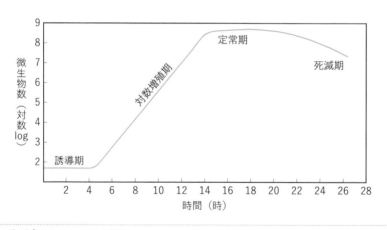

| 図2-5 | 微生物の増殖曲線例

死滅期 培養の最終段階で，微生物の死滅により培養系の微生物数が減少していく．

COLUMN **対数増殖期の対数とは**

　細菌は二分裂により増殖するので，至適条件の培養液中では1個/mLの細菌が24時間後には1,000,000,000個/mLにまで増殖が可能である．この10億個/mLを表現するときに便利なのが指数や対数（常用対数，logarithm，log）である．簡単な数値で見てみよう．1,000は指数では10^3と表し，10の3乗と読む．対数ではこれを3 log（ログ）と表す．上記の1,000,000,000個/mL $= 10^9 = 9$ logとなる．10億もの巨大な数値が簡単な数値で表すことができ，グラフのY軸に対数軸を用いることにより微生物の増殖や死滅の様子を一目でわかる図にすることができる．

　また，細菌数の検査結果の表記を4,300,000/gなどと表記するが，これも指数を使って4.3×10^6/gと表すことができ，指数を使うと一目で間違いなくデータを読みとることができ便利である．

---

3 細 菌

　食品を介して人に危害を及ぼす微生物には，細菌，ウイルス，カビ，原虫などがある．このなかで最も人に危害を引き起こす微生物は細菌であり，このため食中毒予防のプログラム（対策）は細菌性食中毒対策が主となる．

(1) 自然環境中の細菌

　シュードモナス，フラボバクテリウム，ビブリオなどの自然環境の水系に常在する細菌があり，これらの細菌は冷蔵庫内などの比較的低温の環境でもよく増殖し，前述した低温細菌の範疇に入る菌が多い．

　これらの水系に由来する細菌は，水分活性の低い乾燥した環境では死滅していくが，生の食肉，生鮮魚介類，卵，生乳中などでは速やかに増殖して，食品のタンパク質，脂肪を分解し，食品を腐敗・変敗させる．

　ふきん，まな板，洗浄用スポンジなどの水分が保持されている環境中では，長期にわたって存在し，食品への汚染源となることが多い．

(2) 腸内細菌

　人や動物の腸管内に生息する500種以上の細菌の総称で，バクテロイデス，ビィフィドバクテリウム，クロストリジウムなどが優勢フローラであるとされる．表2-5に示される病原細菌ではクロストリジウム属のウエルシュ菌，ボツリヌス菌や腸内細菌科菌群（赤痢菌，チフス菌，パラチフス菌などの重篤な感染症を引き起こす菌や，サルモネラ属菌，病原大腸菌など）が人の腸管内に生息する菌群であり，これらの病原細菌は食品衛生上，重視しなければならない微生物である．

(3) 乳酸菌

　乳酸菌はグラム染色陽性，カタラーゼ陰性でブドウ糖から乳酸を産生する．桿菌（ラクトバチルス，ビフィドバクテリウム）と球菌（ラクトコッカスなど）が含まれる．

　乳酸菌は人や動物の腸管内に存在し，腸内フローラを形成している．発酵工業では乳酸菌を利用して発酵食品を製造している．

(4) ブドウ球菌およびミクロコッカス群

　グラム陽性球菌の主な菌としては，ブドウ球菌（スタフィロコッカス）とミクロコッカスがある．グラム陽性で球形の形をしていることから冷凍処理などにグラム陰性菌よりも強い抵抗性を示す．

　これらの細菌は，人，動物の体表面の常在菌でもあり，また，塩蔵食品などの塩分濃度の高い環境にも常在する．なお，人や動物の体表面には食中毒の原因ともなる黄色ブドウ球菌（*Staphylococcus aureus*）も混在しており，この菌に対しては食品衛生上，特別な注意を払う必要がある．

　食品では干物などの塩蔵食品で，これらの細菌が腐敗・変敗をも引き起こし，弁当，おにぎりやその他の加熱食品では，食品を汚染した黄色ブドウ球菌の増殖，ブドウ球菌エンテロトキシンの産生による食中毒が発生する．

(5) 芽胞形成菌

　芽胞を形成するグラム陽性の大型の桿菌で，好気性のバチルス（バシラスと

表2・5 主な食中毒細菌および食品や水系から分離される細菌の形態とグラム染色性

形態	グラム染色性	科, 属名	代表的な食中毒細菌, 経口感染症起因菌の菌名	備考
桿菌	グラム陽性	バチルス属	セレウス菌（芽胞形成）	
		クロストリジウム属	ウエルシュ菌（芽胞形成）	
			ボツリヌス菌（芽胞形成）	
		リステリア属	リステリア・モノサイトゲネス	
		ラクトバチルス属		発酵乳
		ビフィドバクテリウム属		発酵乳
	グラム陰性	腸内細菌科		
		大腸菌属	病原大腸菌→さらに腸管出血性大腸菌など5つに区別	
		赤痢菌属	志賀赤痢菌	
		サルモネラ属	*Salmonella* 血清型	
			食中毒：*S.* Enteritidis, *S.* Typhimurium など	
			感染症：チフス菌（*S.* Typhi）パラチフスA菌（*S.* Paratyphi A）	
		エルシニア属	エルシニア・エンテロコリチカ	
		カンピロバクター属	カンピロバクター・ジェジュニ	
			カンピロバクター・コリ	
		ビブリオ属	腸炎ビブリオ	
			コレラ菌	
			ナグビブリオ（非O1コレラ菌）	
		シュードモナス属		水系
球菌	グラム陽性	ブドウ球菌およびミクロコッカス群		
		スタフィロコッカス属	黄色ブドウ球菌	人の鼻腔, 皮膚
		ミクロコッカス属		人の鼻腔, 皮膚
		連鎖球菌群		
		エンテロコッカス（腸球菌）属		ミネラルウォーター規格基準
		ラクトコッカス属		発酵乳

もいう）と偏性嫌気性のクロストリジウムとがあり，土壌中に多く生息している．芽胞は植物の種子に相当し，細菌細胞の芽胞以外の部分を栄養体という．栄養体は低温殺菌程度の加熱で容易に死滅するが，芽胞はさらに高い温度でな

いと死滅しない．芽胞の厚い外膜が断熱作用を果たしているからである．このような性質をもっている芽胞は環境の変化に耐え長期間生存し，増殖に適した環境に巡り合う機会を待っている．

食中毒の原因となる芽胞形成菌は通性嫌気性菌のセレウス菌（*Bacillus cereus*），偏性嫌気性菌のウエルシュ菌（*Clostridium perfringens*），ボツリヌス菌（*C. botulinum*）であり，加熱処理に耐え生残することから，これらの細菌の増殖による食中毒には十分注意を払う必要がある．

4 カビ（糸状菌）

カビと酵母ときのこを合わせて真菌と呼ぶ．真菌のうち単細胞のものを酵母，多細胞で多核の菌糸体をつくって増殖するものをカビという．カビはまた糸状菌ともいう．菌糸体からは分岐して柄が空中に伸び，その先端に胞子をつくる子実体がつくられる．カビの繁殖は主として胞子によって行われ，胞子は無性的あるいは有性的につくられる．無性生殖では細胞核の融合が行われず，個々の菌糸の単純な細胞分裂によって胞子が形成され，有性生殖では雌性と雄性の菌糸が融合して胞子が形成される．

カビは，伝統的な発酵食品のスターターとして，アスペルギルス・オリゼーが酒，みそ，しょう油などの醸造に用いられ，その有用性がよく知られている一方で，食品衛生の面からはカビ毒汚染の原因菌として，アフラトキシンを産生するアスペルギルス・フラバスなど（▶p.125）が重要である．また，他の微生物群と異なりカビの発育は肉眼で容易に検知できることから，店頭の加工食品におけるカビの発生は消費者からの「食品苦情例」の主な原因となっており，食品製造者においてはカビ汚染対策が常に求められている．

食品からは接合菌類，子のう菌類，不完全菌類のカビが見出される．これらは食品，環境に普通にみられる菌群で，細菌に比べ水分活性の低い食品においても増殖し（▶p.13 表2-3参照），それらの食品の変質を引き起こす．

食品苦情の原因となるカビ類は，食品製造環境に存在する空中浮遊菌に起因するものが多く，胞子が飛散しやすいクラドスポリウム，ペニシリウムなどが中心となっているので，その対策が望まれる．また，食品は水分活性の違いにより，好乾性カビ（ユーロチウム，ワーレミアなど），好湿性カビ（ムーコル，

ゲオトリクムなど）が発育し，苦情の原因となることがあるが，空中浮遊菌を含めて，これらのカビの存在がカビ毒汚染にかかわる可能性はほとんどない．

5 酵母

酵母は分類学上ではカビと同じ真菌に属するが，形態は細菌同様の単細胞生物である．細胞の大きさは数μm〜数十μmで，単細胞の細菌に比べてかなり大きく，運動性をもたないなどの特徴がある．形は球形，卵形，楕円形，円筒形，レモン形などがあり，グラム染色性は陽性である．

酵母はカビと異なり，主に出芽によって増殖する．生育環境がよいときには出芽による増殖を続けるが，環境が悪くなると胞子をつくるものが多い．

6 ウイルス

ウイルスは，大きさが20〜300 nmと細菌よりも小さい微生物であり，細菌のような細胞構造はもたず，遺伝情報であるRNAあるいはDNAと，これらを保護するタンパク質などの外膜からなり，他の生物の細胞内に侵入して増殖する．ウイルスは核酸の種類によってRNAウイルスとDNAウイルスに分かれる．

RNAウイルスではインフルエンザウイルス，コロナウイルス，狂犬病ウイルス，風疹ウイルス，日本脳炎ウイルスなどが，DNAウイルスではB型肝炎ウイルスなどがよく知られているが，食品衛生にかかわるウイルスではRNAウイルスであるノロウイルス，サポウイルス，A型およびE型肝炎ウイルスが重要であり，そのなかでノロウイルスによる急性胃腸炎がウイルス性食中毒のほとんどを占めている（▶p.95）.

2.2 食品微生物の由来

食品に通常存在し，その場の微生物叢を形成している微生物群を食品のミクロフローラともいい，この語は微小な植物叢を意味する（ラテン語の「Flora＝花の女神」に由来）.このミクロフローラは，食品の原材料が採取され，加工され，製品に至るまでの種々の環境要因によって変化する．ミクロフローラ

のうち，細菌に限って考えるときにはバクテリアルフローラ（細菌叢），真菌（カビ，酵母）についてのみ述べるときにはマイコフローラ（真菌叢）と呼ぶ．

食品のミクロフローラ形成は，微生物に起因する食中毒予防の三原則「つけない」「増やさない」「やっつける（殺菌する）」に対応した3つの段階により変動する．

①微生物が食品原材料に付着して持ち込まれてくる一次汚染および製造工程中の環境からの二次汚染（汚染過程）

②汚染した微生物が時間の経過につれて，食品中で増殖および死滅する過程（増殖，死滅過程）

③人が積極的に常在微生物を加熱などの操作で殺菌，あるいはろ過などの手段で除菌する過程（殺菌，除菌過程）

これらの過程ごとにミクロフローラは大きく変動するので，各過程においては，その推移を詳細に観察しなければならない．

食品への微生物汚染と増殖

食品のミクロフローラは，微生物が食品へ移行し，汚染する過程，汚染微生物が増殖する過程，人為的な加熱殺菌・ろ過除菌などによって大きく変動する．

食品の加熱，加工操作以前の原料に由来する汚染を一次汚染，それ以降に生じる汚染を二次汚染という．

一次汚染　原料の生産環境である海，河川，湖沼，山林，農地からの汚染と，加工前までの過程における人，動物，塵，空気，水，土壌などからの汚染がある．加工食品においては，一次汚染を受けていても，その大部分は加熱などの操作によって殺菌されるが，この汚染の一部は人の手指，製造環境，使用される機器，器具などを介して，加工後の食品を二次汚染する可能性があり，原料の汚染は軽視できない．

二次汚染　加工直後から消費に至るまでの全過程において生じる汚染である．加熱などの加工操作により細菌数が減少しているところに，二次汚染を受けると競合する細菌が少ないために汚染した細菌は急速に増殖し，食品の衛生状態は悪化し，食品の危害性が増大する．この二次汚染細菌が食中毒細菌であった場合には食中毒発生の危険性が生じる．製造工程における人の手指から食品へ

の黄色ブドウ球菌の汚染，増殖，ブドウ球菌エンテロトキシン産生による食中毒の発生は，この代表的な事例である．

さらに，食品の加熱処理によるミクロフローラの減少（競合細菌，拮抗細菌の欠如）時に，一次汚染細菌の生残があった場合には，加熱に耐えた細菌が増殖し，食中毒発生に至る．このような状況は芽胞形成菌であるセレウス菌，ウエルシュ菌が混入した食品においてみられる．

2.3 衛生指標菌

食中毒細菌や腸管系病原細菌を食品から検出することは高い技術や日数，費用を要することから，一般には，その指標として，検出の容易な細菌数，大腸菌群，大腸菌，腸内細菌科菌群，腸球菌などの検査が行われる．

腸管系感染症を引き起こす腸管出血性大腸菌，赤痢菌，チフス菌などを検出する代わりに，これらの細菌と由来を同じくする非病原細菌を検出することにより，病原細菌の汚染の指標とするものである．これらの衛生指標菌が食品から検出された場合には，「病原細菌が存在する疑いがある（食品衛生法第6条の3，不衛生な食品の販売の禁止）」とみなされ，規格基準違反となる．腸球菌は日本においてはミネラルウォーター類について規格基準の定めがある．

1 細菌数

細菌数（一般細菌数，standard plate count；SPC）は標準寒天培地を用いた混釈培養法で，35℃，24〜48時間の好気培養後の発育集落数を計測したものであり，食品の品質管理上の目安とされ，生菌数とも呼ばれる．ただし，必ずしも食品中のすべての細菌が発育するものではなく，標準寒天培地には食塩が含まれていないため発育に食塩を要求する腸炎ビブリオなどの細菌や，特別の増殖因子を要求する細菌などは発育できない．限定された培養条件での発育菌数を測定しているものである（図2-6）．

細菌数は品質管理の指標として用いられ，食品の鮮度あるいは腐敗・変敗の程度を推定することができる．一般には$10^5 \sim 10^6$/以下が食用に供することが

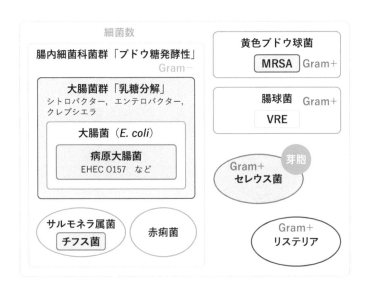

図2-6 衛生指標菌と食中毒菌の関係（標準寒天培地，35℃，好気培養）

EHEC：腸管出血性大腸菌　　MRSA：メチシリン耐性黄色ブドウ球菌　　VRE：バンコマイシン耐性腸球菌
Gram＋：グラム染色陽性　　Gram－：グラム染色陰性

できるとされ，この値は食品の規格基準や衛生規範の上限値となっている．この値を「可食限界」といい，これを超えると食品固有の香気が消失し，異臭が感じられるようになる．この香気と異臭の間の，ほとんど無臭であるが腐敗の起こる限界の時期を初期腐敗といい，この時期の細菌数は10^7/g程度である．ただし，この基準はあくまでも目安と考えるべきである．

2 大腸菌群，大腸菌

　大腸菌群は「グラム陰性，無芽胞の桿菌で，乳糖を分解して酸とガスをつくる，好気性あるいは通性嫌気性の細菌」と定義される．

　大腸菌群は大腸菌のほかに，その類縁菌を含めた菌群の総称である（**図2-6**）．

　大腸菌群は自然界の各所に常在していることから，厚生労働省は，規格基準における大腸菌群の指標としての意義について，「大腸菌群は63℃で30分間またはこれと同等の加熱殺菌の指標」とし，大腸菌群の検出を食品の製造管理

が衛生的に行われたかどうかの指標としている．さらに，大腸菌については，「E.coli（大腸菌）は製造時における糞便汚染の指標」として，大腸菌が検出されることは食品に糞便が混入している可能性があること，したがって，腸管系病原細菌も混在するおそれがあることを示す指標としている．

　日本の法規では，細菌数と大腸菌群の規格が多くの食品に定められており，この両者は食品衛生微生物の規格基準の基本であり，35℃の好気培養条件で行われる．また，生食用カキ，冷凍食品（凍結直前未加熱で，加熱後摂取されるもの）では，E.coliの規格が設けられており（▶p.39 表3-2参照），検査はいずれもEC培地で44.5℃培養が実施される．しかし，日本のE.coli試験法はFDA（米国食品医薬品局）試験法と比較すると，分類学上のイタリック体で表記される*Escherichia coli*の確認を実施する試験法までは実施しない方法であり，厳密には糞便系大腸菌群の試験法である．このため規格基準ではE.coli試験と記載されている．

3 腸内細菌科菌群

　2011年に発生した飲食チェーン店での腸管出血性大腸菌による食中毒事件において5人の死者が出たことから，厚生労働省は生食用食肉（牛肉）の規格基準を策定した．その規格基準は，①腸内細菌科菌群が陰性であること，②加工調理は専用の設備と器具を備えること，③肉塊の表面から1 cm以上の部分までを60℃で2分間以上加熱する方法で加熱殺菌するとの規制である．

　生食用食肉は腸管出血性大腸菌とサルモネラ属菌による危害が大きいとされることから，腸管出血性大腸菌とサルモネラ属菌を含み，かつISO試験法として国際的に実績のある試験法で，コーデックス委員会における微生物基準の試験法としても採用されている腸内細菌科菌群を指標菌として採用したものである．

　腸内細菌科菌群はバイオレットレッド胆汁ブドウ糖（VRBG）寒天培地上で，特徴的な集落を形成し，ブドウ糖を発酵するオキシダーゼ陰性の菌であると定義されている．

　腸内細菌科菌群には大腸菌群の定義である乳糖分解能から外れる乳糖非分解の腸管系病原細菌であるサルモネラ属菌，赤痢菌，エルシニア・エンテロコリチカも含まれる（図2-6）．

4 腸球菌

　腸球菌とは，連鎖球菌のうち，10℃および45℃，pH 9.6，6.5％食塩下の条件で増殖可能な菌群をいう．エンテロコッカス・フェカリスとエンテロコッカス・フェシウムなどからなる腸管内に常在する球菌である．

　腸球菌は人，動物の腸管内に常在するので，大腸菌と同じように糞便汚染を意味する衛生指標菌として重要視されている．すなわち，腸球菌が食品に存在することは糞便の汚染，ひいては腸管系病原細菌の汚染の可能性を示唆するものである．本菌は大腸菌群と異なり，低温殺菌の条件（63℃, 30分間）では生存し，また，冷凍処理にも生残するので，このような加熱処理や冷凍処理が行われた食品の処理前の衛生状態を把握することができる．

　ミネラルウォーター類（容器包装内の二酸化炭素圧力が20℃で1.0 kgf/cm^{2}未満で，かつ殺菌または除菌されていないもの）では検体11 mL当たり腸球菌陰性，ミネラルウォーター類を製造する原水は250 mL当たり腸球菌陰性という成分規格がある．

Food Hygiene and Safety

第3章 食品の変質

食品が保存中に劣化して食用に耐えなくなる現象を「変質」あるいは広義の「変敗」という．変敗の主な原因は，

①微生物による酵素作用

②食品自体がもつ酵素作用

③食品中の成分間相互の化学反応

などによるものであるが，油脂食品においては油脂に含まれる酵素作用に加え，空気中の酸素による酸化作用，光分解作用，金属の触媒作用などにより変質は促進される．食品の劣化を検知し，変質に伴う危害を防止することは，食品衛生の重要な目的のひとつである．広義の変敗は次のように分類される．

腐敗 微生物の酵素作用により，食品中のタンパク質，ペプチドおよびアミノ酸が好気的，嫌気的分解を受けて可食性を失う現象をいう．炭水化物が分解されて有機酸やアルコールなどを生成する発酵と対比的に使用されている．しかし，食品は一般にタンパク質，炭水化物，脂質（油脂）などが混在しており，腐敗と発酵は平行あるいは相前後して進行するため，通常は「食品が微生物の作用により可食性を失う現象」を腐敗と表現している．

変敗 炭水化物食品，油脂食品が劣化し，可食性を失う現象をいう．

食品の微生物による腐敗は，食品を構成している農，畜，水産物の性状により原因微生物の種類が異なるので，対策としては第2章に示した食品微生物についての理解が重要である．本章では，微生物が関与する食品成分の変化と，微生物が関与しない脂質の物理化学的な変敗について述べる．

3.1 微生物による変質（腐敗）

食品を構成するタンパク質，炭水化物，脂質などの高分子化合物とアミノ酸，糖，有機酸などの低分子化合物は腐敗微生物の作用により分解されて不快なに

おい，色，異味の原因となり，ときには有害物質を生成することがある．

1 微生物による食品成分の化学的変化

　食品中のタンパク質は，微生物のもつ酵素作用によりアミノ酸まで分解されたのち，さらに揮発性あるいは不揮発性アミン類，ケト酸，不飽和脂肪酸，有機酸，アンモニア，二酸化炭素などに分解される．

　炭水化物を構成する糖類は微生物の酵素作用により分解され，エタノール，乳酸，ギ酸，酢酸，コハク酸などが生成される．また，脂質は酸敗によってアルデヒド，ケトンなどのカルボニル化合物となる．

　においのもととなる化合物としては，酢酸，酪酸などの有機酸，アンモニア，硫化水素，メルカプタン，アルコール類などが腐敗による生成物となって感知される．海産魚介類の腐敗臭としては，揮発性アミン類のトリメチルアミンが腐敗細菌の酵素作用により生成される．

COLUMN　**パスツールの無菌フラスコ**

　食品の腐敗が微生物の増殖により引き起こされることを初めて立証したのは，フランス人のパスツールである（1861年）．パスツールは自身で考案した白鳥の首型フラスコ（フラスコの首を細長く引き伸ばしてS字状に曲げ，微生物が侵入できないようにしたもの）を用いて，フラスコ内で煮沸した肉汁からは微生物の発生が起きないことを明らかにした．「生命のないところに発酵はない」という有名な言葉で自然発生説を否定した．この実験はのちの低温殺菌法（pasteurization）に発展した．

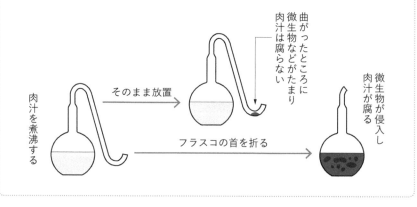

食味の変化は主として乳酸などの有機酸による酸味があげられる.

微生物が関与したこれらの腐敗生成物のなかで, 不揮発性アミン類のヒスタミンは, アレルギー様食中毒の原因物質として日本の食中毒統計上では化学物質による食中毒として集計されているが, 微生物の脱炭酸酵素の作用により生成するので, ヒスタミン食中毒は微生物による食中毒とも考えることができる.

❷ 食品成分の変化

食品中ではアミノ酸を分解する脱アミノ反応および脱炭酸反応が複雑に絡み合い, 有機酸やアミンなどの種々の物質を生成しながら腐敗は進行する（図3-1）.

⑴ 好気的条件下における腐敗の機序（脱アミノ反応）

タンパク質食品の表面で好気性菌, 通性嫌気性菌が増殖し, アミノ酸からアンモニアを放出して種々の有機酸, ケト酸を生成する. 食品中のミクロフローラはタンパク質を分解するプロテアーゼ活性の高い菌種が最初に増殖し, 次いで分解されたアミノ酸を利用する菌種へと移り変わっていく.

⑵ 嫌気的条件下における腐敗の機序（脱炭酸反応）

タンパク質食品の内部で通性嫌気性菌, 偏性嫌気性菌が増殖し, 二酸化炭素を放出して種々のアミンを形成する. 不揮発性のヒスタミンは赤身魚およびその加工品の変敗により生成し, アレルギー様食中毒を起こす (▶p.130参照).

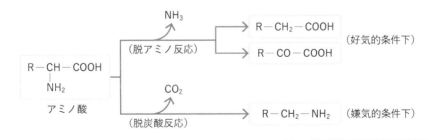

| 図3-1 | 好気的・嫌気的条件下における腐敗の機序

腐敗の科学的判定法には，腐敗に伴って生じる種々の腐敗生成物の量を測定する方法と，腐敗に伴う食品の状態変化を測定する方法とがある．

腐敗の目安として用いられる化学物質には，アンモニア，ジメチルアミン，トリメチルアミンのような揮発性アミンやヒスタミンのような不揮発性アミン，さらにギ酸，酢酸，乳酸のような有機酸，各種アルデヒド，ケトンのようなカルボニル化合物，硫化水素などがある．

食品の腐敗や鮮度測定には次のような方法がある．
①揮発性塩基窒素の測定
②トリメチルアミンの測定
③K値の測定
④有機酸およびpHの測定
⑤細菌数の測定

しかしながら，食品の種類や腐敗に関与する微生物はさまざまなので，腐敗の程度を一律に評価・判定することは難しい．

一般的には，①〜③の生成物の物理化学的な測定は，動物性食品などの特定の食品群に対して適用され，腐敗や鮮度低下の目安とされる．

pHの測定は比較的簡単にできるので，食品の非破壊的な品質管理法として利用されている．細菌数の測定は，結果を得るまでに24〜48時間の培養時間を必要とするが，食品の規格基準のひとつとして大腸菌群などとともに設定され，腐敗の指標とされている．

(1) 腐敗生成物の測定，鮮度の測定

揮発性塩基窒素量の測定　食品の腐敗が進行すると，アミン（トリメチルアミン，ジメチルアミン）やアンモニアなどの揮発性の塩基物質が生成される．これらの揮発性塩基物質を窒素量として求めたものを揮発性塩基窒素量（volatile basic nitrogen；VBN）という．

初期腐敗のVBNは，畜肉では20 mg/100g，魚肉で30〜40 mg/100gとされているが，サメ，エイなどの尿素量が多い魚類については，この数値は適用されない．

トリメチルアミン（TMA）の測定　魚肉中に含まれるトリメチルアミンオキシド（TMAO）は，細菌によりトリメチルアミンに還元され，生臭さを発する．トリメチルアミンの生成は腐敗の初期においてはアンモニアの生成よりも急速に増加することから，魚介類の腐敗の指標として利用されている．研究者によって腐敗初期の判定値に差（4〜12 mg/100g）がみられるが，これは魚種により筋肉中に含まれるTMAOの量に差があるためと考えられている．

K値の測定　魚介類の鮮度の測定法としてK値が用いられている．K値は魚肉の鮮度低下に伴い生じるATP分解物質（イノシン，ヒポキサンチン）のATP（アデノシン三リン酸）関連物質の総量に対する割合を測定することにより，鮮度を調べるものである．ATPは次のように分解されていく．

$$ATP \rightarrow ADP \rightarrow AMP \rightarrow IMP(イノシン酸) \rightarrow イノシン(HxR) \rightarrow ヒポキサンチン(Hx)$$

$$K値(\%) = \frac{ATP分解物質量(HxR + Hx)}{ATP関連物質量(ATP + ADP + AMP + IMP + HxR + Hx)} \times 100$$

K値は鮮度低下によるATP分解物質量を測定することから，K値は小さいほど鮮度がよく，漁獲直後の魚では10（%）以下であり，60（%）以上は腐敗した状態とみなされる．

pHの測定　腐敗の進行に伴い，食品のpHは変動する．デンプンやグリコーゲンなどの炭水化物を多く含む食品は，微生物の作用により加水分解と有機酸発酵が行われ，pHの低下がみられる．

また，畜肉や赤身の魚肉では，動物の死後，炭水化物の自己消化により肉中に乳酸やリン酸が蓄積してpHは低下するが，腐敗の進行に伴い，アンモニアなどが蓄積することによりpHは再び上昇する．

pHは，動物の種類，年齢，栄養状態，生前の運動量，と殺方法，肉の貯蔵方法によっても差が生じる．食品の腐敗の判定にはpHの測定結果に代えて，pHに影響する酪酸，酢酸，乳酸などの個々の有機酸量も用いられている．

(2) 細菌数の測定

　食品中の細菌数の測定は，一般的には標準寒天培地を用いて35℃，24〜48時間の好気培養法で測定される（▶p.23 2.3節参照）．食品1 g当たりの細菌数が10^7（1,000万）以上になると初期腐敗と判定される．

　食品中の細菌数の測定の原理は，食品25 gに希釈水（生理食塩水）225 mLを加えてホモジナイズし，それを試料液として段階希釈後，シャーレに接種し，標準寒天培地を加えて培養後，発育した集落数を計測するものである．

(3) 官能試験

　食品が初期腐敗に達すると腐敗臭が発生するとともに，光沢の消失や変色がみられ，さらに弾力の消失，軟化，粘液化が起こる．液状の食品では沈殿，凝固，発泡，混濁などの現象がみられ，喫食時には異味，刺激性が感じられる．これらの変化は，人の五感（視覚，嗅覚，味覚，触覚，聴覚）で十分に感知できるものであるが，個人差があり，客観的な基準がないことが欠点である．しかし，化学的方法よりも感度が優れている場合もあり，新鮮な食品を対照としておき，におい，色調，味，弾力性，気泡の有無などの観察により実施する．

3.2　化学的変質

1 油脂の変質

　油脂や油脂を多く含む食品は，空気中の酸素や光，熱，金属，酵素などの影響で風味が悪くなり，不快臭，刺激臭を発するようになる．これを油脂の変質（酸敗）という．

　油脂の変質の原因は基本的には自動酸化現象であり，油脂中の不飽和脂肪酸が空気中の酸素と反応して過酸化物を生成するためである（図3-2）．

　油脂の変質は次の二段階を経て行われる．

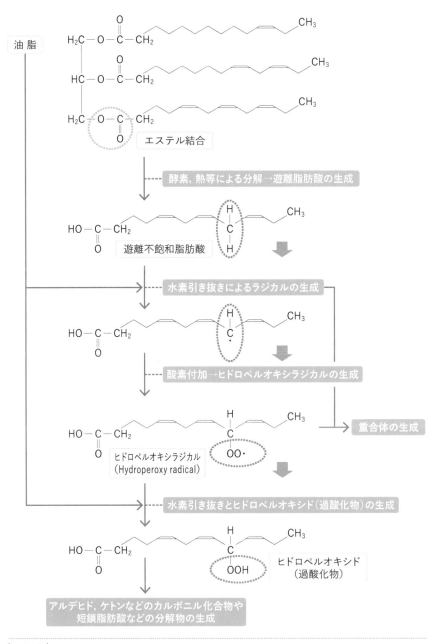

| 図3-2 | 油脂の変質の機序

(1) 油脂の自動酸化（第一段階）

①油脂，特に植物性の油脂にはリパーゼが含まれ，その酵素作用によりエステル結合が分解され遊離の脂肪酸が生成される．

②生成された脂肪酸，特に不飽和脂肪酸は光や熱により，メチレン基から水素原子が引き抜かれた反応性に富んだフリーラジカル（R・）を生成し，これが空気中の酸素と反応してヒドロペルオキシラジカル（ROO・）になる．

③ヒドロペルオキシラジカルは他の不飽和脂肪酸を酸化して新たなフリーラジカルを生成し，それ自体は過酸化物（ROOH）になる．

これら一連の反応は連続的・自動的に進行し，自動酸化と呼ばれる．自動酸化により過酸化物は加速度的に増加するが，酸素や光を遮断すると反応速度は低下する．

(2) 重合・開裂反応（第二段階）

生成した過酸化物は，重合体（RR, ROOR）になったり，あるいは分解（開裂）によりアルデヒド，ケトンや短鎖の脂肪酸などの二次生成物に変化する．その結果，油脂は着色し，粘度や酸度を増し，不快臭，刺激臭を発するようになる．

(3) 酸化油脂の毒性

変質した油脂の毒性は，生成された過酸化物の量に比例して強まり，腹痛，下痢などの中毒症状を引き起こす．さらに酸化の段階が進行し，過酸化物が減少しはじめても毒性は増大を続け，二次的酸化物も有害であることを示している．一次的酸化物であるヒドロペルオキシドの毒性はあまり強くはないが，二次的酸化物のアルデヒドであるヒドロキシペルオキシアルケナールの毒性は強く，動物実験において肝臓，腎臓，小腸などの細胞に壊死を起こすことが報告されている．変質した油脂による代表的な食中毒の事例としては，1964年に大阪府を中心に発生した即席めんによる食中毒がある．即席めんに含まれる油脂の劣化によって引き起こされたもので，関西地域を中心に69人が腹痛，下痢，嘔吐などの中毒症状を訴えた．

そのほか，油脂の変質は豆類に多く含まれている酵素，リポキシゲナーゼに

よっても起こる．なお，てんぷら油などにみられる油脂の加熱変性は自動酸化とは異なり，過酸化物が熱分解されるので蓄積はみられないが，カルボニル化合物，水酸化体，重合物，遊離脂肪酸などが生成されるため，自動酸化した油と同様にその有害性が認められている．

2　酸化物質の生成

　油脂の変質の程度を知る化学的方法には，酸価，過酸化物価，ヨウ素価，チオバルビツール酸価などを測定する方法があり，また，簡易な試験紙や指示薬による方法も汎用されている．

(1)　酸価

　油脂の自動酸化や加熱により生成する遊離脂肪酸は，生成するとそれほど減少しないため，油脂の劣化の指標や油脂の精製度の判断に使用される．

　酸価（acid value；AV）は試料1g中に含まれる遊離脂肪酸を中和するために必要な水酸化カリウムをmg数で示したものであり，市販の大豆油，コーン油などの植物油脂では0.1〜0.7，牛脂やラードなどの動物油脂では0.5〜2.5の範囲のものが多い．

(2)　過酸化物価

　過酸化物価（peroxide value；POV）は，自動酸化により生成した油脂中に含まれる過酸化物の量を示すものである．試料にヨウ化カリウムを加え，遊離するヨウ素量から測定するもので，試料1kg中のミリ当量数で示したものである．過酸化物価は油脂の初期の変敗度を示す，よい指標である．

　即席めん類は，めんに含まれる油脂の酸価が3を超え，または過酸化物価が30を超えるものであってはならないと定められているが，市販食用油の過酸化物価は0.5〜5の範囲のものが多い．なお，前述した即席めんによる食中毒事例では，即席めん中の油脂の過酸化物価は500〜800程度であった．

(3)　ヨウ素価

　ヨウ素価は，油脂中の脂肪酸の不飽和度（二重結合の数）を示すもので，試

料100 gに吸収されるヨウ素のグラム数で表されるものである．油脂中の不飽和脂肪酸は，変質により酸化されてその不飽和度は減少する．一般に，ヨウ素価の大きい油脂は，不飽和度の高い脂肪酸を多く含むことから変質しやすいといえる．

⑷ チオバルビツール酸価

チオバルビツール酸価（thiobarbituric acid value；TBAV）とは，油脂の変質により生じたヒドロペルオキシドの分解により生成する二次生成物マロンジアルデヒド（CHO—CH$_2$—CHO）などのアルデヒド類の値のことで，油脂の変質に伴い上昇する．マロンジアルデヒドなどはチオバルビツール酸との反応により赤色化合物を生成する．

⑸ カルボニル価

油脂は酸化により過酸化物を生じ，過酸化物はさらに分解してアルデヒドやケトンといった二次生成物であるカルボニル化合物を生成する．この量を示すのがカルボニル価（calbonyl value；CV）で，油脂変質の指標のひとつである．

一般に油脂の変質において，酸価，カルボニル価は徐々に増加し，過酸化物価は一旦増加するが，その後に減少する．一方，ヨウ素価は徐々に減少する．

3.3 変質の防止

食品の変質を防止するためには，食品の可食性を損なうことなく，微生物の汚染防止や増殖阻止を行う必要がある．したがって，食品を微生物の増殖に不適当な条件下におくか，食品を殺菌・滅菌後，二次汚染させないようにすることで，食品は長期間にわたり保存が可能になる．

食品の変質防止法として，①冷蔵法，冷凍法，②脱水（乾燥）法，③加熱法，④紫外線照射法，放射線照射法，⑤塩蔵法，糖蔵法，酢漬法，⑥くん煙法，⑦真空包装法，⑧酸素除去法，⑨ガス貯蔵法，⑩食品添加物，⑪無菌化包装法の利用などの物理的，化学的な方法がある（図**3-3**）．

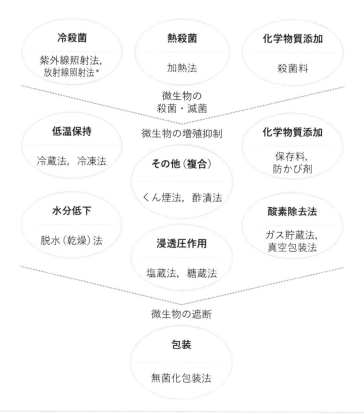

冷殺菌

紫外線照射法,
放射線照射法*

熱殺菌

加熱法

化学物質添加

殺菌料

微生物の
殺菌・滅菌

低温保持

冷蔵法, 冷凍法

微生物の増殖抑制

化学物質添加

保存料,
防かび剤

その他（複合）

くん煙法, 酢漬法

水分低下

脱水（乾燥）法

浸透圧作用

塩蔵法, 糖蔵法

酸素除去法

ガス貯蔵法,
真空包装法

微生物の遮断

包装

無菌化包装法

| 図3-3 | **食品の変質を防止する方法**

＊日本においては許可されていない.

1 冷蔵法, 冷凍法

　食品を低温に保ち，微生物の増殖を抑制・阻止することにより食品の変質を防止する方法である（表3-1）．一般に，微生物は低温になるにしたがって代謝活性は低下するが，微生物の増殖や食品中の酵素活性は冷蔵法では完全に抑制できず，食品の品質の劣化は徐々に進行するので注意が必要である．

　冷蔵法とは食品の凍結点以上の温度で保存する方法である．低温細菌や好冷細菌は低温でも凍結点以上では徐々に増殖するので，保存期間が長くなると食品は変質する．

| 表3-1 | 低温保存法の種類

種　類	食品の温度範囲と特徴
冷蔵法 　　Cooling	0〜10℃ 食品の温度を上記の温度範囲に保持する低温保存法
氷温冷蔵法 　　Chilling	−3〜2℃ 食品に氷結晶が生成するか，しないかの境目の低温で貯蔵
深温凍結法 　　Deep freezing	−45〜−15℃ 食品の水分の大部分が凍結する低温（−15℃以下）で貯蔵

食肉，食肉製品，魚肉ねり製品，ゆでだこ，ゆでがに，生食用鮮魚介類などは10℃以下，鶏の液卵は8℃以下，冷凍食品は−15℃以下に保持しなければならないとする保存基準がある．

COLUMN　パーシャルフリージング

　保存のために食品を部分的に凍結した状態で保持することをいい，一般的には，−3℃程度の温度帯で魚や肉などの表層だけを凍らせる．通常の冷蔵と比べて，かなり貯蔵性や品質が良好だが，温度管理が難しい．

　氷温冷蔵法はパーシャルフリージングより高い温度帯であり，凍らせないため食品組織の損傷はないが，温度管理が難しい．

　冷凍法は食品の凍結点以下の温度で保存する方法である．食品は凍結されるため，微生物の増殖は完全に阻止され，自由水のない状態であるため食品中の酵素もほとんど作用できなくなる．腸炎ビブリオなど一部の細菌は凍結により死滅させることも可能であるが，多くの細菌は死滅しにくいため，解凍後の温度管理などを誤ると，食品中に残存する微生物が急速に増殖し食品は腐敗する．

　冷凍食品には成分規格，加工基準，保存基準（−15℃以下で合成樹脂，アルミニウム箔または耐水性の加工紙で包装）が定められており，細菌数も冷凍食品の種類により規定されている（表3-2）．

　最近では，食品の生産・加工，流通，消費のすべての段階において，冷凍，冷蔵，低温など徹底した温度管理を行うコールドチェーンによって，安全性や品質が確保された食品が数多く流通している．

| 表3-2 | 冷凍食品の食品衛生法による成分規格

品名	成分規格		
	1g当たり細菌数	大腸菌群	腸炎ビブリオ
無加熱摂取冷凍食品	10万以下	陰性	
加熱後摂取冷凍食品 （凍結直前加熱）	10万以下	陰性	
加熱後摂取冷凍食品 （凍結前未加熱）	300万以下	E.coli陰性	
生食用冷凍鮮魚介類	10万以下	陰性	100 MPN*/g以下
冷凍ゆでだこ	10万以下	陰性	陰性
冷凍ゆでがに （摂取時加熱不要）	10万以下	陰性	陰性
冷凍ゆでがに （摂取時要加熱）	10万以下	陰性	

＊MPN：最確数（アルカリペプトン水，TCBS寒天培地法）

2 脱水（乾燥）法

　食品の水分を天日あるいは乾燥機により一部または大部分を除去して，水分活性（a_w）を低下させる方法である．一般にa_wが0.90以上の生鮮食品類は微生物が増殖しやすく，短日時のうちに腐敗しやすい．a_wが0.90〜0.60の食品類は微生物学的にかなり安定で保存性が高い．乾燥食品であっても，空気中の湿度が高いときには食品中に水分が吸収され，微生物の増殖を招くことがある．

　表3-3に示したように食品の水分含量と水分活性は異なる．

3 加熱法

　食品を加熱処理し，存在する微生物の殺菌および食品中の酵素の不活性化を行い，食品の変質を防止する方法である．

　栄養型の細菌は，水分の存在下，55〜70℃，10〜30分間の加熱で死滅するが，芽胞は100℃の湿熱でも死滅しない場合が多い（表3-4）．したがって，芽胞を死滅させるためには，高圧蒸気滅菌法で110〜121℃，または乾熱滅菌法で150〜180℃の高温が必要である．

　缶詰の殺菌は，食品衛生上はボツリヌスA型およびB型菌の芽胞の殺菌を対象に行う．食品衛生法ではpHが4.6を超え，かつ水分活性が0.94を超える缶

表 3-3 | 食品の水分含量と水分活性 (a_w)

食品名	水分含量 (%)	水分活性 (a_w)	食品名	水分含量 (%)	水分活性 (a_w)
野菜	90以上	0.98～0.99	塩さけ	60	0.89
果実	87～89	0.98～0.99	いわし生干し	55	0.80
魚介類	70～85	0.98～0.99	マーマレード	32	0.75
食肉類	70以上	0.97～0.98	ゼリー	18	0.60～0.69
卵	75	0.97	小麦粉	14	0.61
さつま揚げ	72～76	0.96	ビスケット	4	0.33
あじ開き	68	0.96	ジャム	－	0.82～0.94
パン	35	0.93	塩たらこ	62	0.91
ハム・ソーセージ	56～65	0.90	しらす干し	59	0.87

表 3-4 | 熱死滅時間に及ぼす加熱温度の影響

加熱温度(℃)	ボツリヌス菌(A型)の芽胞[*1]	好熱性細菌の芽胞の一例[*2]
100	330 (分)	1,140 (分)
105	100	－
110	33	180
115	10	60
120	3.3	17

[*1] 6×10^{10}個の芽胞をpH 7.0の緩衝液に懸濁.
[*2] 15×10^4個の芽胞をpH 6.1のトウモロコシジュース中に懸濁.

詰は，その中心を120℃で4分間加熱処理することが義務づけられている．缶詰の殺菌条件は一般的に食品の有するpHにより表3-5のように分けられ，pHが低い酸性食品では，殺菌温度が低くても殺菌効果があることが示されている．

　また，調製した食品を気密性および遮光性を有するプラスチックフィルム，金属またはこれらを多層に合わせた袋状等に成形した容器に詰め，熱溶融により密封したのち，加圧加熱殺菌したレトルトパウチ食品もある．

　牛乳の殺菌は，食品衛生法では63℃で30分間，またはこれと同等以上の条件で加熱するように定められているが，現在，最も広く行われている方法は超

| 表3-5 | 缶詰の殺菌条件と殺菌温度

食品群	一般に採用されている殺菌温度
高酸性食品（pH 3.7未満）	75〜85°C
酸性食品（pH 3.7〜4.5）	90〜100°C
中（弱）酸性食品（pH 4.5〜5.0）	100〜110°C
低酸性食品（pH 5.0を超える）	110°C以上

| 表3-6 | 牛乳の殺菌と滅菌条件

分類	殺菌・滅菌方法	温度(°C)	時間
殺菌	低温保持殺菌（LTLT）	63〜65	30分
	高温短時間殺菌（HTST）	72	15〜20秒
	超高温瞬間殺菌（UHT）	120〜150	1〜3秒
滅菌	超高温滅菌（LL）	135〜150	2〜数秒

高温殺菌（UHT）による方法である（表3-6）．この方法では，生乳を予備加熱後，120〜135°Cで数秒間加熱殺菌して急冷することにより，ほとんど滅菌に近い状態にすることができる．牛乳の成分規格は，細菌数5×10^4/mL以下，大腸菌群陰性である．

　ロングライフミルク（LL牛乳）は室温で2〜3か月保存できる牛乳であり，原料乳を超高温滅菌して，滅菌容器に無菌的に充填したものである．

4 紫外線照射法, 放射線照射法

紫外線照射法　波長260 nm付近の紫外線はDNAに損傷を与えるため，その殺菌力は強力である．また，紫外線は空気中でオゾン，水中では過酸化水素を産生するため，これらの酸化作用を利用して空気や水などの流体の殺菌を行っている．

　しかし，紫外線は透過力が弱く，殺菌作用は表面的であるために食品では効果はない．

放射線照射法　放射性同位元素を用いたβ線，γ線による殺菌法であり，放射線処理した食品を照射食品という．発芽防止，殺菌・殺虫，熟度遅延，保存期間延長などの目的で，野菜，香辛料，穀類，水産物，食肉などに行われている．照射による安全性については食品照射国際協力プロジェクトおよびIAEA（国際原子力機関），国連食糧農業機関（FAO），WHOにより，照射による毒性物質形成，栄養素の損失に関して，「相対平均線量10 kGy以下で照射した食品の健全性には問題ない」と確認されている．現在，食品に照射（無条件及び条件付き許可）を行っている国は50か国以上である．

　日本では殺菌を目的とした放射線の利用は認められておらず，ジャガイモの発芽防止目的での利用に限られている．

5　塩蔵法，糖蔵法，酢漬法

　食品に食塩，砂糖，酢などを添加して保存性を高める方法である．
塩蔵法　①浸透圧の作用，②水分活性の低下，③塩素イオンによる殺菌効果，④酸素溶存量の低下に伴う好気性菌の増殖制御などの効果により保存性を高めたものである．

　一般の細菌は食塩濃度5～10％で増殖が抑制されるが，好塩性・耐塩性菌は高濃度食塩溶液中でも増殖する．さらに，最近は健康志向の高まりに伴い，低塩濃度の食品が好まれる傾向にあり，結果として，微生物の増殖を招き，保存性の低下や食中毒につながるケースも見受けられる．
糖蔵法　①浸透圧の作用，②水分活性の低下などにより食品の保存性を高めたものである．一般の細菌は50～60％の糖濃度で増殖は阻止されるが，浸透圧に対して抵抗性のある一部のカビや酵母は増殖する．
酢漬法　①pHの低下による微生物の増殖抑制，②pHの低下による酵素の酸変性および酵素反応の抑制などにより保存性を高めたものである．微生物には至適増殖pHがあり，その範囲を外れると増殖が抑制される．

　多くの細菌の至適pHは中性から弱アルカリ性であり，pH 5以下になると増殖できないものが多いが，カビや酵母は弱酸性に至適pHをもつものも多い．酢とともに食塩や砂糖などの調味料を併用することが多いが，それらの相互作用により食品の保存性はさらに高まる．また，酸性pH下における加熱殺菌と

の組合せも効果的である.

6 くん煙法

肉類や魚類の保存法として古くから利用されてきた方法である. くん煙室の温度により, 冷くん法 (10〜30℃, 3〜4週間), 温くん法 (50〜90℃, 数時間ないし3〜4日), 熱くん法 (100〜140℃, 2〜4時間) に分けられる.

煙のなかには抗菌性や抗酸化性を示す成分 (フェノール類, 有機酸類, アルデヒド類, カルボニル化合物, アルコール類など) があり, 食品の保存性の向上に寄与している. しかし, 抗菌性はカビや酵母に対してはあまり強いものではなく, 製品の表面などにカビの発生を招くことがある. 最近, 液くん法と称して, くん煙液中に食品を浸漬して製造したものもあるが, この製品は微生物の繁殖をもたらすことがあるので, そのとり扱いには注意が必要である.

7 真空包装法

酸素を遮断することで, 発育に酸素を必要とする好気性微生物の増殖を抑制し, 食品の保存性を高める方法である. カビ類の増殖は完全に抑制される. 包装材料として非通気性のプラスチックフィルムが常用されるが, 滅菌が不十分であると偏性嫌気性菌の増殖を招く. かつて辛子れんこんが原因のボツリヌス菌による食中毒事件が発生した.

8 酸素除去法

包装された食品類に脱酸素剤を封入する保存方法は, カビなどの好気性微生物の増殖抑制に有効であり, 菓子類や穀物類に使われているが, 通気性のない包装材料を用いないと目的とする酸素の除去に有効ではない.

9 ガス貯蔵法

代表的なガス貯蔵法はCA (controlled atmosphere) 貯蔵で, 貯蔵庫内を大気よりも酸素濃度を低く二酸化炭素濃度を高い状態に維持することにより, 青果物の呼吸速度を低下させ鮮度保持を図る. リンゴの半年に及ぶ長期保存は低温貯蔵とCA貯蔵の組み合わせではじめて実現されたものである. 近年では適

当なガス透過性や吸着性をもつプラスチックフィルムで密封包装するだけでCA類似の環境気体組成を実現できる安価な鮮度保持技術であるMA（Modified Atmosphere）貯蔵が普及している．また，生肉や魚の切り身などの色素の酸化防止と細菌等の発育抑制のために，窒素と二酸化炭素の混合ガスなどによるガス置換包装も行われている．

10　食品添加物

　食品添加物である殺菌料は食品中の腐敗細菌や病原細菌などを殺滅する目的で，保存料は微生物の酵素系を阻害することにより増殖を抑制する目的で，また，酸化防止剤は油脂食品に対しては酸化を防止する目的で使用される．さらに，かんきつ類に対しては防かび剤などが用いられる．

　保存料として酸型保存料（安息香酸，ソルビン酸，デヒドロ酢酸，プロピオン酸およびこれらの塩類），非解離型保存料（パラオキシ安息香酸エステル類）などがある．かんきつ類などの防かび剤としてイマザリル，アゾキシストロビン，ピリメタニル，フルジオキソニルなどがある．

　各種の食品添加物は第6章を参照されたい．

11　無菌化包装法

　レトルトパウチ食品などのように，包装されたのち食品が無菌状態になっている食品すべてをさすこともあるが，一般には包装前の食品を無菌状態にした

のち無菌包材で包装し再加熱しない方法で製造された食品を無菌化包装食品という．この無菌化包装食品は食品中の微生物殺菌状態の違いから，ロングライフミルク（LL牛乳，常温で長期間保存できる牛乳）のように充填する食品を高温短時間滅菌してから殺菌した包装容器のなかへ無菌充填する無菌充填包装食品と，スライスハムのように加熱処理や洗浄殺菌で食品を無菌に近い状態にしてからバイオクリーンルームで無菌化包装する商業的無菌包装食品がある．

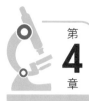

第4章 食中毒

4.1 食中毒の概要

1 食中毒の定義

　食中毒とは，病原微生物やその生産物，有毒・有害な化学物質や動植物を摂取した結果生じる急性の健康障害をいう．ただし，同じ飲食物による健康障害でも，栄養障害，ガラスや金属片などが食品に混入することによって起きた危害や事故，あるいは餅などを喉につまらせたことによる死亡事故などはこれに含めない．

　以上は，広義の定義であるが，狭義には微生物性食中毒をさすことが多い．症状としては，急性の胃腸炎症状を示すものが多い．

2 食中毒の分類

　食中毒の分類にはいろいろあるが，図4-1のように，微生物，化学物質，自然毒，寄生虫による食中毒に分類するのが一般的である．

(1) 微生物による食中毒

　微生物による食中毒は，さらに，食品を汚染したノロウイルスなどによる急性疾患，細菌そのものによる感染型，食品中での細菌の増殖により産生された毒素による毒素型および細菌が増殖するときに食品（タンパク質）から分解産生される腐敗アミン（ヒスタミンなど）によるアレルギー様食中毒に分類される．アレルギー様食中毒は，細菌によって起こされるとはいえ，原因物質である腐敗アミンが化学物質であるところから，厚生労働省の食中毒統計では化学物質による食中毒に分類されている．

　細菌性食中毒は原因菌が食品中で増殖し，食品を介して人が発症菌量の菌を摂取することにより発症するという考え方に基づいてきた．しかし，近年，サルモネラ属菌食中毒の発症菌量は10^1〜10^4個と報告され，カンピロバクター

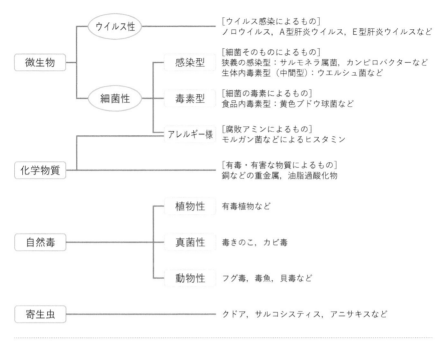

|図**4**-**1**|　食中毒の分類

や腸管出血性大腸菌の場合には数百個以下で発症可能とされ，食品中で増殖することが必要との概念は変化している．また，チフス，赤痢菌などの発症菌量は10^1〜10^2個と推定されている．発症菌量の差において，経口感染症と食中毒の境は明確ではなく，欧米ではこれらの対象微生物による疾患を食品媒介疾患（foodborne diseases）として，ひとつに扱っており，日本でも2000年から食中毒統計に，飲食に起因するコレラ，細菌性赤痢，腸チフス，パラチフスA菌も計上することとなった．なお，これらの菌および腸管出血性大腸菌による感染症が発生した場合は『感染症の予防及び感染症の患者に対する医療に関する法律』（以下『感染症法』）の三類感染症であるため，食品衛生法だけではなく，感染症法による対応も保健所で行われる．微生物による食中毒は，原因の判明した食中毒のなかで発生件数・患者数とも第1位である．

⑵ 化学物質による食中毒

　化学物質による食中毒とは，故意，誤用，添加物の過剰な添加，容器からの溶出，および食品中での油脂の酸化およびヒスタミンの生成などによって起こる食中毒をいう．最近では，ヒスタミン中毒のほか，銅などの重金属，食品添加物，洗浄剤，消毒剤による事例がある．

⑶ 自然毒による食中毒

　自然毒による食中毒は，食品が本来もっている毒物により起こる食中毒で，統計上，植物性と動物性に分けられている．植物性は有毒植物と真菌である毒きのこ，動物性の大部分はフグによるものである．植物性のほうが動物性より食中毒発生数がやや多い．本書では，毒きのこはカビ毒と併せて真菌性として説明する．

⑷ 寄生虫による食中毒

　2011年には生食用生鮮食品のヒラメおよび馬肉の摂取に関連した有症事例への対応として寄生虫（クドア，サルコシスティス）によるものも食中毒事例として対処するようになった．2013年の食中毒統計から「クドア」「サルコシスティス」「アニサキス」「その他の寄生虫」が計上されている．

⑸ 厚生労働省の統計による分類

　厚生労働省の統計による食中毒の病因物質は，感染症法の施行や，その後の寄生虫症の追加などの食中毒の多様性から表**4-1**のようになっている．

4.2　食中毒の発生状況

　食中毒の発生状況は，厚生労働省ホームペーにより毎年新たな年次の集計が公表されるので，最新の状況を知っておくようにしたい．

| 表4-1 | 食品衛生法の食中毒事件票「病因物質の種別」

1	サルモネラ属菌	10	カンピロバクター・ジェジュニ／コリ	19	クドア
2	ぶどう球菌[1]	11	ナグビブリオ	20	サルコシスティス
3	ボツリヌス菌[2]	12	コレラ菌[3]	21	アニサキス
4	腸炎ビブリオ	13	赤痢菌[3]	22	その他の寄生虫
5	腸管出血性大腸菌[3]	14	チフス菌[3]	23	化学物質[6]
6	その他の病原大腸菌	15	パラチフスA菌[3]	24	植物性自然毒[7]
7	ウエルシュ菌	16	その他の細菌[4]	25	動物性自然毒
8	セレウス菌	17	ノロウイルス	26	その他
9	エルシニア・エンテロコリチカ	18	その他のウイルス[5]	27	不明

1) 食中毒事件票ではひらがな表記，学術用語ではカタカナ表記
2)「感染症の予防及び感染症の患者に対する医療に関する法律」の四類感染症の病原体に該当
3)「感染症の予防及び感染症の患者に対する医療に関する法律」の三類感染症の病原体に該当
4) エロモナス・ヒドロフィラ，エロモナス・ソブリア，プレシオモナス・シゲロイデス，ビブリオ・フルビアリス，リステリア・モノサイトゲネスなど
5) ロタウイルス，A型・E型肝炎ウイルスなど
6) ヒスタミン，アルカリ洗浄剤や消毒剤の誤用など
7) 有毒植物と真菌性である毒きのこ

1 年次別発生状況

　食品衛生法によって，食中毒患者またはその疑いのある者を診断したり，その死体を検案した医師は，ただち（24時間以内）に最寄りの保健所長にその旨を届け出なければならない．この届出を受けた保健所長は都道府県知事等に報告するとともに，調査を実施し，調査結果は都道府県知事等から厚生労働大臣に報告される．このように食中毒の実態は統計的に把握されるようになっている．しかし，症状が軽く医師の診断を受けない患者も多く，事件数と患者数の実数は，統計数の20〜30倍あるともいわれている．ただし，死者数は実数とみてよい．図4-2に2002年からの食中毒の事件数，患者数の年次推移を示す．

(1) 事件数

　2002年には2,000件近くあったが，最近は1,000件程度で推移している．2018年は1,330件と増加したが，アニサキスによる事件数が増加したことが大きい．2021年は新型コロナウイルスの流行の影響もあり，717件と最小である．

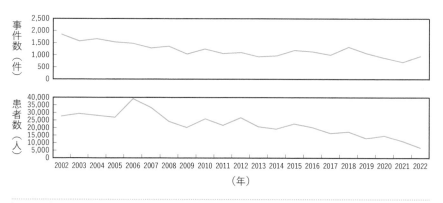

| 図4-2 | 食中毒の事件数・患者数

(2) 患者数

　2002年から数年間は2万人台であった．2006年，2007年はノロウイルス患者数の増加により3万人を超えた．その後，2008年から2016年までは2万人前後の患者数で推移してきたが，2017年以降は1万人台となっている．2020年は，その他の病原大腸菌による2件の大規模食中毒が発生したため増加している．2022年は最も少ない6,856人である (▶p.58)．

(3) 死者数

　2002年以降は，例外はあるものの1桁台で推移していた．2009年と2010年は死者数が0であった．2018〜2022年の5年間の死者の合計は17人であった．食中毒による死者の病因物質を分類すると，自然毒が14人（82.4％）で最も多く，内訳としては植物性自然毒が11人（イヌサフラン7人，グロリオサ2人，キノコ，ニセクロハツが各1人），動物性自然毒が3人（フグ3人）である．また，サルモネラ属菌，腸管出血性大腸菌，ノロウイルスが各1人である．近年の傾向として，自然毒による死者が多い．原因食品の分類では，野菜およびその加工品が9人（52.9％），その他が4人（23.5％），魚介類が3人（17.6％），肉類およびその加工品が1人（5.9％）である．原因施設の分類では，家庭が12人（70.6％），老人ホーム，飲食店，販売店，仕出屋，不明が各1人

表4-2 一事件当たりの患者数 (2018〜2022年)

病因物質		平成30年〜令和4年 (2018〜2022年)		
		事件類 (件)	患者数 (人)	一事件当たりの患者数 (人)
総 数		4,957	62,849	12.7
細 菌		1,613	30,187	18.7
	サルモネラ属菌	102	2,993	29.3
	ぶどう球菌	103	1,574	15.3
	ボツリヌス菌	2	5	2.5
	腸炎ビブリオ	23	225	9.8
	腸管出血性大腸菌 (VT産生)	74	771	10.4
	その他の病原大腸菌	28	9,519	340.0
	ウエルシュ菌	129	8,156	63.2
	セレウス菌	23	418	18.2
	エルシニア・エンテロコリチカ	1	7	7.0
	カンピロバクター・ジェジュニ／コリ	1,126	6,419	5.7
	ナグビブリオ	0	0	
	コレラ菌	0	0	
	赤痢菌	1	99	99.0
	チフス菌	0	0	
	パラチフスA菌	0	0	
	その他の細菌	1	1	1.0
ウイルス		719	26,516	36.9
	ノロウイルス	702	25,932	36.9
	その他のウイルス	17	584	34.4
寄生虫		2,154	2,702	1.3
	クドア	55	536	9.7
	サルコシスティス	1	8	8.0
	アニサキス	2,092	2,142	1.0
	その他の寄生虫	6	16	2.7
化学物質		59	1,070	18.1
自然毒		321	757	2.4
	植物性自然毒	199	573	2.9
	動物性自然毒	122	184	1.5
その他		14	121	8.6
不 明		77	1,496	19.4

赤字は一事件当たりの患者数が30人以上の原因物質.

（5.9％）である．自然毒による死亡事例は，有毒植物や有毒魚を間違って食べてしまう「誤食」に起因し，家庭での発生が多い．

⑷ 一事件当たりの患者数

　患者数を事件数で割ったものを一事件当たりの患者数と呼んでいる．この値が大きいことは，大規模な食中毒が発生していること，さらにはひとつの食品が多数の人に喫食されていることを示している．2018〜2022年の5年間の一事件当たりの患者数は表**4**-**2**（▶p.51）のとおりである．その他の病原大腸菌が340.0人で最も多く，次いで，赤痢菌（D群赤痢菌：*Shigella sonnei*）が99人，ウエルシュ菌が63.2人，ノロウイルスが36.9人，その他のウイルスが34.4人である．その他のウイルスはサポウイルスが多い．一般的に，比較的多く発生している食中毒で大規模食中毒となる病因物質はウエルシュ菌，サルモネラ属菌，ノロウイルスである．

② 食中毒と季節の関係

　細菌性食中毒およびウイルス性食中毒の発生状況は，季節と密接な関係がある．2018〜2022年の5年間の月別平均事件数，患者数は図**4**-**3**のとおりである．細菌性食中毒の発生事件数は6〜10月に多く，8〜9月の夏季にピークがある．一方，ウイルス性食中毒の発生事件数および患者数は12〜3月の冬季から春先にピークがある（▶p.58）．自然毒による食中毒は，有毒植物は春，毒きのこ類は秋に多い．また，フグによる食中毒は一般的に冬に多い．

③ 病因物質

　2018〜2022年の5年間の病因物質別発生状況を図**4**-**4**（▶p.54），図**4**-**5**（▶p.55）に示す．

　事件数では寄生虫性，細菌性，ウイルス性，自然毒の順に多く，寄生虫性が43.5％，細菌性が32.5％，ウイルス性が14.5％，自然毒が6.5％である．寄生虫性はアニサキスが，ウイルス性はノロウイルスが大部分を占める．細菌性ではカンピロバクター・ジェジュニ/コリが最も多く，次いで，ウエルシュ菌，ブドウ球菌，サルモネラ属菌，腸管出血性大腸菌である．自然毒は，植物性が

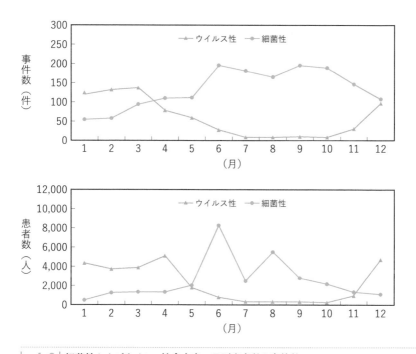

細菌性およびウイルス性食中毒の月別患者数と事件数（2018～2022年）

62.0%，動物性が38.0%である．

　患者数では細菌性，ウイルス性，寄生虫性の順に多い．細菌性が48.0%，ウイルス性が42.2%で，この2つの病因物質で90%を超える．3番目に多い寄生虫性は4.3%である．ウイルス性ではノロウイルスが圧倒的に多い．細菌性ではその他の病原大腸菌が，31.5%で最も多く，次いで，ウエルシュ菌が27.0%，カンピロバクター・ジェジュニ/コリが21.3%，サルモネラ属菌が9.9%，ブドウ球菌が5.2%である．寄生虫性ではアニサキスが79.3%，クドアが19.8%，自然毒では，植物性が75.7%，動物性が24.3%である．

　日本の食中毒の病因物質は変化しており，食中毒事件数では1998年は腸炎ビブリオ（主に血清型O3：K6)，1999年はサルモネラ属菌（主に*Salmonella* Enteritidis）が1位であった．対策として，生食用鮮魚介類や食鳥卵に対して各々の規格基準が制定されたため，その発生件数が減少した．図**4-6**（▶p.56)に

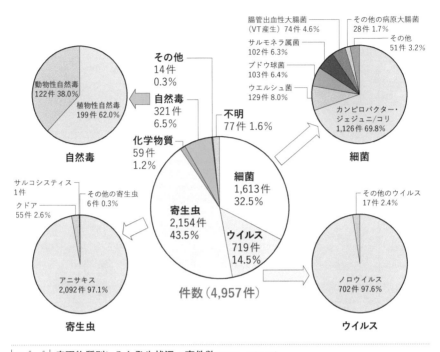

動物性自然毒
122件 38.0%

植物性自然毒
199件 62.0%

自然毒

その他
14件
0.3%

自然毒
321件
6.5%

化学物質
59件
1.2%

腸管出血性大腸菌
(VT産生) 74件 4.6%

その他の病原大腸菌
28件 1.7%

サルモネラ属菌
102件 6.3%

その他
51件 3.2%

ブドウ球菌
103件 6.4%

ウエルシュ菌
129件 8.0%

カンピロバクター・
ジェジュニ/コリ
1,126件 69.8%

細菌

不明
77件 1.6%

細菌
1,613件
32.5%

サルコシスティス
1件

その他の寄生虫
6件 0.3%

クドア
55件 2.6%

寄生虫
2,154件
43.5%

ウイルス
719件
14.5%

その他のウイルス
17件 2.4%

アニサキス
2,092件 97.1%

寄生虫

件数（4,957件）

ノロウイルス
702件 97.6%

ウイルス

| 図**4-4** | 病因物質別にみた発生状況：事件数（2018〜2022年）

主な病因物質別にみた事件数の推移（2002〜2022年）を示す．2002年はサルモネラ属菌が1位であった．2006年以降はノロウイルスとカンピロバクターによる食中毒が多発している．2017年よりアニサキスが増加している．2018年以降は，1位はアニサキス，2位はカンピロバクター・ジェジュニ/コリ，3位はノロウイルス，4位は自然毒である．自然毒は，増減はあるものの，ほぼ横ばいで推移している．

　食中毒患者数では，2002年以降の約20年間，ノロウイルスによる患者数が最も高い数値で推移してきたが，2020年に患者数それぞれ2,500人を超える「その他の病原大腸菌」による2件の食中毒事件（病原大腸菌O7：H4，毒素原性大腸菌（LT産生））が発生し，ノロウイルスの患者数を上回った（図**4-7**）（▶p.56 詳細はp.260）．2021年以降は再びノロウイルスが最も多い患者数の病因物質となった．

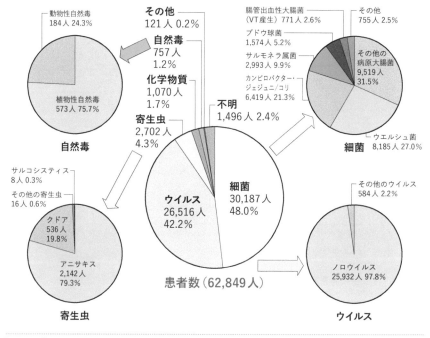

図4-5 病因物質別にみた発生状況：患者数（2018～2022年）

4 原因食品

　図4-8（▶p.57）に原因食品別にみた発生状況（2018～2022年）を示す．原因食品別食中毒発生状況は，食事が特定されたものの原因食品が特定されない「その他」に分類される事例が，事件数で33.1%，患者数で60.2%を占めている（▶詳細はp.262）．

5 原因施設，喫食場所

　図4-9（▶p.57）に原因施設別にみた発生状況（2018～2022年）を示す．原因施設とは，食中毒原因食品を製造した施設，喫食場所とは，製造した食事を食べた場所である．事件数，患者数ともに飲食店がいちばん多い（事件数47.2%，患者数45.5%）．次いで事件数では，不明（21.0%），家庭（14.4%），患者数では仕出屋（19.4%），事業場（9.5%）である（▶詳細はp.264）．

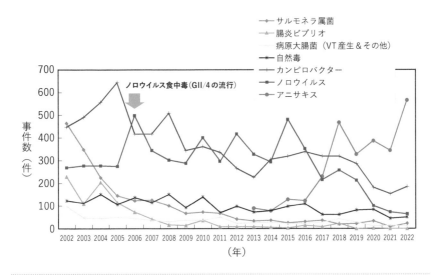

図4-6 主な病因物質別にみた事件数の推移（2002〜2022年）

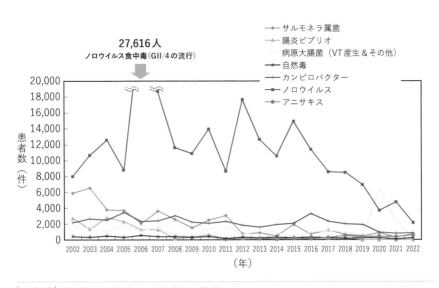

図4-7 主な病因物質別にみた患者数の推移（2002〜2022年）

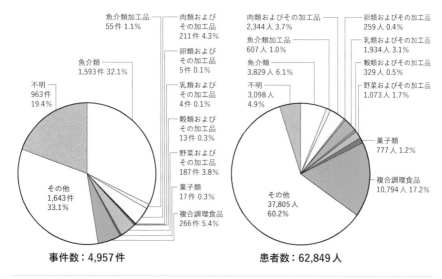

図4-8 原因食品別にみた発生状況（2018〜2022年）

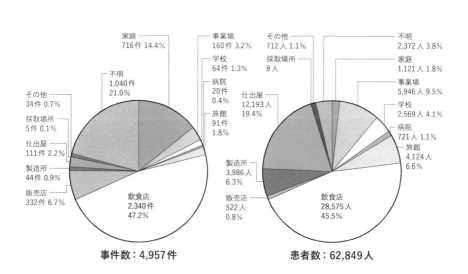

図4-9 原因施設別にみた発生状況（2018〜2022年）

大規模な食中毒事件は毎年起こる

　近年でも患者数500人以上の大規模食中毒は次に示すとおり，ほぼ毎年発生している．厚生労働省は同一メニューを1回300食以上または1日750食以上を提供する調理施設に適用する大量調理施設衛生管理マニュアルを示している．食品衛生担当者はこのマニュアルに従い，食中毒防止対策を講じなければならない．また，2020年6月からは，HACCPの制度化により，すべての営業許可業種にHACCPまたはHACCPに準じた衛生管理が義務化された．

年次	発生月日	発生場所	患者数	原因食品	病因物質	原因施設
2010	1月21日	岡山県	1,197	不明（弁当）	ノロウイルス	仕出し屋
	1月21日	愛知県	655	不明（弁当）	サポウイルス	仕出し屋
	8月21日	香川県	654	不明（弁当）	サルモネラ属菌	仕出し屋
	9月7日	愛知県	503	不明（弁当）	その他の病原大腸菌	仕出し屋
2011	2月9日	北海道	1,522	ブロッコリーサラダ	サルモネラ属菌	学校給食施設
	12月13日	大阪府	1,037	給食	ウエルシュ菌	その他
	12月26日	岐阜県	756	不明（給食弁当）	ノロウイルス	仕出し屋
2012	12月10日	広島県	2,035	不明（弁当）	ノロウイルス	仕出し屋
	12月11日	山梨県	1,442	不明（弁当）	ノロウイルス	仕出し屋
2013	4月3日	愛知県	526	不明（弁当）	ノロウイルス	仕出し屋
	9月12日	北海道	516	不明（食事）	その他の病原大腸菌	その他
2014	1月15日	静岡県	1,271	食パン	ノロウイルス	製造所
	5月1日	京都府	900	キーマカレー	ウエルシュ菌	飲食店
	7月20日	長野県	741	鳥そぼろ	ブドウ球菌	仕出し屋
	7月27日	静岡県	510	冷やしキュウリ	腸管出血性大腸菌	販売店
2015	3月3日	愛知県	576	不明（弁当）	ノロウイルス	仕出し屋
	12月7日	愛知県	1,267	不明（弁当）	サルモネラ属菌	仕出し屋
2016	4月28日	東京都	609	鶏ささみ寿司	カンピロバクター・ジェジュニ／コリ	飲食店
	11月11日	京都府	579	不明（提供食）	ノロウイルス	旅館
2017	1月26日	和歌山県	763	磯和え（学校給食）	ノロウイルス	学校給食施設
	2月16日	東京都	1,084	刻みのり	ノロウイルス	学校給食施設
2018	6月28日	京都市	621	不明（提供食）	ウエルシュ菌	事業所給食施設
	12月11日	広島県	550	不明（弁当）	ノロウイルス	仕出屋
2020	6月26日	埼玉県	2,958	海藻サラダ	その他の病原大腸菌	飲食店
	8月28日	東京都	2,548	不明（弁当）	その他の病原大腸菌	仕出屋
	12月21日	山形県	559	不明（弁当）（推定）	ノロウイルス	仕出屋
2021	4月30日	倉敷市	2,545	不明（給食弁当）	ノロウイルス	仕出屋
	6月16日	富山市	1,896	牛乳	その他の病原大腸菌	製造所

4.3 微生物による食中毒

1 感染成立条件（感染型食中毒）

　感染型食中毒は，食品を汚染したウイルスや細菌，また，汚染後さらに増殖した細菌が食品とともに摂取され，腸管内の細胞に感染し，生体に障害を与えるものである．このなかには，腸管粘膜の細胞に侵入して破壊するものと，腸管内での増殖の際に産生された毒素が吸収されて食中毒症状を呈するものとがある．両者を区別して，前者は狭義の感染型，後者は生体内毒素型または中間型と呼ばれる．本来の毒素型は，食品内で毒素をつくるタイプなので，食品内毒素型と呼び，生体内毒素型と区別している．

狭義の感染型　腸炎ビブリオ，サルモネラ属菌，カンピロバクター，腸管侵入性大腸菌，ナグビブリオなど

生体内毒素型（中間型）　ウエルシュ菌，腸管出血性大腸菌，腸管毒素原性大腸菌，下痢型セレウス菌など

2 毒素の産生（毒素型食中毒）

　毒素型食中毒は，細菌が食品内で増殖する過程で産生した毒素を食品とともに摂取して起こる食中毒である（食品内毒素型）．したがって，生きた菌が存在しなくても毒素が存在すれば食中毒が起こる．ブドウ球菌，ボツリヌス菌，嘔吐型セレウス菌などが食品中に産生した毒素により発生する．これらの菌により産生される毒素には耐熱性のものと易熱性のものがあり，ブドウ球菌および嘔吐型セレウス菌の産生する毒素は耐熱性で，100℃前後の加熱では破壊されないが，ボツリヌス菌の産生する毒素は易熱性で，100℃では次第に分解される．

　毒素型食中毒の特徴として，感染型に比べ，①潜伏期が著しく短い，②発熱しない，③細菌が生存していなくても食中毒が起こる，④嘔吐症状が特に激しいなどがあげられる．

3 サルモネラ属菌食中毒：感染型

　サルモネラ属菌はSalmonとSmith（1885年）が，豚コレラにかかった豚から初めて分離し，Salmonの名をとって*Salmonella*と名付けた．続いてGärtner

（1888 年）がサルモネラ属菌による最初の食中毒事例を報告し，原因菌としてサルモネラ・エンテリティディス（*Salmonella* Enteritidis）を分離した．サルモネラ属菌は動物に広く分布し，欧米では細菌性食中毒の半数以上を占めている．

　世界的に卵・鶏肉によるサルモネラ属菌食中毒の事例が多発している．また，肉の生食（刺身）や加熱不足の肉の喫食による事例も散発している．さらに，大規模食中毒事件を起こすことが多くなっている．

　原因食品の推定を統計学的検定によって行うものであり，理論疫学的な汚染経路の追求が可能となる．

　原因食品の推定はまずマスターテーブルを作成し，χ^2（カイ二乗）検定を行うことからはじまる．食品別に食べた人のうちでの発病者数（a），非発病者数（b），食べない人のうちでの発病者数（c），非発病者数（d）をマスターテーブルに記入し，次式によって検定を行うものである．

計算式　　　　　　通常　　　　　　　　a, b, c, d のうちひとつでも 4 以下がある場合はイエイツの補正を実施

$$\chi^2 = \frac{(ad - bc)^2(a + b + c + d)}{(a + b)(c + d)(a + c)(b + d)} \qquad \chi^2 = \frac{[(ad-bc) - 1/2(a + b + c + d)]^2(a + b + c + d)}{(a + b)(c + d)(a + c)(b + d)}$$

　χ^2 値が 3.84 よりも大きい場合は危険率（p）が 5％で，6.64 よりも大きい場合は危険率（p）が 1％で，10.87 よりも大きい場合は危険率（p）が 0.1％で，この食品は原因食品と推定可能．

食品名	発症者		非発症者		χ^2
	食べた	食べない	食べた	食べない	
	a	b	c	d	
ハンバーグ	10	9	20	24	0.27
鶏肉の刺身	24	4	10	25	18.2
米飯	24	10	19	10	0.19

　例えば，前述のようになった場合は，計算例から鶏肉の刺身が最も原因食品として疑われ，その危険率は 0.1％未満である．

(1) 原因細菌

　①サルモネラ属菌は，腸内細菌科に属するグラム陰性，無芽胞の桿菌（0.4
　　〜0.6×2〜3 μm）で，通性嫌気性である．鞭毛をもち，活発に運動する．
　②増殖至適温度は30〜37℃である．熱には弱く，75℃，1分間以上の加熱で
　　死滅するが，土壌中，下水中などでは比較的長期間生存し，乾燥，冷凍に
　　強い．

　サルモネラ属菌は60種類以上の菌体表面抗原（O抗原）と80種類にも及ぶ
鞭毛抗原（H抗原）の組み合わせによって2,500種類以上の血清型に分けられ
る．食中毒で検出されるタイプはこのうちのごく一部で，S. Enteritidis, S.
Infantis, S. Typhimuriumが代表的なものであるが，鶏卵，鶏肉を原因とする
S. Enteritidisによる事例が世界的に多発している．

　サルモネラの学名は，属がイタリック体であるが，血清型はローマン体で記
載することになっている．

　サルモネラ属菌のなかには，チフス菌（S. Typhi），パラチフス菌（S.
Paratyphi）など，人に全身性疾患のチフス症を起こさせる血清型がある．こ
れらの血清型による人の感染症は，それぞれ腸チフスおよびパラチフスである．
なお，チフス菌，パラチフスA菌は食中毒だけではなく，感染症法の三類感染
症起因菌でもある．

(2) 感染源・感染経路（図4-10）

感染源：多くの動物にはサルモネラ属菌が腸管内に存在しているが発症してい
ない，いわゆる"保菌"というかたちで保有している．日本では，2,030パック
の鶏卵を購入し，卵殻と卵内容に分けて，サルモネラ属菌の調査を行ったとこ
ろ，卵内容からはサルモネラ属菌は分離されなかったが，卵殻からは，5パッ
ク（0.2％）からサルモネラ属菌が分離され，S. Enteritidisが2パック，
S. Derbyが1パック，S. Livingstoneが1パック，S. DerbyとS. Cerroが1パ
ックであった（農林水産省　平成19年度調査）．よって，卵の殻の表面（on
Egg）にサルモネラ属菌が汚染している卵も流通している．米国では産卵時の
卵内容（in Egg）のS. Enteritidis汚染率を0.028％（2.8個/1万個）と推定し

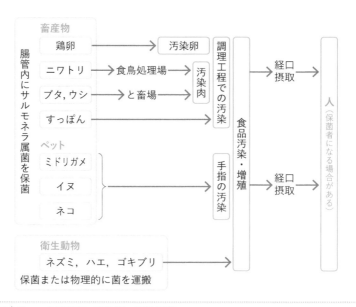

図4-10 サルモネラ属菌の感染源・汚染経路

ている．また，英国では陽性卵1個当たりの*S.* Enteritidisの菌数は20個未満との報告がある．日本でもこのような卵が少数であるが存在することが"卵"を原因食品とする*S.* Enteritidis 食中毒が発生している原因のひとつと考えられる．市販鶏肉のサルモネラ属菌汚染率は高く，約50％の汚染があることがある．イヌやネコのペットや，は虫類（すっぽん，ミドリガメ）・両生類・うなぎもサルモネラ属菌を保菌している．

汚染経路：サルモネラ属菌を保有している卵を割卵後室温で放置したり，サルモネラ属菌に汚染した動物の肉・乳，あるいはこれらを原料とした加工品を食べて感染する場合や食品の加工・調理・保存・とり扱い過程などで汚染したサルモネラ属菌が，食品中で増殖して発症する場合がある．また，ペットと触れ合った手で食べ物を食べたり，ネズミ，ハエ，ゴキブリなどの衛生動物によってサルモネラ属菌が汚染された食品の喫食により食中毒が発生することもある．

(3) 原因食品

　日本では従来，肉類の生食（レバ刺し，鳥刺し，馬刺しなど）や加熱不十分な肉類（焼き鳥など）による事例が多発していた．しかし，1998〜2003年においては，世界的に増加傾向にあった*S.* Enteritidisによる鶏卵・鶏肉の事例が増え，年に5,000〜1万人の患者が発生し，細菌性食中毒において首位となった．この背景には海外から雛（ひな）などとともに入ってきた*S.* Enteritidisが強く影響しており，今後もこのような輸入感染症に対しては国としての対応が必要である．すっぽん料理や加熱工程のない卵を使用した調理品（生卵ごはん，ティラミスなど）で発生することもある．2004年以降はサルモネラ属菌食中毒の患者数は2,000〜3,000人台で推移していたが，近年は1,000人未満である．卵の消費（賞味）期限の導入や衛生的なとり扱いの普及などで，サルモネラ属菌食中毒は減少しつつあるが，患者数が1,000人を超える大規模食中毒が発生する場合もある．

(4) 中毒症状

　潜伏期間は8〜48時間と感染型食中毒では比較的短い．下痢，腹痛，発熱を主な症状とする急性胃腸炎を起こす．また，悪心，嘔吐症状など典型的な感染症の症状がみられる．発熱は急激で，場合によっては38〜40℃となる．下痢は1日に十数回に及ぶこともあり，水様便が続く．発熱症状は4日程度，下痢症状は6日程度で改善する．致死率は0〜1％以下と低い．しかし乳幼児は重症に陥りやすいので注意し，また成人の場合はまれに高熱を発したり，いつまでも菌を排泄する，いわゆる保菌者になる場合がある．検査診断は糞便からのサルモネラ属菌の分離・同定が基本である．

(5) 予防対策

　①細菌性食中毒の予防の原則（清潔，温度管理，迅速摂食）に従う．
　②感染源であるネズミや衛生昆虫などによる食品汚染を防止するため，これらの動物の侵入防止や駆除を行う．
　③保菌者による汚染を防ぐため，食品関係業者については定期的に検便を行う．
　④本菌属は10℃以下の低温ではほとんど増殖しないので冷蔵・冷凍庫を有

効に活用する．生食用の鶏卵は10℃以下で保存することが望ましい旨の表示をする（食品衛生法施行規則）．

⑤厚生労働省は，サルモネラ属菌食中毒の防止のために食品一般の製造，加工および調理基準において鶏の殻付き卵または未殺菌液卵を使用して食品を製造，加工または調理する場合は，その工程中において70℃で1分間以上加熱するか，または，これと同等以上の殺菌効果を有する方法で加熱殺菌しなければならないと定めている．鶏卵を生食するときは，賞味期限内の生食用の正常卵を使用することが肝要である．

4 腸炎ビブリオ食中毒：感染型

1950年10月，大阪市，岸和田市，泉佐野市で患者272人，死者20人に及ぶ，しらす干しを原因食品とする食中毒が発生し，原因菌はそれまでに記載のない細菌によるものであることが判明した．さらに1955年8月に横浜市で120人に及ぶきゅうりの浅漬けを原因食品とする食中毒が発生し，3％濃度の食塩を添加した培地で良好に増殖する細菌が原因菌として分離された．

これらの食中毒の原因菌は同一の菌であることが判明し，食塩を添加した培地でないと増殖しないことから，病原性好塩菌と呼ばれた．その後の研究により原因菌はビブリオ属に属することが判明し，1963年に腸炎ビブリオ（*Vibrio parahaemolyticus*）と命名された．

(1) 原因細菌

①腸炎ビブリオは，グラム陰性の無芽胞の桿菌（0.6〜1.0×1.2〜4.5 μm）で，菌体の端に1本の鞭毛（数本の鞭毛を有するものも観察されている）を有する通性嫌気性菌である．

②約3％の食塩濃度域で至適増殖する好塩菌であり，増殖許容食塩濃度の上限はおよそ9％である．よって，食塩の含まれない培地中では増殖せず，淡水中では急速に死滅する．

③増殖至適温度は35〜37℃，増殖最低温度は3〜5℃，増殖最高温度は42〜44℃である．耐熱性は弱く，60℃，8〜10分間の加熱で死滅する．

④増殖至適pHは7.5〜8.5，増殖域はpH 5〜11である．pH 4以下では急速

に死滅する．至適条件下における世代交代時間は10分前後であり，増殖はきわめて速い．温度が低下すると増殖は極端に遅くなる．pH，食塩濃度などの培養条件によっては多形性を示し，ビブリオ属特有のコンマ状を呈することがある．

　本菌は海水，海泥，プランクトン，海産魚介類などに広く分布する．患者から分離される腸炎ビブリオは耐熱性溶血毒（thermostable direct hemolysin；TDH）や耐熱性溶血毒類似毒素（TDH-related hemolysin；TRH）を産生する．夏季の海水や魚介類から分離される腸炎ビブリオの約0.1％がTDH産生菌である．夏季における検出率は著しく高いが，冬季にはほとんど検出されない．

(2) 感染源・感染経路（図4-11）
　腸炎ビブリオは夏季の海水中から容易に分離されるため，夏季の海産魚介類が感染源となる．夏季に海水中（本菌は19℃以上でよく増殖する）で急速に増殖した腸炎ビブリオが魚体（皮膚，鰓，腸管）に付着し，流通過程を経て調理場や台所へ運び込まれる．また，調理器具類が汚染され，この調理器具類を二次汚染源とした食品（刺身，すしなど）を摂食することによっても発症する．

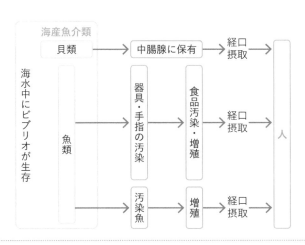

図4-11　腸炎ビブリオの感染源・汚染経路

腸炎ビブリオ食中毒は夏季（7～9月）に集中して発生する傾向がある．刺身やすしなどの日本食は海外でも普及しているので，本食中毒は海外でも発生する．

(3) 原因食品

　海産魚介類（近海産のアジ，イカ，タコ，貝，マグロなど）が大半を占め，本食中毒の多くが刺身，すしなどの海産魚介類の生食により発生している．弁当，仕出し，会食などによる食中毒も海産魚介類に由来するものが多い．

　腸炎ビブリオ食中毒は新鮮な魚介類を摂食して発症することがある．その理由は本菌の増殖がきわめて急速であり，初期腐敗に達する前に本菌が発症菌量以上まで増殖するためである．きゅうりの浅漬けなどによる食中毒は魚介類からの二次汚染の後に，浅漬け中で本菌が迅速に増殖するためと考えられる．

　水産食品には腸炎ビブリオの規格基準が設定されている．ゆでかに，ゆでだこは腸炎ビブリオ陰性であること，その他の多くの生食用鮮魚介類は100/g以下であることと定められている．

(4) 中毒症状

　潜伏期間は8～24時間（平均12時間）と感染型食中毒では比較的短い．主な症状は激しい腹痛，下痢，発熱（37～38℃），嘔気および嘔吐などの急性胃腸炎症状を呈する．特徴は上腹部痛にはじまる水様性の下痢（ときに血液や粘液を含む出血性下痢を起こす）で，1日10回以上にも及ぶ．一般に潜伏期が短いほど重篤な症状を示すものが多いといわれるが，致死率は低く，通常2～3日で回復する．診断方法は糞便からの腸炎ビブリオの分離で，分離菌はTDH・TRH産生菌である．

(5) 予防対策

　①10℃以下で増殖が抑制されるので冷蔵・冷凍庫を有効に活用する．

　②真水中で速やかに死滅するので，海産魚介類は調理前に流水で十分に洗浄する．

　③酸性に弱い（pH 4以下で急速に死滅）ので，酢漬，酢を用いた調理方法は予防効果がある．

④熱に弱い（75℃，1分間で死滅）ので，加熱調理した食品は安全である．

⑤調理器具類からの二次汚染を防止するため，まな板は魚用と野菜用に分けることが望ましい．魚介類に使用した調理器具類は洗浄後，熱湯消毒などにより常に清潔に保つ．まな板の殺菌に紫外線灯が有効である．

⑥至適培養条件下における分裂時間は約10分ときわめて短く，菌量が感染量に達しても異常臭は感じないため，生食する魚介類の温度管理には十分注意を払い，調理後は迅速な摂食を心がける．

COLUMN　インターネットによる食品衛生情報の入手

年次別食中毒統計や食品添加物の法規改正などはインターネットを使い，最新情報を入手するとよい．

最近は多くのホームページ（URL）が開示され，必要な情報をどう絞り込んで入手するかが，インターネット利用のコツである．検索機能を使って「食中毒　厚生労働省」というキーワードで検索すれば，厚生労働省や国の法規改正などの情報を満載した日本食品衛生協会のURLにたどり着く．日本食品衛生協会では厚生労働省のURLには欠けている情報（法規改正の条文が充実している）を補うことができる．また，リスク評価部門である食品安全委員会のホームページには，ハザード（危害要因）に対する有益な情報が多数掲載されている．

HACCPの概要を知りたいときは，キーワード「HACCP」で検索すると，HACCPの認証を受けた企業のPR情報などがおびただしい数が出てきて，無駄な時間を費やすことになる．このとき「HACCPとは」や「HACCP用語」というキーワードにすると，HACCPの定義や概要を中心にかなり絞り込まれて検索されてくる．

このほか，米国の食中毒情報を入手したいときは，キーワード「CDC」で検索すると，疾病予防センターのURLに直接たどり着き，食中毒で多数の人が死亡している（日本と大きく異なる）情報などが得られる．

このように，キーワードをうまく使って目的の情報を得る一方，年次別の食中毒情報や食品添加物の法規改正を定期的に調べる場合には，厚生労働省のURL「http://www.mhlw.go.jp」や日本食品衛生協会のURL「http://www.n-shokuei.jp」に直接アクセスすることもよい方法で，うまく使い分けるとよい．

その他の食品衛生のサイト例として，「食品衛生の窓」東京都福祉保健局健康安全部食品監視課の情報サービスなどがある．

5 カンピロバクター食中毒：感染型

カンピロバクター（*Campylobacter*）（図**4-12**）は，獣医学の領域ではウシやヒツジの流産の原因菌として古くから重要視されてきた．食中毒とのかかわりが最初に確認されたのは1938年（米国イリノイ州で発生したミルクによる集団事例で，357人が急性胃腸炎に罹患し，患者

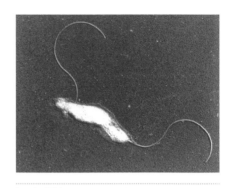

|図**4-12**|**カンピロバクター**（電子顕微鏡写真）

の血液から湾曲したビブリオ様の菌が分離された）である．その後，米国や欧州諸国でカンピロバクターと思われる腸炎が数多く報告された．しかし，下痢症患者の血液からの分離のみで，大便からの分離には成功しなかったため，腸炎起因菌としての意義が明確にされないまま経過した．

腸炎起因菌としての発見が遅れた理由は，本菌の微好気性という特殊な発育性状によるためである．現在はカンピロバクターの分離培地や微好気性菌の培養法も確立され，食中毒発生の実態も明らかにされてきている．

1982年にカンピロバクターは食中毒菌として指定され，全国的な統計がとられるようになった．カンピロバクター腸炎はカンピロバクター・ジェジュニ（*Campylobacter jejuni*）およびカンピロバクター・コリ（*C. coli*）により発症する感染型食中毒である．

(1) 原因細菌

① カンピロバクター・ジェジュニおよびコリは，いずれもグラム陰性の無芽胞のらせん状またはS状に湾曲した桿菌（$0.2 \sim 0.5 \times 1.5 \sim 4\ \mu m$）で，菌体の一端または両端に鞭毛を有し，回転運動をする．

② 好気的条件下および嫌気的条件下では増殖できず，酸素が少量だけ存在する微好気的条件下（酸素が$3 \sim 15\%$の範囲で増殖，至適ガス環境は$O_2\ 5\%$，$CO_2\ 10\%$，$N_2\ 85\%$）でのみ増殖が可能である．

③ 増殖至適温度は$42 \sim 43℃$，増殖最低温度は$30 \sim 32℃$，増殖最高温度は

44〜45℃付近である.

④空気,熱,乾燥,酸性にきわめて弱く,大気中では徐々に死滅する.

(2) 感染源・感染経路(図4-13)

カンピロバクターはニワトリ,ブタ,ウシ,イヌ,ネコ,ハト,水鳥などの腸管に常在し,直接的あるいは間接的に食品や水を介して人に感染する.特に鶏肉は50%以上という高い汚染率が報告されており,生または加熱不十分な鶏肉(鳥わさ,鳥刺し)が原因食品となる食中毒事例が多い.本菌は胆汁に耐性があり,胆汁中や肝臓内に生存するので,牛レバー,豚レバー,鶏レバーの生食が原因となることが多い.なお,牛レバーは2012年(腸管出血性大腸菌による感染症対策),豚レバーは2015年(E型肝炎ウイルスによる感染症対策)から生食は禁止されている.

(3) 原因食品

原因食品別の発生状況は,潜伏時間が長いことから原因不明となるものもあ

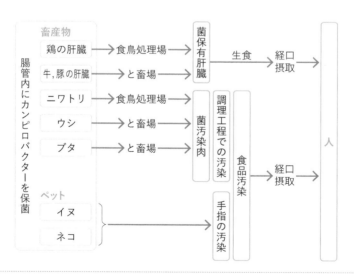

図4-13 カンピロバクターの感染源・汚染経路

るが，判明した原因食品では肉類，特に鶏肉（食鳥肉）による例が多い．なお，発症菌量は$10^2 \sim 10^3$個/人程度と考えられている．

⑷ 中毒症状

　潜伏期間は2〜5日で感染型食中毒では比較的長い．主な症状は下痢（水様便，軟便，粘血便，1日数回から十数回に及ぶ），腹痛および発熱（37〜40℃）などの胃腸炎症状を呈し，サルモネラ属菌食中毒に類似しているが，本食中毒のほうが軽症である．胃腸炎症状が治療した数週間後，ギランバレー症候群という自己免疫性末梢神経疾患（手指や四肢のしびれ，震えなど）を発症することがある．検査診断は糞便からのカンピロバクターの分離・同定が基本であるが，本菌は42℃，48時間，微好気培養が必要で，菌の分離に長時間を要するので，糞便から直接，カンピロバクター遺伝子や菌体抗原を検出する方法が開発・使用されている．

⑸ 予防対策

　①熱に弱い（中心部75℃，1分間以上で死滅）ので加熱調理した食品は安全である．

　②水中では長時間（4℃，10日以上）生存するが，残留塩素に弱いので，塩素処理（水道法の遊離残留塩素基準0.1 ppm以上）が効果を発揮する．

　③鶏肉，食肉が主な感染源であるため，調理従事者の手指・調理器具などの洗浄や消毒，食肉類は他の食品と調理器具や容器を分けて処理や保存を行うことなどに留意し，二次汚染防止に努める．

6　ブドウ球菌食中毒：食品内毒素型

　人や動物の化膿性疾患の原因菌である黄色ブドウ球菌（*Staphylococcus aureus*）（図**4-14**）は人の食中毒の原因菌でもある．本菌は環境の変化に対して抵抗性があり，人や動物の皮膚，鼻咽腔，さらに塵挨，室内，調理環境など自然界に広く分布し，そのため食品汚染の機会も多く，食中毒が発生する．

　Dackら（1930年）がクリスマスケーキによる食中毒の事例から分離した黄色ブドウ球菌の培養ろ液で人に発症させることに成功し，また，同年，Jordan

が人による同様な発症実験に成功し，ブドウ球菌食中毒の基礎は確立された．このような研究により食中毒の原因は黄色ブドウ球菌の感染（感染型食中毒）によるものではなく，菌の産生した毒素（毒素型食中毒）によるものであることが明らかにされてきた．

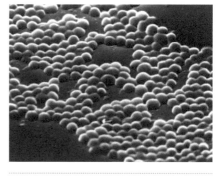

| 図4-14 | ブドウ球菌（電子顕微鏡写真）

(1) 原因細菌

ブドウ球菌属には30種以上の菌種が含まれるが，このなかで食中毒の原因菌になるものは黄色ブドウ球菌（*S. aureus*）である．

① 食中毒の原因となる黄色ブドウ球菌は，直径0.8～1.0 μmのグラム陽性球菌で，通性嫌気性菌である．ブドウの房のような集合形態を示すこと，また，ほとんどの菌株が普通寒天培地上で不溶性の黄色色素集落を形成することから黄色ブドウ球菌と名付けられている．

② 増殖至適温度は30～37℃，6.5～46℃の広範囲の温度域で増殖する．80℃，10分間の加熱で死滅する．

③ 耐塩性があり，このため黄色ブドウ球菌の選択培地には7.5％の食塩含有培地が用いられ，良好に増殖する．

④ 増殖至適pHは7.0～7.5，増殖域はpH 4.2～9.3である．

⑤ 100℃，30分間の加熱でも不活化されない耐熱性の毒素であるブドウ球菌エンテロトキシンを産生する．エンテロトキシンには免疫学的特異性を異にする6種（A，B，C$_1$，C$_2$，D，E）の食中毒にかかわる毒素が存在する．ブドウ球菌食中毒事例の90％程度はエンテロトキシンA型に起因しているが，毒素産生量はB型産生菌の産生量が高いことが多く，また自然界の人，動物から分離される菌ではC型産生菌が多い．

この毒素エンテロトキシンは，分子量3万前後の単純タンパク質であるが，熱やトリプシン，レンニン，パパインなどのタンパク質分解酵素に対しては抵

抗性がある．したがって，食物とともに胃のなかに入ったエンテロトキシンは，胃酸や生体のタンパク質分解酵素にも破壊されず，吸収されて嘔吐中枢を刺激し，嘔吐作用や下痢を伴う急性胃腸炎症状を発現させる．人に対するエンテロトキシンの嘔吐催起量は5 μgと報告されている．

毒素産生の至適pHは6.5〜7.3で，pH 5.0以下，pH 9.0以上では産生されない．毒素の産生至適pH域では16〜43℃で毒素の産生が認められるが，水分活性が0.96以下（食塩濃度が7％以上）では産生は著しく阻害される．エンテロトキシンは100℃，30分間の加熱でも不活化されない耐熱性の毒素であることから，通常の調理方法では本毒素を破壊できない．

⑵ 感染源・感染経路（図4-15）

本菌は，健康な人の皮膚，鼻粘膜，咽頭，毛髪などに分布している．ニキビやその他の化膿性疾患には本菌の関与があり，これらの化膿巣は食品への濃厚な汚染源のひとつとされ，人の手指を介して食品を二次汚染する．

⑶ 原因食品

原因食品は日本では，米飯（おにぎり，だんご，いなりずしなど），和食折詰弁当などによる事例が多く，その他，ハム・ソーセージなどの食肉加工品，魚肉ねり製品（かまぼこ，さつま揚げ），そうざい類，あん類などによる事例があるが，これらの汚染源は調理時における人の手指を介して食品を汚染する

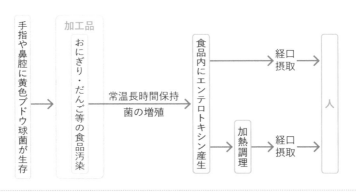

│図4-15│黄色ブドウ球菌食中毒の感染源・汚染経路

経路が最も一般的であると考えられる．海外では殺菌までの間，低温保持されなかった牛乳による事例が多い．日本では，2000年にエンテロトキシンを含有した加工乳による患者数約13,420人のブドウ球菌食中毒が発生し，大きな事件となった．

　ブドウ球菌食中毒の患者発生数は5〜10月の暖かい時期に多いが，冬季にもかなりの発生がみられる点で腸炎ビブリオとは異なる．本菌による食中毒は生活環境の衛生状態が改善されても，それに応じて低下していないが，その理由は，①人や動物に広く分布していること，②エンテロトキシンが安定な毒素であること，③毒素が産生された食品でも外見上は普通の食品と差異が認められないことなどが原因と考えられる．

⑷　中毒症状

　潜伏時間は短く，喫食後1〜5時間（平均3時間）で発症するが，エンテロト

COLUMN　D値

　細菌や毒素の耐熱性を示す値としてD値がある．D値は，ある温度（t ℃）で細菌の数値が1/10に減少する時間（分）をいう．例えば，55℃で加熱したときに10^7/mLの菌数が10^6/mLになるに要した時間が5分であるとの測定値が得られたときには，$D_{55}℃ = 5$分と表す．

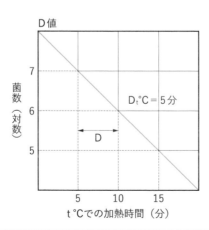

キシンの摂取量によって異なり早い場合は喫食後数十分で発症することがある．主な症状は嘔吐で，初期には唾液の分泌が増加し，嘔気が起こる．腹痛や下痢（水様性）も生じる．発熱は少ない．嘔吐症状の持続は数時間で治まることが多い．検査診断法は原因食品中のエンテロトキシンや本菌の分離が主となる．

(5) 予防対策

①化膿性疾患（特に手指の傷）や，感冒で鼻水やくしゃみを多発している人は調理に携わらない．

②毒素は菌の増殖とともに産生されるので，調理後の食品は速やかに（菌が多量に増殖する前に）食べる．

③毒素は低温では産生されないので，調理後の食品は速やかに冷蔵保存する．ただし，菌は6〜7℃で増殖可能のため，冷蔵庫を過信してはいけない．

⑤食品中に産生した毒素は加熱調理では破壊できないことを認識する．

7 ボツリヌス菌食中毒：食品内毒素型・生体内毒素型

　ボツリヌス菌食中毒は，ボツリヌス菌（*Clostridium botulinum*）の産生する毒素により発症する食中毒である．本食中毒の歴史は古く，欧州ではハムやソーセージによる食中毒として千年以上も前から知られていた．

　1895年，van Ermengenはベルギーで発生した生ハムによる食中毒を調査し，原因菌として偏性嫌気性の有芽胞桿菌を分離した．彼は分離した細菌の培養ろ液を実験動物に注射し，麻痺症状の後，死亡することを証明し，本菌の産生する菌体外毒素が食中毒の原因となることを報告した．さらに1910年，Leuchsはボツリヌス菌2菌株より，抗原性の異なる2種の毒素を見出した．現在，ボツリヌス毒素は抗原性の違いによりA，B，C，D，E，F，Gの7型に分類されている．

　日本で最初に確認されたボツリヌス菌食中毒例は，1951年，北海道岩内町郊外野島村で発生した「いずし」を原因食品とするE型毒素による食中毒である．1984年には九州地方で発生したA型毒素による「辛子れんこん」を原因食品とする食中毒例があり，11人が死亡している．このように食品内でボツリヌス菌が増殖し，毒素を産生した食品を喫食する食品内毒素型を食餌性ボツリヌス

症という.

　また，乳児ボツリヌス症は，1976年に米国で初めて確認された．経口摂取されたボツリヌス菌芽胞の発芽に起因する生体内毒素型食中毒である．腸内フローラが未熟な1歳未満の乳児において罹患する．乳児に与えられるはちみつ中のボツリヌス菌との関連性が証明されている．2016年11月には感染症の患者届出基準の一部改正がなされ，そのなかで「乳児ボツリヌス症：1歳未満の乳児が菌の芽胞を摂取することにより，腸管内で芽胞が発芽し，産生された毒素の作用によって発症」と，1歳未満が明確化された．

　ボツリヌス菌による食中毒は，抗毒素による治療がなされない場合には致死率が著しく高くなることから（約20%）迅速な治療が必要である．

(1) 原因細菌

①ボツリヌス菌は，グラム陽性の桿菌（0.8〜1.2 × 4〜8 μm）で，周毛性の鞭毛をもち，運動性を有する偏性嫌気性の芽胞形成菌である.

②増殖至適温度は，AおよびB型菌は37〜39℃，E型菌は28〜32℃である．増殖最低温度は，AおよびB型菌は10℃，E型菌は3℃であり，特にE型菌は低温で増殖するので注意を要する．栄養細胞は耐熱性がなく，60℃，30分間で死滅する.

③増殖の至適pHは6〜8である.

④芽胞は耐熱性があり，この耐熱性は毒素型およびタンパク分解性の有無により耐熱性が異なっている．AおよびタンパクB分解性のB型菌芽胞を死滅させるには100℃で6時間，あるいは120℃で4分間以上の加熱を必要とする．一方，タンパク非分解性のB型菌芽胞およびE, F型菌芽胞は耐熱性が弱く，80℃で6分間の加熱で死滅する．これらの芽胞の耐熱性をD値（▶p.73 コラム参照）のデータでみると，タンパク分解性のB型菌芽胞では$D_{94.5}℃$＝2.9分であるのに対して，E型菌芽胞では$D_{80}℃$＝1.1分と耐熱性が弱く，両者には大きな差がある.

⑤増殖時に菌体外毒素（ボツリヌス毒素）である神経毒を産生する．毒素の耐熱性は比較的弱く，80℃で20分間，100℃で1〜2分間（E型菌毒素は63℃，10分間）の加熱で破壊される.

⑵ 感染源・感染経路 (図4-16)

　ボツリヌス菌は土壌細菌の一種であり，環境の変化に抵抗性の強い芽胞をもった状態で土壌，湖泥，家畜・魚類の腸管，糞便など，自然界に広く分布している．

　食品内毒素型（食餌性ボツリヌス症）は本菌に汚染された食品が，加工あるいは貯蔵される過程で，不十分な加熱によりボツリヌス菌に拮抗する菌が死滅し，本菌の芽胞のみが生き残り，競合菌のいない嫌気的条件下で発芽・増殖して毒素を産生する例が多い．

　生体内毒素型（乳児ボツリヌス症）は1歳未満の乳児で発生する．乳児の腸内細菌叢は成人と異なり，摂取された芽胞は乳児の腸内で発芽し栄養型細菌となり増殖をはじめる．増殖過程でボツリヌス毒素が産生されるため発症する．なお，乳児以外では芽胞を摂取することがあっても，そのまま消化管内を通過するため問題にはならない．

⑶ 原因食品

食餌性ボツリヌス症：日本における事例のほとんどが魚由来による食品（大部分が「いずし」と呼ばれる保存食品）であり，肉，野菜などを使った加工食品や，ハム・ソーセージ，缶詰，びん詰などの空気を遮断した食品や真空包装食

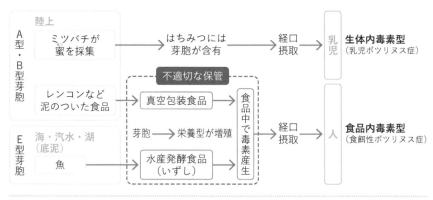

図4-16 ┃ ボツリヌス菌食中毒の感染源・汚染経路

品を常温で保存してしまった場合にも発生する．

乳児ボツリヌス症：はちみつやコーンシロップ，野菜スープなどが報告されている．はちみつは本症との疫学的関係が明確となっているので，1歳未満の乳児にははちみつを与えてはならない（1987年 厚生省通知）．

(4) 中毒症状・治療

食餌性ボツリヌス症：潜伏期間は12～36時間（長期としては8日間）であり，嘔吐，嘔気，腹痛，下痢等の胃腸症状とともに，意識はしっかりしたまま瞼が下垂し，モノが二重に見えたり（複視），言葉がうまくいえなくなり，次いで両側性の四肢の麻痺が起こる．重篤になると呼吸筋が麻痺して窒息死する．検査は食品中の本菌または毒素の検査を実施する．

乳児ボツリヌス症：潜伏期間は3～30日で，3日間以上の便秘等の消化器症状に続き，全身脱力となり，瞼が下がり，口は唾液であふれ，泣き声が弱く，元気消失となり首のすわりが悪くなる．検査は浣腸試料中の本菌または毒素の検査を実施する．

治療は，発症後24時間以内のボツリヌス抗毒素血清の投与が有効である．

(5) 予防対策

汚染防止，増殖防止，加熱処理が基本的対策である．

①魚介類，食肉類，野菜類は本菌による汚染の可能性が高いので，十分に洗浄する．

②自家製のびん詰め，缶詰め製品は，殺菌不十分で芽胞が生残した場合には，偏性嫌気性菌であるボツリヌス菌が増殖する危険性があるので，冷蔵保存を行い，早期に喫食する．

③ボツリヌス毒素は比較的易熱性（80℃，20分間または100℃，数分間の加熱で不活化）であるため，摂食前に加熱する．

④加熱により芽胞を完全殺菌する．レトルトパウチ食品（容器包装詰加圧加熱殺菌食品）は，120℃，4分間または同等の加熱加圧殺菌が行われている．

⑤1歳未満の乳児にははちみつを与えてはならない．

8　ウエルシュ菌食中毒：生体内毒素型

　ウエルシュ菌（*Clostridium perfringens*）は，土壌，水，食品など，自然界に広く分布し，医学の領域では古くから創傷感染症であるガス壊疽の原因菌として知られている．1943年にイギリス人のKnoxらにより，本菌による食中毒例が報告され，以来，食中毒菌としても注目されるようになった．本食中毒は事業所給食や仕出し弁当など大規模な集団発生事例が多いため，一事例当たりの患者数が多いのが特徴である．食中毒患者数は増加傾向にある．

(1)　原因細菌

①グラム陽性の桿菌で（0.9〜1.3×3.0〜9.0 μm）で，鞭毛のない非運動性の偏性嫌気性の芽胞形成菌である．芽胞は菌体の中央ないし準端在性の卵型芽胞を形成する．

②増殖至適温度は43〜46℃であり，他の食中毒菌より高く，増殖最低温度は12℃，増殖最高温度は50℃付近である．分裂時間は短く，至適温度では約10分である．

③pH増殖域は5.5〜8.0であり，pH 8.5以上または5.0以下では増殖できない．芽胞形成はpH 6.8以下で著しく阻害される．

④偏性嫌気性菌であるが，その嫌気度要求性は破傷風菌（*C. tetani*）よりも低い．

⑤マウス致死毒（α, β, ε, τ）の組み合わせによりA, B, C, D, Eの5つの毒素型に分類されており，食中毒の原因菌として代表的なものはA型菌である．

⑥芽胞には耐熱性のものと易熱性のものがあり，易熱性芽胞は90℃，30分間あるいは100℃，5分間で死滅する（70～80℃の加熱には耐える）が，耐熱性であるA型菌の芽胞は100℃，1～4時間の加熱に耐える．食中毒のほとんどはA型菌によって起こる．

⑦腸管内で芽胞形成時にエンテロトキシンを産生する．

　ウエルシュ菌の嫌気度要求性は偏性嫌気性菌のなかで最も弱い菌である．酸素に対する感受性が低い．このような特性は，加熱調理食品のような嫌気度の低い食品中でも増殖し，食中毒を引き起こすことを示している．

(2) 感染源・感染経路（図4-17）

　本菌は人や動物の腸管内，土壌，下水，塵挨など自然界に広く分布している．鶏肉，豚肉，牛肉は食鳥処理やと畜処理時に家畜の腸管からの汚染を受けている．土壌中にも芽胞は生存しているので，ジャガイモ，ニンジン，カボチャなどを使った調理ではウエルシュ菌芽胞は混入していると思ってよい．例えば

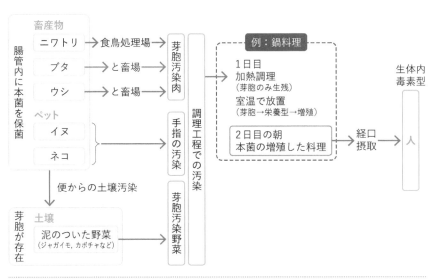

図4-17　ウエルシュ菌食中毒の感染源・汚染経路

1日目の夜，大鍋で加熱調理し（この加熱工程で多くの栄養型細菌は死滅し，ウエルシュ菌芽胞のみ生存，しかも食品は嫌気性になっている），そのまま大鍋を室温で放置すると，緩やかに食品温度が低下し，本菌の増殖至適温度となる．増殖至適温度になると食品中の芽胞は栄養型になり増殖を開始し，翌日の朝には多量のウエルシュ菌が増殖した食品となる．ウエルシュ菌が多量に混入した食品（ウエルシュ菌量10^5個/g以上）を喫食すると，多量の生菌が腸内に到達する．人の体温は本菌の増殖至適温度よりも低いので芽胞を形成する．芽胞形成時にエンテロトキシンを産生し，そのエンテロトキシンによって下痢症状を発症する．

⑶ 原因食品

　原因食品はカレー，シチュー，肉じゃがなど大鍋で調理した食品を室温に放置し，翌日，十分に再加熱しなかった場合に発生する．

⑷ 中毒症状

　潜伏期間は8〜12時間で，主な症状は下痢と下腹部の腹痛である．嘔吐や発熱はまれで，比較的軽症で経過も早く，ほぼ1日で回復する．診断方法は糞便や吐物のウエルシュ菌エンテロトキシンの検出や菌の分離が主となる．本食中毒は症状が軽いので対症療法により治療をする．軽症であり，ほぼ1日で回復することから，病院での治療を行わないことが多い．よって，本食中毒は食中毒統計の数を大きく超える数が発生しているといわれている．

COLUMN　芽胞の特徴

　芽胞とは，細菌の菌体内に形成される休眠型細胞で，カビや酵母の胞子とは異なり，細菌芽胞は直接的な増殖手段にはならない．高温，乾燥，放射線，薬剤処理など栄養細胞に不利な環境下でも生存する．

　芽胞形成細菌には，バチルス属，クロストリジウム属の2菌属がある．芽胞は耐熱性が強く，細菌の栄養細胞，カビ・酵母の栄養細胞や胞子が60〜70℃，30分間の加熱で死滅するのに対し，芽胞は80℃，30分間の加熱にも耐え，なかには120℃，15分間の加熱に耐えるものもある．

| 表4-3 | 代表的な細菌性食中毒の概要

細菌名等	菌の特徴	潜伏期・症状	原因食品	予防対策
サルモネラ属菌 感染型	通性嫌気性桿菌 血清型で分類	8〜48時間 腹痛・下痢，ときに嘔吐	卵・卵加工品 鶏肉等の食肉	食材の温度管理 衛生動物の排除
腸炎ビブリオ 感染型	通性嫌気性桿菌 海洋細菌・好塩菌 増殖の速い菌	8〜24時間（平均12時間） 激しい腹痛・嘔吐・下痢 （水様便）	海産魚介類の生食（夏季に 多発） 魚に触れた食材	食材の温度管理 水道水で洗浄・酢 漬・調理用具の消毒
カンピロバクター・ ジェジュニ／コリ 感染型	微好気性の桿菌	潜伏期間が長い 2〜5日 下痢・腹痛・発熱	食肉（特に鶏肉） 原因不明も多い 少量の菌で発症	十分な加熱調理 水道水で洗浄
黄色ブドウ球菌 食品内毒素型	グラム陽性球菌 耐熱性毒素（エンテロ トキシン）産生菌 発育温度域広い	潜伏期間が短い 1〜5時間（平均3時間） 唾液分泌・嘔吐	手指から二次汚染された食材 （にぎりめし，弁当など） 菌が未検出の場合あり	手指の化膿注意 調理後の冷蔵 毒素の耐熱性認識
ボツリヌス菌 食品内毒素型 生体内毒素型	偏性嫌気性菌 致死性の神経毒産生菌 致死率が高い	食品内毒素型：12〜36時間 急性胃腸炎先行 次いで神経症状 生体内毒素型：3〜30日 便秘，全身脱力	保存食（いずし） 加熱不十分の野菜等のびん詰 芽胞が混入した食品 （はちみつなど）	摂食直前加熱 毒素は易熱性 原因菌は耐熱性 1歳未満の乳児に はちみつを与えない
ウエルシュ菌 生体内毒素型	偏性嫌気性菌 腸管内毒素産生菌 （生体内毒素型）	8〜12時間 感染型の食中毒 軽い下痢と腹痛	室温放置した大鍋で調理した 食品（カレーなど）	加熱調理後の管理 前日調理品に注意

(5) 予防対策

　ウエルシュ菌食中毒の発生要因の第一は食品の長時間放置，次いで加熱不足，大量受注，原材料・器具等の汚染とされている．また食品中で10^5個/g程度に増殖した大量の生菌の摂取によって起こるので，調理直後の食品では食中毒は発生しない．また，増殖しないようにするため，次のような対策が必要である．

　　①鍋ものは調理後，室温に放置せず，速やかに冷却後，冷蔵庫に保存する．
　　②喫食前には栄養型細菌が死滅する温度で十分に加熱後，すぐに喫食する．

9 病原大腸菌食中毒

　大腸菌（*Escherichia coli*）は，人の腸管内に常在する細菌として知られ，通常は病原性をもたない．しかし，1945年，Brayはイギリスの病院内で，下痢症を起こした乳幼児から分離した大腸菌が病原性を有することを報告した．そ

の後の研究により，大腸菌のなかには人に病原性を有するものがあることが証明され，これを病原大腸菌（下痢原性大腸菌）と呼ぶようになった．

病原大腸菌はその病原性の機能から，次の5つのカテゴリーに分けられている．表**4-4**(▶p.86) にその特徴を示す．

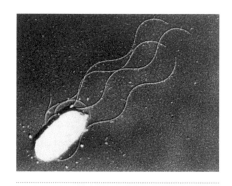

①腸管出血性大腸菌 (Enterohemorrhagic *E. coli*；EHEC)（図**4-18**）

②腸管毒素原性大腸菌 (Enterotoxigenic *E. coli*；ETEC)

③腸管侵入性大腸菌 (Enteroinvasive *E. coli*；EIEC)

④腸管病原性大腸菌 (Enteropathogenic *E. coli*；EPEC)

⑤腸管凝集接着性大腸菌 (Enteroaggregative *E. coli*；EAggEC/EAEC)

⑴ 腸管出血性大腸菌食中毒：生体内毒素型

本食中毒は，腸管出血性大腸菌 (Enterohemorrhagic *E. coli*；EHEC) により発症する食中毒であり，O157：H7はその血清型のひとつである．その他O26，O111などの血清型が知られている．Vero細胞に対する細胞毒性を有することから，Vero毒素産生性大腸菌 (Verotoxin producing *E. coli*；VTEC)，また，この毒素が赤痢菌の産生する志賀毒素と同じ生物活性を有することから，志賀毒素産生性大腸菌 (Shiga toxin producing *E. coli*；STEC) とも呼ばれている．このように，感染後，毒素による細胞障害によって症状が引き起こされるので，生体内毒素型と分類される．

1982年，米国のオレゴン州で発生したハンバーガーを原因食品とする食中毒事件の際に発見された．日本では1984年8月に初めて検出され，1990年には埼玉県浦和市で268人が発症，園児2人が死亡した．1996年5月には岡山県で2人の死亡者を含む468人の発症があり，その後，大阪府堺市を中心に大発生し，1996年の全国累計患者数は19,352人，死者数は12人にのぼった．これ

らの推定原因食品は生レバー，ハンバーグなどの肉製品や野菜などである．現在も牛肉やその内臓肉の喫食者を中心に全国的に集団事例や散発事例をくり返している．近年では，2016年に10人，2017年に1人が死亡している．EHECは死亡することがある食中毒であり，感染症法の三類感染症でもある．

(a) 原因細菌

腸管出血性大腸菌は腸内細菌科に属するグラム陰性，無芽胞の桿菌（0.5〜1.0×1.5〜5.0 μm）で通性嫌気性である．多くは鞭毛を有し，運動するが，鞭毛がなく運動性をもたない菌株も存在する．増殖至適温度は30〜37℃である．熱に弱く，75℃，1分間以上の加熱で死滅する．

(b) 感染源・感染経路（図4-19）

感染源：家畜，特に牛の腸管内に生息していることが知られており，これらが感染源となっている．また，症状のない保菌者が1万人に1人程度の割合で発見される．

感染経路：牛の腸管から，生肉，レバーなどの内臓肉への汚染，喫食，下水，雑排水から井戸水，地下受水槽などの飲料水へ汚染，患者，無症状保菌者（主に成人）から，無消毒プール，家庭風呂，汚染衣類，介護中の接触，食器などを介しての感染などが考えられる．

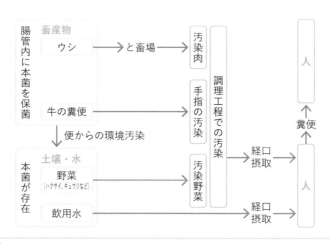

図4-19 EHEC食中毒・感染症の感染源・汚染経路

(c) 原因食品

　原因食品の摂取から発症までの潜伏期間は3〜7日と長く，発症に要する菌量は100個／人程度であるといわれている．このため，発症時には食べた食品がなくなっていることや菌量が少なく死滅してしまった場合などがあり，原因追及が困難な場合が多い．原因食品として，焼き肉，しゃぶしゃぶ，ステーキ，ミートローフ，メンチカツ，レバ刺し，焼き鳥，野菜サラダなどがあり，特に焼肉料理での加熱不足による発症例が報告されている．なお，牛レバーは2012年（腸管出血性大腸菌による感染症対策）から生食は禁止されている．

(d) 中毒症状

　主な症状は血便と激しい腹痛で，血便は鮮血便であることが特徴である．腎機能低下や血小板減少などを呈する溶血性尿毒症症候群（HUS）を併発することがある．これらの症状はVero毒素により発症し，Vero毒素はVT1とVT2の2種類が存在する．なお，本食中毒は，幼児と高齢者に激しい症状をもたらすが，健康な成人は発症しないことも多々あり，このことが二次感染の要因になっている場合がある．検査診断には，糞便からのEHECの分離・同定が基本であるが，患者血清中のEHEC O157の菌体抗体（LPS抗体）診断キットも市販されている．下痢症状を呈している場合は安静，水分の補給，消化しやすい食事の摂取を，激しい腹痛，血便が認められ，経口摂取ができない場合は輸液を行うが，尿量等に注意し，腎機能障害，特にHUSを常に考慮に入れて行わなければならない．HUSによる患者の重症化や死亡事例も多いことから，「HUSの診断・治療ガイドライン」が厚生労働省ホームページに掲載されている．

(e) 予防対策

①患者や保菌者の糞便などで食品が汚染されないように，食品のとり扱いに注意する（つけない）．

②本菌は熱に弱いので（75℃, 1分間で死滅），調理時に食品の中心部まで十分に熱を通す（殺菌・消毒する）．

③加熱調理後は迅速摂食，あるいは10℃以下での冷蔵保存を行う（増やさない）．

⑵ その他の病原大腸菌による食中毒

⒜ 原因細菌

①腸管毒素原性大腸菌（Enterotoxigenic *E. coli*；ETEC）：生体内毒素型

　易熱性エンテロトキシン（LT：60℃，10分間の加熱で失活）または耐熱性エンテロトキシン（ST：100℃, 30分間の加熱でも失活されない）のいずれか，または両方の毒素を産生する大腸菌で，旅行者下痢症の代表的な菌である．また，発展途上国では乳幼児下痢症の主な原因菌である．国内でも集団食中毒を起こすことがある．潜伏期間は12〜72時間で，激しい水様性下痢を主徴とし，腹痛は比較的軽く，発熱もまれである．

②腸管侵入性大腸菌（Enteroinvasive *E. coli*；EIEC）：感染型

　赤痢菌に類似した細胞侵入性を保有し，大腸の上皮細胞のなかに侵入し，増殖しながら周囲の細胞にも広がり，大腸や直腸に潰瘍性の炎症を起こす大腸菌である．EIEC感染症は一般に発展途上国や東欧諸国に多く，先進国では比較的まれである．その媒介体は食品または水であるが，ときには人→人感染もある．現在，日本におけるEIECの分離の多くは海外渡航者の旅行者下痢からである．潜伏期間は12〜48時間で，水様性下痢，患者の一部は血便，発熱，腹痛症状を主徴とする．

③腸管病原性大腸菌（Enteropathogenic *E. coli*；EPEC）：感染型

　小腸粘膜に密着し，粘膜上皮細胞の微絨毛が破壊される特徴的な病変（Attaching and Effacing，A/E障害）をつくる大腸菌である．潜伏期間は12〜24時間で，腹痛，嘔吐，軽度の発熱を主徴とする．熱帯・亜熱帯における乳幼児下痢症の主要原因菌である．ブラジル，メキシコなどの中南米を中心とした地域の乳幼児胃腸炎の患者からEPECの検出が多い．EPEC感染症は成人においても発生する．

COLUMN　**Oとは，Hとは何だろう**

　Oは菌体抗原をHは鞭毛抗原を意味している．その由来は，運動性のある菌（鞭毛を有する菌）が寒天培地上に発育したときに，ガラスに息を吹きかけたときのような曇った状態（Hauch, 独語）が認められることにはじまる．Oは「Ohne Hauch,（ohneは否定形，鞭毛のない）」こと，つまり，菌体を意味し，菌体抗原をO抗原と呼ぶこととなった．

|表4-4| 病原大腸菌による細菌性食中毒の特徴

細菌名等	菌の特徴	潜伏期・症状	原因食品	予防対策
腸管出血性大腸菌 生体内毒素型	通性嫌気性菌 赤痢毒素（志賀毒素＝Vero毒素）を産生	3～7日 下痢（水様性から血便），腹痛，発熱 患者の数%は溶血性尿毒症症候群（HUS）や脳症	牛の糞便に汚染された肉，飲用水，食品	菌を食品につけない 殺菌（75℃, 1分間），消毒する 食品についた菌を増やさない
腸管毒素原性大腸菌 生体内毒素型	通性嫌気性菌 易熱性毒素（LT），耐熱性毒素（ST）の片方または両方を産生 旅行者下痢症の原因菌	12～72時間 激しい水様性下痢，腹痛は比較的軽く，発熱もまれ	各々の病原体で汚染された飲用水や食品	
腸管侵入性大腸菌 感染型	通性嫌気性菌 大腸の上皮細胞のなかに侵入 旅行者下痢症の原因菌	12～48時間 水様性下痢，患者の一部は血便，発熱，腹痛		
腸管病原性大腸菌 感染型	通性嫌気性菌 小腸粘膜に密着し微絨毛を破壊 熱帯・亜熱帯における乳幼児下痢症の主要菌	12～24時間 下痢，腹痛，嘔吐，軽度の発熱		
腸管凝集接着性大腸菌 感染型	通性嫌気性菌 腸の表面に粘液を含むバイオフィルムを形成	潜伏期間は不明 粘液を多く含む水様性下痢と腹痛が2週間以上継続		

④腸管凝集接着性大腸菌（Enteroaggregative *E. coli*；EAggEC/EAEC）：感染型

　小腸や大腸の粘膜に付着し，粘液の分泌を促して腸の表面に粘液を含むバイオフィルムを形成する大腸菌である．潜伏期間は不明で粘液を多く含む水様性下痢と腹痛が2週間以上継続する．開発途上国の乳幼児下痢症患者から高率に分離される．

　なお，2011年5～7月，ドイツを中心として約4,000人が感染し，900人以上がHUSになり54人が死亡した食中毒事件は，腸管凝集接着性大腸菌と腸管出血性大腸菌の両要素を兼ね備えた，新しく出現した病原体（新興感染症起因菌）で，"腸管凝集接着性腸管出血性大腸菌（EAggEC EHEC）O104：H4"で

あった．この事例の原因食品はSprouts（新芽した豆類）であり，潜伏期間は7〜12日（平均9日）と長く，腹痛，出血性下痢で，発熱および嘔吐を伴う症状であった．

(b) 予防対策

腸管出血性大腸菌と同様に，「つけない」「殺菌する」「増やさない」の3つの事項を実践する．

🔟 その他の食中毒細菌

全国で発生する食中毒の原因となる細菌性食中毒のなかで，年間発生件数，患者数は比較的少ないが，注目すべき食中毒を次に示した．なお，リステリアについては日本での発生件数は少ないが，欧米ではリステリア属菌による中毒事例が多発し死亡事例もあること，妊婦が感染すると本菌が胎盤や胎児へ感染し，流産や生まれた新生児に影響が出ることがあること，国内流通食品にもリステリア属菌が検出されることから，潜在的食中毒菌とも考えられているので，ここに加えた（表**4-5**）．

⑴ セレウス菌食中毒：食品内毒素型（嘔吐型）・生体内毒素型（下痢型）

バチルス・セレウス（*Bacillus cereus*）は，土壌，空気，水，植物，食品など，自然界に広く分布している．芽胞を形成する通性嫌気性の桿菌である．古くから腐敗細菌として知られていたが，食中毒菌としても注目されている．

セレウス菌食中毒は1950年，Haugeにより初めて確認されたが，世界的に注目されるようになったのは1970年頃からである．本食中毒には嘔吐型と下痢型があり，両型ともに毒素の存在が知られている．嘔吐型はブドウ球菌食中毒に，下痢型はウエルシュ菌食中毒によく類似している．日本では，毎年10件ほど，100人前後の患者が発生しているが，そのほとんどが食品内毒素型である嘔吐型である．セレウス菌の病原因子は嘔吐型ではセレウリド（嘔吐毒），生体内毒素型である下痢型ではエンテロトキシン（下痢毒）である．食品内に産生されるこのセレウリドは121℃，90分でも失活しない強い耐熱性を有する．

表4-5 その他の細菌性食中毒の概要

細菌名等	菌の特徴	潜伏期・症状	原因食品	予防対策
セレウス菌 食品内毒素型 （嘔吐型） 生体内毒素型 （下痢型）	通性嫌気性の桿菌 （芽胞形成） 至適温度：28〜35℃ 増殖温度域：10〜48℃	嘔吐型：1〜5時間， 悪心・嘔吐 下痢型：8〜22時間， 下痢・腹痛	米飯，焼き飯，スパゲッティ 食肉製品	低温保存 （4℃以下）
エルシニア・エンテロコリチカ 感染型	通性嫌気性の桿菌 至適温度：25〜30℃ 増殖温度域：1〜44℃ 腸内細菌科	2〜5日，下痢，腹痛，発熱（虫垂炎症状を呈することもある）	食肉，水，イヌ・ネコなどのペット類から食品を介して感染	加熱調理 4℃で増殖するので保存に注意 二次汚染の防止
ナグビブリオ 感染型	通性嫌気性の桿菌 好塩性（1〜1.5%） 河川水（食塩濃度1%前後の河口付近），泥土	10時間前後，下痢（水様性，粘血性），嘔吐，腹痛，発熱	水，魚介類	加熱調理 低温保存 （4℃以下） 二次汚染の防止
エロモナス 感染型	通性嫌気性の桿菌 増殖温度：10〜30℃ 淡水中の常在菌（汽水域においても検出）	水様性下痢，腹痛（ときに発熱）	魚介類	加熱調理 低温保存 （4℃以下） 二次汚染の防止
リステリア 感染型	通性嫌気性の桿菌 増殖温度域：0〜45℃ 耐塩性強く10%食塩濃度で増殖	1日〜3週間，発熱，頭痛，嘔吐，重症化すると髄膜炎，敗血症	未殺菌乳，ナチュラルチーズ，野菜，食肉加工品	生肉，未殺菌乳を原料とするナチュラルチーズをできるだけ避け，冷蔵庫を過信しない

⑵ エルシニア・エンテロコリチカ食中毒：感染型

　エルシニア・エンテロコリチカ（*Yersinia enterocolitica*）は自然界に広く分布している通性嫌気性の桿菌で，4℃で増殖できる好冷性が特徴であり，冷蔵庫内でも増殖する．1972年頃より，日本では食中毒菌として注目されはじめ，1982年に食中毒菌に指定された．飲食物とともに摂取された菌は，腸粘膜に炎症を起こし，主な症状は腹痛，下痢，発熱で，腹痛の激しい場合は虫垂炎様を呈する．

　感染経路として，動物，特にブタにおける検出率が高いことから，食肉の汚染，調理過程を経ての他の食品への二次汚染が考えられる．また，排水，河川などの水を通じての直接，間接の感染も推定される．

(3) ナグビブリオ食中毒：感染型

　ナグ（NAG）ビブリオのNAGは<u>n</u>on-<u>ag</u>glutinable（凝集しない）の略称で，ナグビブリオは形態学的，生化学的にはコレラ菌とは区別できないものの，コレラ菌抗血清に凝集しない菌をnon-O1 *Vibrio cholerae*として区別している．NAGの一部はコレラ毒素を産生するものがあるが，大部分は非産生である．

　ナグビブリオの生態はコレラ菌に類似し，河川，特に河口付近の食塩濃度が1％前後の場所（汽水域）での検出率が高い．水または魚介類（東南アジアなどから輸入されるカニ，エビなどの冷凍魚介類からの検出率が高い）を介して人に感染し，下痢，腹痛などを引き起こす急性胃腸炎の原因となる．

(4) エロモナス食中毒：感染型

　エロモナス属は通性嫌気性の鞭毛を有する桿菌で，河川，池，湖などの淡水域や汽水域の水あるいは泥土中に分布し，従来より淡水魚や両生類の病原菌として知られていた．エロモナス・ヒドロフィラ（*Aeromonas hydrophila*）とエロモナス・ソブリア（*A. sobria*）の2菌種は，人の急性胃腸炎の原因菌でもある．

(5) リステリア食中毒：感染型

　リステリア属菌のリステリア・モノサイトゲネス（*Listeria monocytogenes*）が主な病原菌である．元来はウシやヒツジなどの家畜や，それらの飼育関係者に，髄膜炎や敗血症，流産を引き起こす人獣共通感染症であるが，1980年前後から欧米では食品を介した集団リステリア症が急増し死者も出ている．その原因食品はReady-to-eat（RTE）食品，いわゆる購入時に加工せずに食べられる食品である，チーズ，生ハム，野菜，果実などが多い．日本ではリステリア食中毒は，最近明らかになったチーズを原因食とする北海道での一例（2001年）の報告のみで，きわめてまれである．しかし，食品微生物学関係者の調査により，国内流通中の乳・乳製品，食肉，魚介類加工品などにリステリア・モノサイトゲネスが菌量は少ないながら高頻度に存在することが明らかになり，潜在的な食品衛生上の有害細菌とされている．2014年，非加熱食肉製品（生ハムなど）およびナチュラルチーズ（ソフト，セミハード）1 g当たり，リステリア・モノサイトゲネスは100個以下の規格基準が設定された．

欧米で報告された主なリステリアの集団発生事例

発生年	発生国	患者数(死亡者数)	原因食品
2015	米国	10 (3)	アイスクリーム
2015～18	デンマーク，ドイツ，フランス等	12 (4)	サーモン製品
2015	米国	30 (3)	ソフトチーズ
2015～18	オーストリア，デンマーク，フィンランド，スエーデン，英国	47 (9)	冷凍コーン，冷凍野菜
2016	米国	19 (1)	包装サラダ
2016	米国	9 (3)	冷凍野菜
2017	米国	8 (2)	ソフト生乳チーズ
2019	米国	8 (1)	ゆで卵
2020	米国	36 (4)	韓国からの輸入えのきだけ
2021	米国	11 (1)	チーズ

　リステリア属菌は，グラム陽性の通性嫌気性桿菌で，自然界に広く分布し，耐塩性で低温増殖性があり，冷蔵庫内でも増殖する．

　症状は，経口感染だが胃腸炎症状はなく，髄膜炎，敗血症による発熱，頭痛，嘔吐などで，特有の症状はみられず，感染の初期はインフルエンザ様症状を示すことがある．妊婦，高齢者や免疫機能が低下している人（抗がん剤治療中やHIV感染者など）は，少量のリステリアでも発症し，敗血症や髄膜炎など重篤な状態になることがあり，海外では死亡例も確認されている（表4-6）．特に妊婦が感染すると，リステリアが胎盤や胎児へ感染し，流産や生まれた新生児に影響が出ることがある．

　厚生労働省はリステリア食中毒予防のためのリーフレットも作成しており，生野菜や果物などは食べる前によく洗う，期限内に食べるようにする，開封後は，期限にかかわらず速やかに消費する，冷蔵庫を過信しない，冷凍庫で保存する，加熱してから食べることを予防策として示している（厚生労働省ホームページ「リステリアによる食中毒」から入手可能）．

⑪ 食中毒原因菌に含まれる重篤な腸管系感染症

　病原体が，食品や飲料水などの飲食物とともに，口から侵入する感染経路で

発症する食品媒介疾患（foodborne diseases）を経口感染症というが，主に胃，腸などの消化器に障害を与えるので腸管系感染症とも表現される．いうまでもなく食中毒の大部分を占める微生物による食中毒も広い意味での経口感染症に相当するが，ここでは，細菌性赤痢，コレラ，腸チフス，パラチフスなどの感染力が強く，流行性であり，罹患したときの重篤性からみて危険性の高い経口感染症を対象とする（表4-7）．

三類感染症には，血清型O157：H7をはじめとする腸管出血性大腸菌（EHEC）

表4-7 感染症の分類で，類型別の対象となる食品・水系感染症

感染症類型	性格	主な対応
一類感染症*1 ペスト ラッサ熱 エボラ出血熱 痘そう	感染力，罹患した場合の重篤性からみて危険性のきわめて高い感染症	原則として特定病院に入院（各都道府県に1か所），消毒など対物措置 特定業務への就業制限 ただちに保健所へ届出*3
二類感染症*1 重症急性呼吸器症候群 結核*1	感染力，罹患した場合の重篤性からみて危険性の高い感染症	状況に応じて入院 消毒など対物措置 特定業務への就業制限 ただちに保健所へ届出*3
三類感染症 腸管出血性大腸菌感染症，細菌性赤痢，コレラ，腸チフス，パラチフス	感染力，重篤性などからみて危険性は高くないが，就業によって集団発生を起こしうる感染症	消毒など対物措置 特定業務への就業制限 ただちに保健所へ届出*3
四類感染症*2 ボツリヌス症 エキノコックス症 A型肝炎など 炭疽，ブルセラ症	人獣共通感染症対策の強化として，媒介動物の輸入規制，蚊，ネズミなどの駆除，ボツリヌス症対策のすべてを包括して対応	ただちに保健所へ届出*3
五類感染症 アメーバ赤痢 クリプトスポリジウム症 バンコマイシン耐性腸球菌感染症	国が感染症発生動向調査を行い，その結果に基づいて，必要な情報を一般国民や医療機関に提供，公開することにより，発生拡大を防止すべき感染症	診断医師は7日以内に保健所へ届出の義務 定点把握疾患（42疾患）は週単位で報告

*1 経口的な感染経路はない．
*2 主に経口感染するものに限り記述した．
*3 診断した医師はただちに保健所長を経て都道府県知事に届出の義務．

感染症もあげられている．表**4-7**の対応の項の特定業務への就業制限とは，食品関係営業者または保育所などの小児に接触する施設の職員などで患者である者に対しては，菌が陰性になるまで就業しないよう措置することである．

三類感染症であるEHEC，細菌性赤痢，コレラ，腸チフス，パラチフス感染症が発生した場合，診断した医師はただちに保健所に届け出る義務がある．

予防策は腸管出血性大腸菌と同様に，「つけない」「殺菌する」「増やさない」の3つの事項を実践することであるが，少量の菌の摂取で発症するとともに強い病原性があり，人→人感染が容易に発生するので，個人レベルでは十分に加熱した調理をすることや手洗いが有効である．

(1) 赤痢（細菌性赤痢）

赤痢患者は1950～1960年代半ばまでは年間10万人前後と多数の発生がみられ，日本では代表的な重篤な感染症であった．しかし，その後の社会的な衛生状態の改善や抗生物質の登場により赤痢は激減した．1975年以降は年間1,000人前後の患者数で推移した．2001年には西日本を中心に輸入カキの喫食を原因とした30都府県に及ぶ全国規模での散在的集団発生がみられ，159人の赤痢患者が報告され注目された．2012年以降は100人以下の発生数である．近年は国内感染事例と海外感染事例とほぼ同数である．

食中毒統計では，保育園，施設などでの集団発生例が年間数件みられるにすぎない．食中毒事例としては2011年に7件，52人の発生があり，それ以降2017年までの6年間の発生はなかったが，2018年に1件，99人の事例が生じた．

病原菌は赤痢菌で腸内細菌科に属し，グラム陰性の桿菌である．赤痢菌はA，B，C，Dの各群に分けられ，*Shigella dysenteriae*（A群），*S. flexneri*（B群），*S. boydii*（C群），*S. sonnei*（D群）が存在し，それぞれ数種の血清型に分かれる．血清型は感染経路の追求の手がかりとなるが，最近では菌株のDNA解析が利用される．近年の発生例は，日本ではD群によるものが60％以上を占め，B群が20数％で，A群，C群によるものは数％にすぎない．A群菌（志賀赤痢菌）は重症になりやすく，海外からの持ち込み感染が多い．

感染源は患者，保菌者の糞便で，便とともに排出された菌が手指，下着などを介して食品，飲用水を汚染して経口感染する．乳幼児などでは接触感染する

場合もあり，ときに集団発生もみられる．

　潜伏期間は短く2〜3日で，主な症状は腹痛，下痢（濃粘血便），発熱などである．

(2) 腸チフス，パラチフス

　病原菌はいずれもサルモネラ属菌で，チフス菌（血清型 *Salmonella* Typhi），パラチフスA菌（*Salmonella* Paratyphi A）の感染による全身性疾患である．

　チフスの年間発生患者数は，腸チフスで1970〜1985年にはおよそ200〜300人であったが，2001年からは60人台と減少し，2010年からは30人以下の患者数で推移している．パラチフスでは，長い間，年間100人前後の患者数で推移したが，2001年からは20〜85人と減少し，2010年からは40人以下で推移している．チフス患者の多くは輸入感染事例である．2014年には飲食店で腸チフスによる集団食中毒が発生した．

　感染源は患者，保菌者の糞便，吐物などで，汚染された食品，水を介して感染する．潜伏期間はやや長く，1〜2週間である．

　腸チフスの症状は39℃を超える高熱が続き，徐脈，バラ疹，脾腫などが主な症状で，下痢を伴うことがある．重症例では意識障害や難聴が起こる．パラチフスの症状は腸チフスとほとんど同じであるが，一般に症状は軽い．

(3) コレラ

　病原菌はコレラ菌（*Vibrio cholerae*）で，コレラ毒素（コレラエンテロトキシン）を産生するO1型あるいはO139型のコレラ菌である．コレラ菌のなかには症状の軽い *V. cholerae* non O1（ナグビブリオ）と呼ばれる一群の菌が存在するが，これらは防疫の対象（三類感染症）にならず，食中毒菌として扱われる．

　コレラ菌は，その生物学的性状により，エルトール型，アジア型に分けられ，さらにそれぞれ，小川，稲葉，彦島の各亜型（血清型）が存在する．アジア型コレラ菌は古典型とも呼ばれ，症状が激しいが，現在各地で流行しているエルトール型コレラ菌は軽度な症状がみられるにすぎない．

　日本におけるコレラ患者は，1980年以降は年間100人以下であったが，2010年以降は10人以下で推移している．そのほとんどが輸入感染症である．食中

毒統計では2002年に2件，10人，2008年に3件，37人の食中毒が発生したが，その後は発生していない．

　感染源は患者，保菌者の吐物，下痢便などで，コレラ菌に汚染された水，食品などを介して経口感染する．患者は海外旅行者に多いが，旅行歴のない患者の発症も認められている．

　潜伏期間は，数時間から5日間（多くは1～3日）で，典型的な症状は腹部の不快感に続き，突然の下痢で発症し，さらに嘔吐が現れるが，発熱，腹痛はない場合がある．激しい水様性下痢で脱水症状になるが，これはコレラ毒素に起因する．

12 ウイルス性食中毒

　全国の食中毒統計（2018～2022年の平均値）に占めるウイルス性食中毒の割合は事件数で14.5％，患者数で42.2％を占めている．主な病原物質はノロウイルスであるが，サポウイルス，A型肝炎ウイルス，E型肝炎ウイルスも食中毒となりうる（表4-8）．

表4-8 | **ウイルス性食中毒の概要**

ウイルス名等	ウイルスの特徴	潜伏期・症状	特徴	予防対策等*
ノロウイルス	RNAウイルス（約7,500塩基） 遺伝子群ⅠとⅡに分類	24～48時間 嘔吐・下痢，発熱，倦怠感，頭痛	冬に多発 患者から約1か月間ほどウイルスが排出	ワクチン無 迅速診断キット有
サポウイルス	RNAウイルス（約7,500塩基）		感染力がきわめて高い 消毒用アルコールは効果が低い	ワクチン無
A型肝炎ウイルス	RNAウイルス（約7,500塩基） 界面活性剤，エーテル，pH3程度の酸，温度，乾燥に対して抵抗性が強い	2～6週間 黄疸症状，灰白色便，発熱，下痢，腹痛，吐き気・嘔吐，全身倦怠感	春～初夏に多発 発展途上国からの帰国，汚染輸入食材の喫食で発症 消毒用アルコールは効果が低い	ワクチン有 血中IgM-HAV抗体検査 迅速診断キット有
E型肝炎ウイルス	RNAウイルス（約7,000～7,300塩基） 遺伝子型Ⅰ～Ⅳに型別 日本は遺伝子型Ⅲ型が分布	潜伏期間は15～50日 症状はA型肝炎に類似 妊婦が罹患すると劇症肝炎等重症化	発展途上国からの帰国，汚染輸入食材の喫食で発症 日本では野生シカ，野生イノシシ，ブタの生食で発症 消毒用アルコールは効果が低い	ワクチン無 血中IgM-HEV抗体検査

* 迅速診断キットにより患者の疾病が確定できると，的確で迅速な食品衛生上の予防策を講ずることが可能となる．現在，検出限界値等により迅速診断キットで健常者の検便検査はできない．

(1) ノロウイルス, サポウイルス

ノロウイルス（図4-20）はその大きさが約38 nmと小さいウイルスであり，RNAとタンパク質で構成されている．人の小腸上皮細胞でのみ増殖し，嘔気，嘔吐，下痢，腹痛，発熱を起こす．潜伏期は24～48時間である．冬季に多く発生するが一年中発生する．これまでは原因食品としてカキなどの二枚貝の中腸腺に

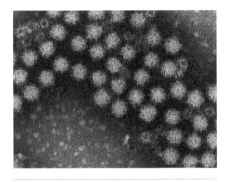

図4-20 ノロウイルス（電子顕微鏡写真）

養殖海域中でノロウイルスが集積し，それを生で摂食することに起因する食中毒が多いとされてきたが，近年は「生カキ」ではなく，感染者から排出されたノロウイルスに二次汚染された「食品」の喫食によるものが多い．感染者の糞便中には数十億個/g，吐物中には数千万個/gのノロウイルスが存在する．ノロウイルスは10個/人程度で感染，発症する．症状が消えた後も長期間ウイルスが排出される（約1か月）．さらに塩素や消毒用アルコール，60℃，30分間の加熱に抵抗性があり，感染力が強いことから，食品を介さなくても人から人への感染が容易に発生する．また，吐物からの飛沫感染の危険性も指摘されている（図4-21）．

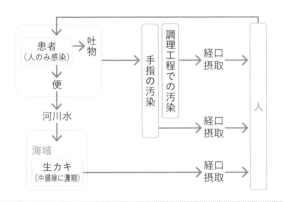

図4-21 ノロウイルス，サポウイルス食中毒・感染症の感染源・汚染経路

食品を介する場合は食品衛生法による食中毒対策が，食品を介しない場合は感染症法による対策が講じられる．

防止対策は手洗いの励行と使い捨て手袋の装着，器具や食品に付着したウイルスの殺滅である．器具は200 ppm以上の次亜塩素酸ナトリウムで，器具や食品は85〜90℃，90秒間の加熱をすることで，付着しているノロウイルスを殺滅することができる．

サポウイルスは1977年，札幌で幼児に集団発生した胃腸炎から分離されたためサポウイルスと命名された．ノロウイルスと形態も非常によく似ている．サポウイルスはノロウイルスより食中毒事例数は少ないが発生しており，その病原性，流行時期，防止対策もノロウイルスと同様である．

(2) A型肝炎ウイルス（Hepatitis A virus；HAV）

ピコルナウイルス科に属する直径27 nmの正20面体のRNAウイルスである．A型肝炎は感染症法の四類感染症に該当するため，医師は患者を診断した場合，保健所に届け出なければならない．現在，A型肝炎患者は年間100〜300人が発生している．

A型肝炎はHAVに汚染された水，魚介類や野菜などを生で食べること，HAVで汚染された器具などからの二次汚染で感染する．A型肝炎は上下水道が整備されていない発展途上国で流行している．日本もかつてA型肝炎の流行地であったが，現在は清浄国であり，国民のHAV抗体保有者はきわめて少なくなっている．日本におけるA型肝炎の発症は「HAV抗体を保有していない日本人」が発展途上国へ旅行し，帰国後発症する事例が多い．海外渡航歴がない患者も散見されることから，HAVに汚染された輸入食品（二枚貝など）が国内で流通している可能性が示唆されている．経口摂取されたHAVは腸管上皮細胞で吸収されて肝臓に達し，肝細胞内で増殖する．増殖したHAVは胆汁中に排出され，腸を経由して糞便とともに排出される（図4-22）．肝臓中でHAVが増殖すると，HAV抗体が体内で産生され，このHAV抗体が肝細胞を破壊するため発症する．潜伏期間は約4週間である．患者は発症前から糞便中にHAVを排出している．症状は全身倦怠感，発熱，下痢，腹痛，吐き気・嘔吐などであり，黄疸症状が出現した後に病院を受診し，発見されることが多い．A型肝炎は慢

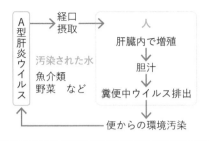

図4-22 A型肝炎ウイルス食中毒・感染症の感染源・汚染経路

性化することはほとんどなく，予後は良好である．A型肝炎の予防には食品を加熱後，喫食することである．また，ワクチンがあるので，流行地に長期滞在する際はワクチンを接種することで予防できる．

(3) E型肝炎ウイルス（Hepatitis E virus；HEV）

　ヘペウイルス科に属する直径33 nmの球形のRNAウイルスである．E型肝炎も感染症法の四類感染症に該当するため，医師は患者を診断した場合，保健所に届け出なければならない．E型肝炎患者は，2011年以前は年間100人以下の発生であったが，2012年以降は100人を超え，現在は横ばいである．E型肝炎はA型肝炎と同様に，HEVを経口的に摂取することで発症する．日本のE型肝炎患者の約30％は動物由来感染，8％は輸入感染，2％は輸血を介する感染で，残りの約60％は感染経路が不明である．動物由来感染では，野生イノシシ，野生シカの生食によって集団感染が発生している（図4-23）．日本の野生イノシシのHEV保有率は1〜3％，野生シカはさらに低い保有率である．また，食肉処理場搬入豚の血清の2％，市販豚レバーの2％からHEV遺伝子が検出されており，野生動物のみならず豚の生食はE型肝炎の原因となる可能性が示唆されている．よって，豚肉や豚内臓の生食は2015年から禁止されている．感染経路不明の患者も多数存在することから，今後の調査が待たれる．潜伏期間は約6週間で，A型肝炎のそれよりも若干長い．臨床症状もA型肝炎と同様であり，予後は良好である．E型肝炎は妊婦では重症化しやすく，「劇症肝炎」となり，特に妊娠後期に罹患すると死亡率が高くなる．

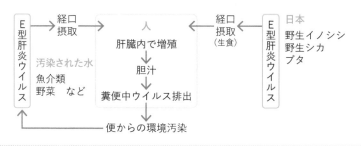

| 図 **4-23** | E型肝炎ウイルス食中毒・感染症の感染源・汚染経路

　野生シカ肉の生食をした人の献血液から製造された血液製剤を投与した人が劇症E型肝炎に罹患する事例が発生した．その後，日本赤十字社では，献血の際に「E型肝炎ウイルスに感染する危険性のあるブタ，イノシシ，シカの肉や内臓を生または生焼けで食べた人については，食べた時点から6か月間は献血を遠慮していただくこと」を提示し，これらを食べていないことを自己申告により確認後，採血を行っている．E型肝炎の予防のためのワクチンはない．予防法としては，食品は生食せずに加熱したものを喫食することである．

4.4　人獣共通感染症

　元来はウシ，ブタ，ヒツジなどの感染症であるが，感染動物に由来する食肉，乳などの畜産食品を介して人へ汚染して，発症する場合がある．また，ペットとして飼育し，人とともに生活をしている動物から人へ感染することもある．これらの感染症を，人獣共通感染症（ズーノーシス，zoonosis）または動物由来感染症という（表**4-9**）．食品衛生学的に問題となるのは畜産食品を介した感染症である．日本では農林水産省による家畜の防疫対策の整備や，食品衛生法に基づく乳肉衛生対策により，人における人獣共通感染症の発生は散発的である．欧米で多発しているリステリアを原因とする食中毒は，幸い日本では，まだ一例であるが，人獣共通感染症の重要性を改めて認識させ，リステリアについては，食品衛生法に基づき，生ハム，ナチュラルチーズなどに対し，2014

| 表4-9 | 食品衛生の面からみて重要な人獣共通感染症 |

疾患名	病原体	感染源の主たる動物	汚染食品など
炭疽	炭疽菌	ウシ，ヒツジ	創傷感染，畜肉
ブルセラ症	ブルセラ属菌	ウシ，ヒツジ，ブタ	生乳，畜肉
牛結核	牛型結核	ウシ，水牛，シカ	生乳
鳥インフルエンザ（AI）	インフルエンザA ウィルス	野鳥，ニワトリ	食肉，鶏卵への感染はない
牛海綿状脳症（BSE）	異常プリオン タンパク質	ウシ	牛肉，牛肉加工品，牛由来の臓器食品

AI；avian influenza, BSE；bovine spongiform encephalopathy

年に規格基準が設定された（▶p.89）．

(1) 炭疽

　病原体は炭疽菌（*Bacillus anthracis*）であり，グラム陽性の芽胞形成菌で，元来は土壌生息菌であるが，飼料などを汚染して家畜に敗血症を引き起こす．家畜取扱者，食肉取扱者が手指の傷などから感染することがある．罹病した畜肉を食肉として供給することは，と畜場法，食品衛生法などにより禁止されている．

(2) ブルセラ症

　病原体はブルセラ属菌で，グラム陰性桿菌である．ウシなどの家畜の全身性の感染症で，乳牛では流産，早産の原因となり，乳汁中に排菌される場合には生乳からの人感染の可能性がある．しかし，市販牛乳は，一定の条件で加熱殺菌されているので感染のおそれはない（▶p.41 表3-6参照）

(3) 牛結核

　病原体は牛型結核菌で，グラム陽性桿菌である．私たちが予防接種するBCGは弱毒化した牛型結核菌である．牛型結核菌はウシ，水牛，シカなどの動物に強い感染性を示す．人は主に感染牛の未殺菌乳の摂取で発症する．

⑷ 鳥インフルエンザ（AI）

ニワトリに対して強い病原性があるものを高病原性鳥インフルエンザ，弱い病原性があるものを低病原性鳥インフルエンザという．近年，血清型H5N1の高病原性鳥インフルエンザやH7N9の低病原性鳥インフルエンザによるニワトリの感染症がアジア各地で発生している．これらのインフルエンザウイルスは，渡り鳥によって日本にもち込まれ，まれに国内養鶏場での発生がみられる．この場合は，大量のニワトリが処分される．感染したニワトリの糞からウイルスが排出される．ウイルスに濃厚に暴露された場合，人が発症する．食鳥肉や鶏卵からの人への感染例はない．H5N1およびH7N9による人の鳥インフルエンザは感染症法の二類感染症である．なお，人から人への感染が確認された場合，鳥インフルエンザから新型インフルエンザとして扱われる．

⑸ 牛海綿状脳症（BSE）

病原体は，異常プリオンと呼ばれる感染性のタンパク質で，ウイルス，細菌などの微生物ではない．通常の高圧蒸気滅菌では不活化されない特異な病原体である点が問題で，2001年以降，日本でもBSE感染牛が見出されている．主なBSE発生国は英国で，感染牛は一般に5〜6年の長い潜伏期間ののち，行動異常，運動失調などの神経症状がみられ，発病後2週間から6か月で死に至る．BSEは1986年に英国で初めて発生し，欧州各国にも広がり，英国では1992年には罹患牛が13万頭に達した．その後，米国，カナダでも発症が報告され，牛肉の国際防疫上の問題となっていた．治療法がないため殺処分を行っている．英国において，異常プリオンタンパク質で汚染された食品を摂取した人が変異型クロイツフェルト・ヤコブ病（vCJD）を発症したことから，BSEは人獣共通感染症として問題となった．人での症状は，精神異常，行動異常，運動失調などがあげられているが，有効な治療法はまだ見出されていない．BSEと診断された牛および病原体を含む可能性のある特定危険部位（脳，脊髄など）は食用に供することはできない．食品衛生法による規格基準では，BSEの発生国において育養された牛を一般消費者に販売する場合には脳や脊髄を除去しなければならないと定められている．なお，日本は2013年に開催された国際獣疫事務局（OIE）総会において，国際的なBSEの安全性格付けの最上位である「無視

できるBSEリスク」の国に認定された．特定危険部位は依然，食用に供することはできない．

4.5 寄生虫症

食品となる動物自身が寄生虫の中間宿主や二次宿主になっていたり，食品のなかに寄生虫の卵や幼虫が付着していて，経口感染して人に寄生虫症を引き起こすことがある．寄生虫はさまざまな生活環（life cycle）を経て発育するが，寄生体（parasite）が最終宿主（host）に至るまでの生物が食用であるときに人に感染が成立する．生野菜を介する回虫や，海産魚介類を介するアニサキスなど食品媒介寄生虫疾患の存在は古くから知られていたが，近年，食品衛生法の一部の省令が改定されて，食中毒の起因物質のなかに寄生虫がとり扱われるようになり，食中毒統計の「病因物質の種別欄」に寄生虫の項が記載される．

食品製造や調理の現場で寄生虫を実際に目にすることはアニサキスを除いてまれであるが，生食を好む食文化をもつ日本では食品を介しての寄生虫症の知識は重要である．

一方，肉眼では見ることのできない原虫類による寄生虫症は，欧米でクリプトスポリジウムの水系汚染による水道水や，公共のプールでの集団感染例の多発が知られ，日本でも簡易水道，ビルの受水槽の汚染による飲用水を介した集団発生が報告されている．また養殖ヒラメに寄生する微細な多細胞生物のクドア汚染による食中毒や，馬肉に寄生するサルコシスティスは近年の食品衛生法省令改定のきっかけとなった新しい寄生虫症である．

1 寄生虫症の病原体の分類
線虫類：アニサキス，回虫，顎口虫，旋尾線虫，旋毛虫
吸虫類：ウェステルマン肺吸虫，宮崎肺吸虫，肝吸虫，横川吸虫
条虫類：日本海裂頭条虫，無鉤条虫，有鉤条虫，アジア条虫，エキノコックス
粘液胞子虫：クドア
原虫類：サルコシスティス，クリプトスポリジウム，ジアルジア，トキソプラズマ

2 魚介類を介する寄生虫症

(1) 海産魚と寄生虫

アニサキス（図**4-24**）：*Anisakis simplex*などの幼虫が寄生した海産のサバ，イワシ，サケ，スルメイカなどの生食や加熱不十分な状態での摂取により感染する．全国的に患者発生がみられるが，魚介類を日常的に生食する習慣のある地域で多発している．一事例当たりの患者数は少なく，1人例が多い．症状は胃腸壁に刺入して，激しい腹痛，悪心，嘔吐などを起こす．アニサキス成虫は元来クジラ，イルカなどの海棲ほ乳類の胃に寄生している線虫類の仲間だが，これらの動物の糞便とともに虫卵が海水中に放出されて，オキアミなどの甲殻類に捕食され，オキアミを餌とする魚を介して感染する（図**4-25**）．タラ，サバ，イカなどの調理中に内臓の表面に1〜3 cmの白い幼虫が付着しているのを見かけることがあるが，この幼虫が人にも感染する．

日本海裂頭条虫・広節裂頭条虫：俗にサナダムシと呼ばれる日本海裂頭条虫はサケ，マスなどの生食で感染するが，長く扁平な真田ひも状の虫体で全長5〜10 mに達するという条虫類の寄生虫である．症状は，腹痛，食欲不振，貧血などの消化器障害であるが，無症状の場合もある．本種以外に，欧米において湖沼産のマスにより感染するものに広節裂頭条虫がある．

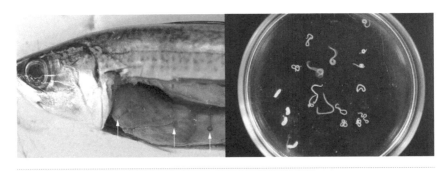

│図**4-24**│**海産魚類の代表的な線虫類寄生虫のアニサキス**

内臓の表面で円形にみられる幼虫（左）ととり出した虫体（右）

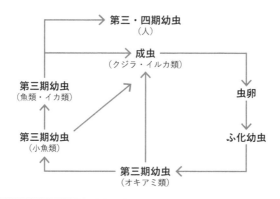

| 図4-25 | アニサキスの生活環

旋尾線虫：ホタルイカの生食によって感染して，幼虫が体内を移行し，皮下をはい回る（皮膚爬行症）や腸閉塞などの健康障害を受けることがあるというが，対策が普及しつつあり，食中毒事例として報告されることはまれである．

クドア（図4-26）：従来からヒラメの刺身など生食用生鮮魚類の摂取後，数時間で一過性の下痢や嘔吐を起こす事例が知られていたが，その原因は不明であった．近年，その原因が寄生虫の一種であるクドア・セプテンプンクタータ（*Kudoa septempunctata*）であることが明らかにされ，2012年からはアニサキスとともに食中毒原因物質として扱われることになった．

　クドアによる食中毒は，寄生虫症のなかでは一事例当たりの患者数が比較的多いのが特徴で，食中毒統計によると平均10人前後である．

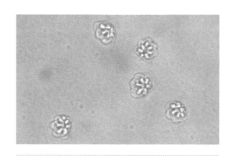

| 図4-26 | **クドアの胞子**（顕微鏡写真）

(2)　淡水魚・カニ類と寄生虫症

吸虫類：日本人の生食嗜好はさまざまな淡水産の魚による寄生虫症をもたらしている．アユなどによる横川吸虫，ウグイ，フナなどコイ科の魚による肝吸虫，

サワガニ，モクズガニによる肺吸虫はいずれもメタセルカリアと呼ばれる発育段階を経るが，淡水魚，カニなどの加熱不十分な調理や，まな板，包丁など調理用具の洗浄不足が原因で感染する．

　また，野生のイノシシ肉の生食で発生したウェステルマン肺吸虫症はイノシシが餌としたサワガニを介して感染したと想定されている．症状は，血痰，胸水貯留などが診断の根拠となる．

顎口虫類：淡水魚の生食による，やや古典的な寄生虫症だが，ドジョウ，ナマズ，ライギョによる顎口虫類の感染では，生きたドジョウの踊り食いなどにより感染し，幼虫が消化管から皮膚に移行して皮下をはい回る（皮膚爬行症）という特異な症状で知られる．

3　食肉等を介する寄生虫症

　牛肉，豚肉や馬肉のような食肉だけではなく，内臓や獣肉の生食摂取も含めて寄生虫症の原因となる生物群が知られている．新たに食中毒原因物質とされたサルコシスティスは，馬刺しを原因食として食後数時間で一過性の下痢や嘔吐を起こす原虫類のサルコシスティス・フェアリー（*Sarcocystis fayeri*）である．

　また，従来から古典的な食肉媒介寄生虫症として知られる無鉤条虫は，生牛肉の摂取や加熱不十分の調理操作から感染し，その形状からbeef tapewormと呼ばれ，有鉤条虫は豚肉の生食により感染するのでpork tapewormと呼ばれる．いずれの条虫も人の小腸に寄生し，下痢，腹痛，不快感などの症状を示すが，一般市場にある食肉は各地の食肉衛生検査所の検査を受けているので心配はない．

4　野菜を介する寄生虫症

　かつて，1950年代には寄生虫といえばヒト回虫による感染を想定するくらい，国民の70%前後の検便より回虫卵がみられたという．回虫，鉤虫などの古典的な寄生虫は野菜などを感染源とする食品媒介寄生虫であるが，これらの寄生虫の虫卵は土壌中でも生残するので土壌媒介寄生虫とも呼ばれる．回虫卵は，感染者の糞便に混じって体外に排泄され，生育可能な環境条件のもとで人に感染可能な幼虫包蔵卵になり，このような虫卵が付着した野菜等を十分に加熱し

ないで摂食することにより新たな感染が成立する．現代では人の糞尿を肥料として利用することはほとんどなくなり，感染者は激減した．近年では腹痛，悪心，嘔吐などの症状とともに，排便中に白色または肌色のミミズ状の寄生虫を発見することはまれになった．しかし，近年のように生鮮野菜までが輸入される現状から，輸入野菜の回虫卵汚染が一部明らかにされたが，最近の調査では，輸入キムチなどを含めて寄生虫卵は陰性であったという．

5　感染動物を介する寄生虫症

　元来は動物を宿主としている寄生虫が人に侵入すると重大な健康障害を引き起こす可能性がある．

(1)　エキノコックス症

　北海道ではキタキツネやエゾヤチネズミなどにエキノコックス（多包条虫）が寄生していて全道に拡大している．人に感染すると肝臓障害を起こすが，その潜伏期間は数年から10年とされる．病原体は *Echinococcus multilocularis* で，感染したキタキツネや野生化したイヌなどに触れた手指を介して，またはキタキツネの糞で汚染された山野の生水摂取，加熱不十分な山菜などを介して経口感染する．

(2)　トキソプラズマ

　豚肉などの生食やネコなどのペットなどとの接触により原虫類のトキソプラズマ感染が起こることがある．ネコとの濃厚接触となる抱いて寝る，口移しに餌を与えるなどの行為は感染により妊婦の流産の可能性があると考えられているので避けたほうがよい．

(3)　イヌ回虫，ネコ回虫

　牛レバーや地鶏レバーを介した感染例がある．患者数は少ないが，失明など重篤な眼疾患が発生することがあり，寄生虫症としてのリスクが高い．

6 水系感染する寄生虫（原虫類）症

(1) クリプトスポリジウム症

病原体は，原虫類の*Cryptosporidium parvum*および*C. homonis*で光学顕微鏡的なサイズの単細胞生物である．

オーシスト（原虫の卵のようなもの）に汚染された水や食品を摂取して感染する．症状は激しい水様便の下痢，発熱，腹痛など典型的な急性胃腸障害の食中毒である．飲用水の汚染による集団発生事例が米国など先進国を含めて世界各国で多発したが，日本でも1994年に神奈川県の雑居ビルの受水槽汚染により約400人の患者が発生し，1996年には埼玉県で町営水道の汚染から約9,000人（住民の70%）の大規模な水系集団感染が発生した．

海外では水系汚染のほか，生野菜などを原因食品とする事例も報告されているが，日本では明確な食品媒介事例はまれである．病原体のクリプトスポリジウムは塩素消毒による死滅あるいは不活化は困難であるが，熱に弱く，飲用水の加熱処理は有効で，70℃，30分間で死滅する．紫外線処理は不活化効果を高める．

(2) ジアルジア症，サイクロスポラ症

病原体は，それぞれ原虫類に属する*Giardia lamblia*（ランブル鞭毛虫），*Cyclospora cayatanensis*で，シスト（嚢子）の経口感染で発症する．

ジアルジア感染症の症状は，慢性の下痢，鼓腸，腹痛，食欲不振などで，無症状の感染者もある．海外旅行者，海外従事者が発展途上国での汚染された飲食物の摂取により感染した例が多い．欧米では，クリプトスポリジウムと同様に，プールなど水系感染の事例が知られている．

サイクロスポラ症では水様性の下痢が数日間から数週間持続する．日本の感染例はまれだが，米国，カナダでは水系感染のほか，輸入キイチゴ，イチゴなどを媒介食品とする集団発生も知られている．

7 寄生虫感染の予防対策

魚介類由来の寄生虫による食中毒の予防対策としては，一度「凍結（−20℃，24時間以上)」，もしくは「加熱（70℃以上，または60℃，1分間)」する

寄生体	主な感染動物（宿主）	感染源
魚介類		
アニサキス	サバ，イワシ，サケ，タラ	海産魚の生食
日本海裂頭条虫	サケ，マス	海産魚の生食
旋尾線虫	ホタルイカ	丸ごとの生食
クドア	ヒラメ	主に養殖ものの刺身
横川吸虫	アユ，シラウオ	淡水魚の生食
肝吸虫	ウグイ，フナ	淡水魚の生食
肺吸虫類	サワガニ，モクズガニ	淡水産蟹類の生食
顎口虫類	輸入ドジョウ	どじょうの踊り食い
食肉類		
サルコシスティス	ウマ	馬肉の刺身
無鉤条虫	ウシ	牛肉の加熱不十分
有鉤条虫	ブタ	豚肉の加熱不十分
アジア条虫	ブタ	豚レバーの生食
イヌ回虫	ウシ	牛レバーの生食
旋毛虫	クマ	野生獣肉の生食
肺吸虫	イノシシ	野生獣肉の生食
野菜類		
回虫	人	有機野菜などの虫卵汚染
鉤虫・鞭虫	人	野菜，漬物の虫卵汚染
飲用水		
クリプトスポリジウム	人	簡易水道や受水槽の汚染
ジアルジアなど	人	プールなど水系汚染
エキノコックス	キタキツネ，イヌ	山野の生水，山菜に注意

表4-10 食品を介する寄生虫症の寄生体と汚染が想定される食品群

ことが有効とされており，中毒事例の多いアニサキスは生きた魚では内臓にとどまっているが，死後には腹腔内から筋肉部位に移動することが知られていて，漁獲後は速やかに内臓を除去することが有効な対策となる．また，調理の現場などでも肉眼で注意深く確認する必要がある．それに対しクドア食中毒の原因となるヒラメに関しては目視では感知できないので，「凍結」のほかに魚を供給する養殖場などの衛生管理の徹底が望まれるところである．

食肉類については，寄生虫感染のリスクが最も高い牛や豚の内臓，特に肝臓の生食が原則禁止となったので感染の機会は減少している．

近年ではまれとなった土壌媒介性の多い回虫などによる生野菜類の虫卵の汚染は，流水による洗浄が有効とされている．

4.6 自然毒による食中毒

1 動物性自然毒

(1) フグ毒

フグ毒による食中毒は，日本の動物性自然毒による食中毒のなかでは最も多く，特に致死率の高いのが特徴である．フグ中毒の致死率は，戦後間もない頃は50％を超え，死者数も数百人を超えていた．しかし最近は，中毒発生件数は毎年20〜30件前後，患者数は40〜50人程度で，死者数の割合が高い（▶詳細はp.262）．フグ中毒はほぼ通年発生するが，12〜2月の冬季に多発し，大半は釣り人や素人による家庭調理が原因で起こっている．

日本近海には50種類以上のフグが生息しているが，そのうちの20数種が食用にされている．フグは種によって，無毒種のものから猛毒種のものまであり，また同じ種でも個体や部位によっても毒力に大きな差がある．厚生労働省では昭和58年（1983年）「フグの衛生確保について」と題する通達を出し，これまでの知見や事例を考慮して食用に供することのできる種類と部位を定めた（表4-11）．一般に卵巣および肝臓は毒力が強いので食用に供してはならないとされている．トラフグ，サバフグ，シマフグなどが一般的に食用にされるが，トラフグによる食中毒が多い．

フグ毒の主な成分はテトロドトキシン（TTX，図4-27）で，明治初期から研究が行われてきたが，化学構造が解明されたのは1964年（昭和39年）のことである．テトロドトキシンの人に対する最小致死量（MLD）は10,000MU（マウスユニット）（▶p.114コラム参照）．といわれており，約2 mgに相当する．テトロドトキシンには，4-エピテトロドトキシン，アンヒドロテトロドトキシン，テトロドン酸などの同族体がある．

フグ中毒は，食後30分〜3時間で発症し，症状は口唇，顔面や指先などのしびれがみられ，ときに嘔吐もみられる．重症では四肢の麻痺，歩行困難，呼

表4-11 人の健康を損なうおそれがないと認められるフグの種類および部位

科 名	種類（種名）	部 位		
		筋肉	皮	精巣
フグ科	トラフグ，カラス，シマフグ，カナフグ，シロサバフグ，クロサバフグ，ヨリトフグ	○	○	○
	ショウサイフグ，マフグ，メフグ，アカメフグ，ゴマフグ，ナシフグ*1	○	−	○
	クサフグ，コモンフグ*2，ヒガンフグ*2，サンサイフグ	○	−	−
ハリセンボン科	イシガキフグ，ハリセンボン，ヒトヅラハリセンボン，ネズミフグ	○	○	○
ハコフグ科	ハコフグ	○	−	○

この表は日本沿岸域，日本海，渤海，黄海および東シナ海で漁獲されたフグに限り適用される．

○：食用可

*1 ナシフグに関しては，筋肉は，有明海および橘湾産のものと香川県および岡山県の瀬戸内海域で漁獲されたものに限り，また，精巣については，有明海および橘湾産のもので長崎県が定める処理要領により処理されたもののみの食用が認められている．

*2 岩手県越喜来湾および釜石湾ならびに宮城県雄勝湾で漁獲されたコモンフグおよびヒガンフグは食用にできない．

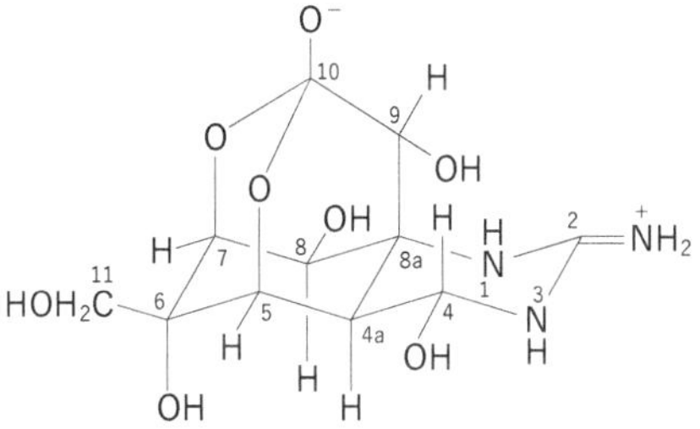

図4-27 テトロドトキシンの構造式

吸困難，血圧低下，意識混濁となり，呼吸麻痺により死亡する．発症が早いほど重症で，予後は不良である．致死時間は8時間以内といわれており，それ以上経過すれば回復の見込みがある．フグ中毒の応急処置は，胃洗浄，人工呼吸などの対症療法のみで，特効薬はない．

　食中毒予防のため，フグ取扱い条例を設けてフグ取扱い者を免許制にしている都道府県が多い．

フグ毒は，長い間，生物界ではフグだけがもつと考えられてきたが，1964年に両生類のカリフォルニアイモリの卵からテトロドトキシンが分離同定され，以後，魚類のツムギハゼ，アテロパス属のカエルの皮膚，ヒョウモンダコの後部唾液腺などフグ以外の生物からも検出されている．

　また1979～1987年に，大型巻貝のボウシュウボラによる食中毒が3件発生したが，原因物質は，ボウシュウボラの中腸腺に含まれていたフグ毒であった．この大型巻貝は，餌のヒトデがフグ毒を保有しており，食物連鎖によって毒化したことが明らかにされ，これを契機に，フグの毒化機構は食物連鎖で，ビブリオ，シュードモナスなどの海洋細菌を起源とすることなどが解明されている．

(2) シガテラ毒

　シガテラとは，主として南北両回帰線に挟まれた熱帯地方および，これに隣接した亜熱帯地方のサンゴ礁周辺に生息する有毒魚によって起こる特異な食中毒の総称である．日本では南西諸島がこれに該当する地域である．

　全世界のシガテラ患者は4～5万人に達するともいわれ，魚の毒化は，熱帯域の住民にとっては動物性タンパク質の確保のうえで大変深刻な問題である．現在，日本では，魚市場などで毒魚が紛れ込まないように監視体制がとられているが，それでも輸入魚への混入例が報告されたり，奄美，沖縄など南西諸島では中毒例が毎年1～5件くらい発生している．最近では，発生域の拡大がみられ，南西諸島だけではなく，千葉県勝浦市近辺で水揚げされたイシガキダイによる中毒事例が報告されるなど，本州でも発生しており，地球温暖化との関連がとり沙汰されている．

　シガテラ毒魚は，オニカマスなどのカマス科カマス属，アカマダラハタなどのハタ科ハタ属，バラハタなどのバラハタ属，オオアオノメアラなどのスジアラ属，バラフエダイ，イッテンフエダイなどのフエダイ科フエダイ属などで，約400種といわれているが，日本で中毒原因となるのは，主にバラフエダイ，ウツボ，イッテンフエダイ，イトヒキフエダイ，バラハタ，アカマダラハタ，オオアオノメアラ，アズキハタ，イシガキダイ，ヒラマサなどである．これらの有毒魚に対する対策として，オニカマス（ドクカマス）は，厚生省（現 厚生労働省）通知により，人に健康被害をもたらす有毒魚として食用が禁止され

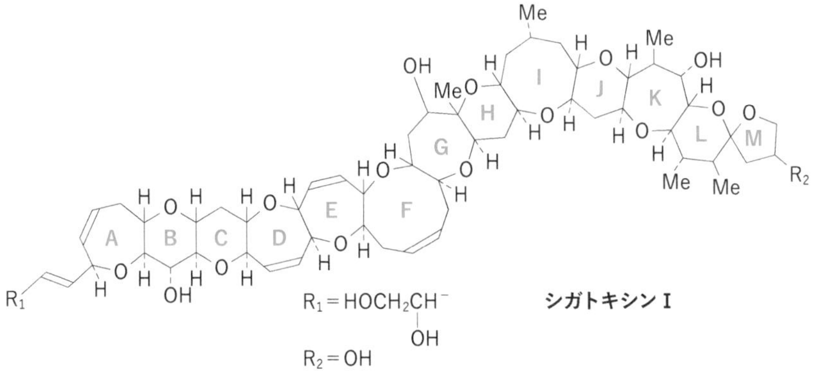

R₁ = HOCH₂CH⁻
　　　　　　　OH
R₂ = OH

シガトキシン I

図4-28 | シガトキシンの構造式

ている．また，シガテラ魚の可能性が高い魚類については，魚種鑑別検査を行い，輸入されるのを防いだり，都道府県では中毒事例のある有毒種を食用としないよう指導したりして，中毒の未然防止を図っている．

　シガテラの毒はシガトキシン（図**4-28**），マイトトキシン，パリトキシン，スカリトキシンなど多様である．毒化機構としては，渦鞭毛藻→草食魚→肉食魚→人の食物連鎖と考えられている．

　シガテラは，食後1〜8時間（ときに2日以上）で発症し，症状は胃腸障害（嘔吐，下痢，腹痛），循環器障害（血圧低下，不整脈），神経障害（脱力感，倦怠感，運動失調，温度感覚異常）などで，特にドライアイスセンセーション（シガテラの特異な症状のひとつで，体が水に触れると電気が走るような痛みを感じること：ドライアイスに触れたような刺激痛に襲われる症状）と呼ばれる症状が特異である．死亡率は0.01％以下と低いが，症状が長引くのが特徴で，回復に数週間から数か月もかかることがある．効果的な治療法はない．

(3) 麻痺性貝毒

　麻痺性貝毒（Paralytic Shellfish Poison；PSP）による中毒は北アメリカやカナダなどの太平洋岸では古くから知られ，犠牲者も多いため，恐れられてきた．日本で麻痺性貝毒による食中毒と思われるものが最初に報告されたのは

111

1948年である．その後，散発的に食中毒が発生し，これまでに100人以上が中毒し，4人が死亡している．

麻痺性貝毒は渦鞭毛藻（*Alexandrium catenella, A. tamarense* など）に属するプランクトンが産生し，これを食べた二枚貝などが毒化する．これまでにホタテガイ，アサリ，マガキなど，ほとんどの二枚貝の毒化が知られている．また，二枚貝以外でもプランクトンを餌とするマボヤの毒化が報告されている．毒化海域は拡大化の傾向がみられ，現在では日本全国に及んでいる．

麻痺性貝毒は単一の成分ではなく，現在では30近くの成分が同定されており，化学構造から，サキシトキシン群，ゴニオトキシン群，プロトゴニオトキシン群などに分けられている（図**4-29**）．毒力は成分により大幅に異なる．人の最小致死量（MLD）は3,000 MUといわれており，これはサキシトキシンに換算すると0.5 mg強に相当する．

中毒症状はフグ中毒と同様である．食後30分〜3時間で発症し，口唇，舌などのしびれ，四肢の麻痺がみられる．重症の場合は運動失調，言語障害，口渇，吐き気，嘔吐が現れ，呼吸麻痺で死亡する．

二枚貝の麻痺性貝毒による毒化は，多くはプランクトンの増殖期にあたる春先から初夏にかけて日本各地でみられるが，生産地では定点を設けて定期的に貝の毒性調査を行い，可食部1 g当たりの毒力が4 MU以上のとき出荷規制を行っているので，最近では，市場に流通するものでは食中毒の発生はほとんどない．

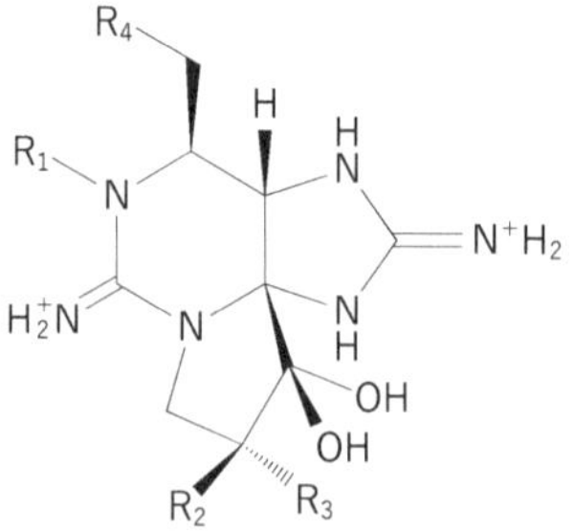

図4-29 麻痺性貝毒の構造式

（サキシトキシンは R_1, R_2, R_3 = H, R_4 = OCONH$_2$）

112

麻痺性貝毒は，通常の調理では毒性は消えず，特に酸性域では高圧蒸気滅菌器（オートクレーブ）による121℃，2時間加熱で毒性が変わらなかったという報告もあり，注意が必要である（図**4-30**）．

一方，プランクトンを餌としない南西諸島に生息するウモレオウギガニ，スベスベマンジュウガニ，ツブヒラアシオウギガニなども麻痺性貝毒を高濃度に保有する．食中毒も発生しており，死者が出たこともある．これらの毒ガニを図**4-31**に示す．

また，1993～1994年に輸入されたスペイン産セイヨウトコブシに麻痺性貝毒が高濃度に検出され，問題となった．

最近，輸入港の行政検査で，アジア地域から輸入されたアサリ，アカガイなどの二枚貝から麻痺性貝毒が基準値を超えて検出されることがある．基準値を

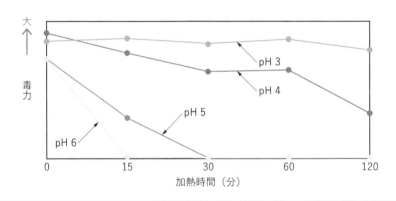

| 図**4-30** | **麻痺性貝毒のオートクレーブ加熱による毒力の変化**

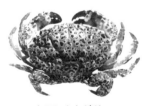

ウモレオウギガニ

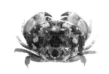

スベスベマンジュウガニ

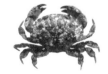

ツブヒラアシオウギガニ

| 図**4-31** | **オウギガニ科の毒ガニ**

超えると出荷規制がとられる．この規制処置や国内の生産地でのモニタリング検査による規制処置により，近年では，日本で下痢性貝毒や麻痺性貝毒による食中毒事例の報告は少なくなった．

⑷ 下痢性貝毒

　三陸地方では，昔から初夏に二枚貝を食べると下痢や腹痛を起こすといわれていた．1976年，宮城県でムラサキイガイ（ムール貝）の喫食による集団食中毒が発生した．その後も東北，北海道沿岸を中心に中毒が頻発し，1,300人以上の患者が出た．当初，この原因毒は有機溶媒に可溶なことから脂溶性貝毒と命名されたが，その後に下痢性貝毒（Diarrheic Shellfish Poison；DSP）と改められた．日本で最初に発見された貝毒であるが，近年，日本では下痢性貝毒による中毒は起きていない．

　下痢性貝毒も渦鞭毛藻に属するプランクトン（*Dinophysis fortii*, *D. acuminate* など）によって産生され，これらを二枚貝が食べて毒化する．毒化時期は4〜8月で6〜8月がピークといわれている．これまで毒化が報告されている二枚貝はホタテガイ，ムラサキイガイ，イガイ，アサリ，コタマガイ，チョウセンハマグリなどで，毒化海域は北海道から東北地方に集中していた．

　下痢性貝毒も単一成分ではなく，オカダ酸（OA），ジノフィシストキシン群，ペクテノトキシン群，イエッソトキシンなどがあるが，下痢原性を示すのはオカダ酸とその同族体のジノフィシストキシン群である（図**4-32**）．

　中毒症状は下痢を主徴とするほか，吐き気，腹痛などの消化器系障害が主体で，食後4時間以内で発症する．ほぼ3日で回復し，予後は良好で死者は出て

COLUMN　**毒力の表現**

　MU（マウスユニット）とはマウス単位のことで，フグ毒，麻痺性貝毒および下痢性貝毒などの毒力を表す単位として，現在，公定法で採用されている．

　1 MU は，フグ毒では希酢酸抽出液を，麻痺性貝毒では希塩酸抽出液を，体重20 gのマウス（ddY系，雄）の腹腔内に投与したとき，フグ毒では30分，麻痺性貝毒では15分で死亡させる毒量をいう．同様に下痢性貝毒では，エーテル抽出物のけん濁液を投与したときマウスを24時間で死亡させる毒量をいう．

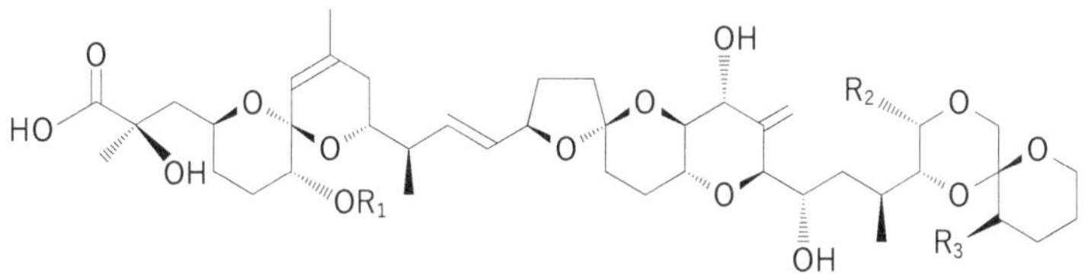

図4-32 下痢性貝毒の構造式

（オカダ酸は $R_1 = H$, $R_2 = CH_3$, $R_3 = H$）

いない．OA群の毒性は，タンパク質脱リン酸化酵素を阻害し，リン酸化されたタンパク質の過剰な蓄積を招くことによると考えられており，OA群は発がんプロモーターであるといわれる．

　下痢性貝毒による食中毒予防のため，二枚貝の生産地で定期的な毒性調査が実施され，規制値を超えると出荷規制がとられてきている．なお，下痢性貝毒の規制値は，「可食部1 kg当たりの毒量0.16 mgOA（オカダ酸）当量」である．

　日本では定期的に有毒プランクトンの出現を監視し，需要貝毒の毒性値を測定し，規制値を超えたものは出荷規制されているので，市販の貝毒による食中毒は発生していない．

(5)　その他の貝毒

テトラミン（テトラメチルアンモニウム）　寒海に生息する肉食性巻貝ヒメエゾボラ，エゾボラモドキ，チジミエゾボラなど（通称つぶ貝）の摂食によりしばしば食中毒が発生している．原因毒は，これら巻貝の唾液腺に局在するテトラミンである．テトラミンは，最も構造が単純な第四級アンモニウムで，化学構造が神経伝達物質であるアセチルコリンと似ているため（**図4-33**）副交感神経の刺激作用を示すなど神経毒性がある．テトラミンによる中毒量は数十mgと推定されており，これらの巻貝には1個当たり15〜30 mg程度のテトラミンが含まれることから，2〜3個以上の摂食で発症する例が多い．なお，テトラミンによる人に対しての中毒量として急性毒性を示す量は0.1 mg/kg，致死量としては0.4 mg/kgとする報告もある．

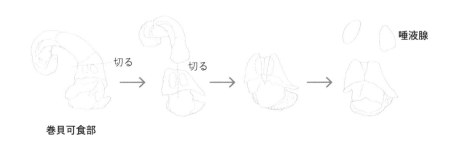

テトラミン　　　　　　　アセチルコリン

|図**4**-**33**| テトラミンとアセチルコリンの構造式

唾液腺

切る　　　切る

巻貝可食部

|図**4**-**34**| 唾液腺除去法

　テトラミン中毒は食後約30分で発症し，主な症状は頭痛，めまい，船酔感，足のふらつき，吐き気などである．じんましんが出ることもある．中毒症状は比較的軽く，通常2〜3時間で回復し，死亡例はない．しかし，日本では，テトラミン中毒は，1件当たりの患者数は数名と少ないが，年間に数件，毎年のように発生しているので注意が必要である．

　食中毒を防ぐには唾液腺を食べないように消費者に周知させる必要がある．唾液腺の除去法を図**4**-**34**に示す．

⑹　その他の魚毒

パリトキシン様物質　長崎，高知，和歌山，三重および宮崎県などで水揚げされたアオブダイによる食中毒の報告がこれまで十数例ある．原因物質はパリトキシン様物質で，0.5MU程度で人に中毒を発生させる．

　中毒症状は，筋肉痛，呼吸困難，けいれん，ミオグロビン尿（黒褐色の尿）

などで，これまでに数名の死者も出ている．パリトキシン様物資はカワハギ科のソウシハギにも含まれ，沖縄やミクロネシアなどで人や家畜に中毒を起こすことが知られている．

近年，ハコフグの肝を摂食したことによる中毒例が数件報告されていて，症状がミオグロビン尿症など，パリトキシン様中毒に似ていることから注目されている．

ワックス アブラソコムツおよびバラムツの筋肉には多量のワックスが含まれており，ある量以上を食べると猛烈な下痢を起こす．バラムツは1970年に，アブラソコムツは1981年に食用が禁止されたが，マグロ延縄で混獲されることから，他の魚の名前で切り身として販売された例があった．

アブラソコムツやバラムツの脂質含量は約20%で，その約90%がワックスであるため，消化不良により下痢の原因となる．

その他 ビタミンAを多量に含有するイシナギやサメなどの肝臓を食べてビタミンA過剰症による中毒を起こすことがある．中毒は食後30分～12時間ぐらいで，激しい頭痛，発熱，吐き気，嘔吐，顔面の浮腫，紅潮，発赤などが起こり，発病後1～6日から皮膚の落屑がみられることがある．

② 植物性自然毒

(1) 有毒植物の誤認による食中毒

春の芽生えの時期に，有毒植物と食べられる野生の植物（山菜）とを識別できずに採取して中毒することが多いので，有毒植物中毒は圧倒的に4～5月に多発し，季節性の高い食中毒である．中毒原因には次のようなものがある．

有毒アルカロイド トリカブト，チョウセンアサガオ，ハシリドコロで，それらに含まれるアルカロイドによる食中毒事故が発生している．

トリカブトは，日本各地に自生する多年生草本で，猛毒のアコニチンを含む．

中毒事例としてはトリカブトを山菜のニリンソウと間違えて摂取した場合と，トリカブトの花蜜が原因となった，はちみつの事例などがある．

アコニチン中毒は食後10分～1時間で発症し，腹部に特異な灼熱感，めまい，しびれなどの酩酊感，視力障害，血圧降下などの症状を呈し，呼吸麻痺で死亡する．なお，アコニチンの致死量は2～5 mgといわれている．

チョウセンアサガオは，原産地は東南アジアであるが，日本各地に帰化して自生している．ヒヨスチアミン，アトロピン，スコポラミンなどのアルカロイド類が含まれ，全草が有毒である．根をゴボウと間違える事例が多くあり，また，つぼみをオクラと，また，種子をゴマと間違えて食べた事例もある．

チョウセンアサガオによる中毒は，食後30分〜1時間で発症し，顔面紅潮，瞳孔散大，口渇，脱力感，頻脈，視力減衰，歩行障害などの症状を示す．なかには幻覚，記憶喪失などの精神症状を現すものもある．これらの症状は24時間で徐々に回復する．

ハシリドコロは，山間の陰地に自生する多年生草本で，チョウセンアサガオと同様に，スコポラミン，アトロピン，ヒヨスチアミンなどのアルカロイドを含む．

中毒事例としてはふきのとうと間違えて摂食したための事故がある．

これらのアルカロイドは，副交感神経末梢抑制作用があり，中毒症状として，口渇，嘔吐，下痢，めまい，戦慄，意識障害などを示す．

スイセンは葉や鱗茎にアルカロイドのリコリンやガランタミンを含んでいる．葉はニラやノビルと，鱗茎はタマネギと誤認され，中毒が発生することがある．2014〜2019年においては，年に6〜11件の中毒が発生し増加している．庭にニラとスイセンを栽培しているときには注意が必要である．食べて30分以内に悪心，嘔吐，下痢，流涎，発汗，頭痛などを示す．

ステロイドアミン　バイケイソウをギボウシと間違えて摂食し中毒を起こす事故が，山菜による中毒で最も多い．特に花のない早春の時期に間違えやすい．

バイケイソウにはジェルビン，ベラトラミンなどのステロイドアミンが含まれており，中毒の原因となる．中毒症状は，流涎，頻尿，嘔吐，衰弱などである．

ステロイド配糖体　ジギタリスにはステロイド配糖体のジギトキシンが含まれており，強心剤として薬用に使用されているが，ジギタリスの葉をコンフリーと間違えてジュースにして飲んだために中毒が起きている．このジギトキシンによる中毒例では，摂取後2時間で発症し，悪心，嘔吐，胃腸障害，手足のしびれなどの症状が現れ，数日後に死亡している．

(2) 青酸配糖体

　アンズ，梅，桜，アーモンドなどバラ科植物の果実や種子にはアミグダリン，また，ビルマ豆，五色豆（アオイ豆）などの食品原料雑豆およびキャッサバにはリナマリン（ファゼオルナチン）などの青酸配糖体（シアン化合物）が含まれる．これらの青酸配糖体は自己酵素により分解されて青酸を生じ，中毒の原因となることから，食品衛生法では，原料豆および生あん中の青酸含量の成分規格および製造基準を設けて規制している（表4-12）．

　中毒症状は消化不良，嘔吐，けいれんなどである．

　青梅中のアミグダリンの含有量は，梅雨の頃で100粒中青酸として約15 mgといわれ，青酸の致死量50〜60 mgから考えると，多量に食べないかぎり中毒の心配は少ない．

　キャッサバはアフリカ中部，南アフリカ北中部，東南アジア諸地域で食料資源やタピオカでんぷんの原料として栽培されている．しかし，植物全体にリナマリンを含有しているため，生のキャッサバは輸入が禁止されている．リナマリンは，酵素により分解され，アセトンシアノヒドリンが遊離し，さらに高温になるか，pH 6以上でシアン化水素まで分解される（図4-35）．

　ぎんなんにも未熟なものには青酸配糖体が含まれており，多食すると中毒を起こすことがある．他に有毒成分として，ビタミンB_6と構造が似ている$4'$-メトキシピリドキシンを含んでおり，多量に摂取するとビタミンB_6の作用を阻害するためビタミンB_6欠乏症となる．

表4-12	生あんおよび原料豆の成分規格

1	生あんはシアン化合物の検出されるものであってはならない．
2	豆類は，シアン化合物の検出されるものであってはならない．ただし，バター豆，ホワイト豆，サルタニ豆，サルタピア豆，ペギア豆およびライマ豆にあっては，その100 gにつき，シアン化合物をシアン化水素（HCN）として50 mgまで含んでいてもよい．
3	シアン化合物の検出される豆類は生あんの原料以外に使用してはならない．

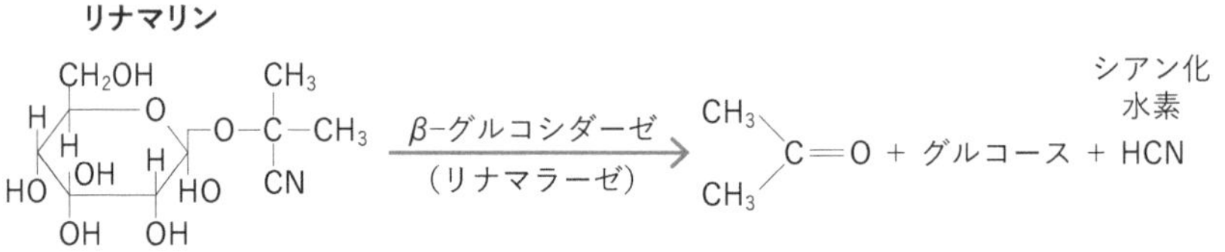

リナマリン

$$\underset{\text{リナマリン}}{\text{(構造式)}} \xrightarrow[\text{（リナマラーゼ）}]{\beta\text{-グルコシダーゼ}} \underset{CH_3}{\overset{CH_3}{>}} C=O + \text{グルコース} + HCN$$

シアン化水素

図4-35 リナマリンの酵素による分解

(3) ソラニン，チャコニン

　ジャガイモの発芽部分および緑色部分はソラニンおよびチャコニンを多量に含み，学校菜園などで収穫したジャガイモなどで，特に小学校高学年において中毒が1件程度であるが毎年のように発生している．ソラニンおよびチャコニンはソラニジン（ステロイド系アルカロイド）の配糖体で，ソラニンはグルコース，ガラクトースおよびラムノースが，チャコニンはグルコースおよび2個のラムノースがそれぞれ結合しており，抗コリンエステラーゼ作用，溶血，運動中枢麻痺，局所刺激作用がある．中毒量は成人で200〜400 mgといわれているが，小児では15〜16 mgでの発症が報告されている．中毒は食後1〜数時間で発症し，吐き気，嘔吐，腹痛，頭痛，下痢，悪寒などの症状を示す．

　ソラニン中毒を防ぐには，収穫後は直射日光が当たらないようにして保管し，未熟なものを避け，緑色部位や発芽部位を完全に除去して調理することが必要である．

　表4-13に食中毒の原因となる主な有毒植物とその有毒成分を示す．

(4) プロスタグランジン類（PG）

　紅藻類のオゴノリによる食中毒がこれまでに3件発生しており，3人の死者が出ている．いずれも採取後，石灰等で処理をしていない生のオゴノリの摂食による事故である．

　オゴノリ中毒にはプロスタグランジンが関与し，食後約30分で発症，嘔吐，下痢，胃のむかつきなどの症状を示し，死に至った直接の原因は血圧低下によるショックである．

　未処理のオゴノリには高度不飽和脂肪酸，特にアラキドン酸をプロスタグラ

|表4 13| 食中毒の原因となる主な有毒植物とその有毒成分

中毒原因となる植物	有毒成分名（分類）	間違えやすい食用植物など
トリカブト	アコニチン （アコニチン系アルカロイド）	ニリンソウ，モミジガサ
チョウセンアサガオ	ヒヨスチアミン，スコポラミン， アトロピン（トロパンアルカロイド）	葉：オオバ，アシタバ，モロヘイヤ 根：ゴボウ
ハシリドコロ	スコポラミン，アトロピン， ヒヨスチアミン（トロパンアルカロイド）	フキノトウ，ギボウシ
スイセン	リコリン，ガランタミン （ヒガンバナアルカロイド）	葉：ニラ 根：タマネギ，ノビル
バイケイソウ	ジェルビン，ベラトラミン （ステロイドアミン）	オオバギボウシ，ギョウジャニンニク
ジギタリス	ジギトキシン （ステロイド配糖体）	コンフリー（現在，食用禁止）
青梅，アンズ	アミグダリン （青酸配糖体）	バラ科の未熟な果実や種子に多い
キャッサバ （タピオカ）	リナマリン （青酸配糖体）	海外では山芋と誤認したことによる 食中毒事例などがある
ジャガイモ	ソラニン，チャコニン （ステロイド系アルカロイド配糖体）	特に発芽部分および緑色部分は食べ ないようにする

ンジンE_2などに変換する酵素活性が強く，食べ合わせた食品（マグロの刺身）中のアラキドン酸などから，患者の体内で短時間にプロスタグランジンE_2などが生成し，その薬理作用により低血圧が引き起こされたための中毒と推定されている．

　プロスタグランジン類はアラキドン酸から生合成される生理活性物質で，プロスタグランジンE_2は子宮収縮，血圧降下などの作用があり，医薬品としても使用されているが，体内で一度に多量に生成された場合には危険である．

　刺身のツマに使われる市販のオゴノリは石灰で処理されるため，酵素の活性は消え，食べても安全である．ちなみに，生のオゴノリは紅褐色であるが，石灰処理された市販のオゴノリは緑色である．

3 真菌性食中毒

毒きのこによる食中毒は，厚生労働省の食中毒統計では植物性の食中毒に区分されているが，現在の生物学的分類に従えば，きのこ類は植物ではなく，真菌類とすべきであり，本書では，同じく真菌類の有毒カビ毒による食中毒とともに真菌性食中毒として扱う．

(1) 毒きのこ

日本人は昔からきのこ狩りを楽しんできたが，食用きのこと毒きのこの誤認による食中毒があとを絶たない．きのこの産地としてよく知られる地方では，食べられるきのこと毒きのこを見分けられる人たちが多いが，それでも誤って毒きのこを食べて食中毒が発生している．

きのこ中毒は，秋に多発し，近年では，全国で年間20数件から50数件発生し，患者数は約20人前後から100人である．また，家庭での発生が多いため，1件当たりの患者数が少ないのも特徴的である．

日本の毒きのこの種類は200種以上あるといわれるが，実際のきのこ中毒事例は，ほぼ数十種のきのこによって引き起こされ，しかもその大部分は限られた数種類が原因となっている．特に中毒例の多い種類はツキヨタケ，クサウラベニタケおよびカキシメジの3種で，きのこ中毒の約60～70％以上を占めるといわれ，いずれも消化器系障害型の中毒（嘔吐，下痢，腹痛など）を起こす．また，死亡事故の多くはテングタケ類に属するドクツルタケやシロタマゴテングタケによって発生している．毒きのこによる中毒の症状は種類によって

COLUMN　**毒きのこの判定**

昔から，「茎が縦にさけるものは食べられる」「毒々しい色をしているものは有毒」「虫やナメクジが食べているものは心配がない」「塩漬けにすれば毒きのこも食べられる」などの言い伝えがあるが，あまりにも例外が多く，ほとんど迷信といってよい．

きのこ中毒をなくすためには，毒きのこ，特に猛毒きのこ，中毒事例の多いきのこを識別できるようになることである．最近は，よいきのこ図鑑がたくさん出版されているので，経験豊かな指導者とともに勉強して毒きのこを見分けられるようになってからきのこ狩りを楽しみたい．おいしいきのこは食べたいが，不勉強でのきのこ中毒は恐ろしい．

異なり，おおまかに消化器障害型，神経障害型，死亡率が高い細胞毒性型の3つに分類される（表**4-14**）．

| 表**4-14** | 主な毒きのこの毒性からみた分類と有毒成分

中毒症状		菌　名	毒成分
細胞毒性型 （猛毒性・致死性） 細胞を破壊し，肝臓，腎臓に障害を与え，死をもたらす	激しいコレラ様の下痢と腹痛，嘔吐など	ドクツルタケ，シロタマゴテングタケ	ファロトキシン，アマトキシン（環状ペプチド）
		ドクアジロガサ（コレラタケ）	アマトキシン（環状ペプチド）
	溶血障害・心機能不全	ニセクロハツ	ルスフェリン，ルスフェロール類（細胞毒），2-シクロプロペンカルボン酸
	毛細血管など循環器障害	カエンタケ	トリコテセン類（ロリジン，ベルカリン，サトラトキシン）
神経障害型 　**副交感神経麻痺型**（アトロピン様） 精神錯乱（せん妄）状態を起こす		テングタケ，ベニテングタケ	イボテン酸，およびその分解産物ムシモール
副交感神経刺激型（ムスカリン様） 発汗作用を示す		アセタケ，カヤタケ	ムスカリン
中枢神経麻痺型 幻覚を伴った中毒を起こす		シビレタケ，ワライタケ，ヒカゲシビレタケ	シロシビン，シロシン（幻覚性）シロシンはシロシビンの体内での活性誘導体
		オオワライタケ（ナラタケと誤認）	ギムノピリン
自律神経障害性 飲酒と関連アルコールとの食べ合わせにより中毒を起こす		ホテイシメジ	デセノイン酸
		ヒトヨタケ	コプリン
末梢血管運動神経刺激型 （手足末端の腫脹，灼熱感）手足の先が赤く腫れ，激痛が1か月以上続く		ドクササコ	アクロメリン酸A，B
胃腸障害型 （嘔吐，下痢） 毒成分もまだ解明されていないものが多い	特にツキヨタケ，クサウラベニタケ，カキシメジの3種類は日本で中毒発生頻度が高い	クサウラベニタケ	コリン，ムスカリン，溶血性タンパク（分子量4万，水溶性）
		ツキヨタケ（ムキタケ，ヒラタケと誤認）	セスキテルペン*に属する，イルジンS，イルジンM，（胃腸系の中毒），ネオイルジン（細胞毒）
		カキシメジ	ウスタリン酸
		ニガクリタケ	ファシキュロールE，F（トリテルペン）
		イッポンシメジ	不明
		マツシメジ（ナラタケと誤認）	不明

* セスキテルペン：炭素数15のイソプレノイドの総称．イソプレン3分子が縮合した物質．セスキ（sesqui）はラテン語で「1.5」の意味．

(2) カビ毒

きのこ中毒が、菌体（子実体、きのこそのもの）を摂食して、菌体内に含まれる有毒成分の作用により発症する疾患であるのに対して、カビ毒中毒（マイコトキシン中毒）は、食品原料となる農作物に有毒カビが着生して増殖することにより、代謝産物として主に菌体外に分泌、蓄積された有毒物質を食品とともに摂取して発症する点が異なっている。

カビ毒（マイコトキシン）はおよそ300種類があるが、食品衛生上重要なのは食品、食品原料を汚染する可能性のあるものに限定される。

アフラトキシン中毒 現在知られている天然に存在する発がん物質のなかで最強といわれるアフラトキシンは、1960年、イギリスで10万羽以上の七面鳥雛が次々と斃死する事件（七面鳥X病事件）の原因究明にあたって、飼料のブラジル産ピーナッツミールに生えていたカビ（*Aspergillus flavus*）がつくったカビ毒として発見された。アフラトキシンは、元来、家禽や養殖魚の肝臓障害（肝臓がん）の原因物質とされたが、その後の調査で、熱帯、亜熱帯産の農作物を広く汚染していることがわかり、食品衛生上、最も注意を要するマイコトキシンである。

人の疾患とのかかわりは、熱帯圏諸国の疫学調査から、アフラトキシンの摂取と肝臓がんの発生との間には相関性があり、慢性毒性物質としてB型肝炎ウイルスなどとともに肝臓がんの原因になっている。一方で、アフリカ諸国などの小児の栄養失調と関連したクワシオルコル症候群などもアフラトキシン汚染穀物の摂取が原因ではないかと考えられている。

人に対する急性中毒の例としては、1974年にインドで肝炎のために106人が死亡した事件や2004年、2005年に東アフリカのケニアで発生した汚染トウモロコシの摂取によって、100人規模の死者が出た大規模な急性中毒事件などがある。その他、インド、マレーシアなどアジア地域やアフリカ地域などからも中毒が報告されている。

アフラトキシンを産生するのは、アスペルギルス属の*Aspergillus flavus*（図**4-36**）、*A. parasiticus*、*A. nomius*の3種が代表的な菌類である。いずれも30～35℃でよく発育する熱帯性、亜熱帯性のカビであるため、これらの地域の農作物は汚染を受けやすい。

　アフラトキシンには多数の構造類似化合物がある．食品原料に含まれる可能性の高いものとして，アフラトキシンB_1，B_2，G_1，G_2，M_1，M_2などがあり（図**4-36**），B群は青色の蛍光を，G群は青緑色の蛍光を示す．これらのうち，アフラトキシンB_1，B_2，G_1，G_2の4種類の総和が「総アフラトキシン」と定義される．アフラトキシンG_1，G_2は，アフラトキシンB_1，B_2との複合汚染として確認されることが多く，M群は，B群を含有した飼料を摂取した乳牛の体内で代謝されて生成するため，乳中に存在し，乳製品などから検出される．日本では，食品のアフラトキシンに関する規制として，総アフラトキシンを$10\ \mu g/kg$を超えて検出する食品は，食品衛生法に違反（第6条第2号）するものとして規制されてきたが，これに加え，新たに，乳に含まれるアフラトキシンM_1

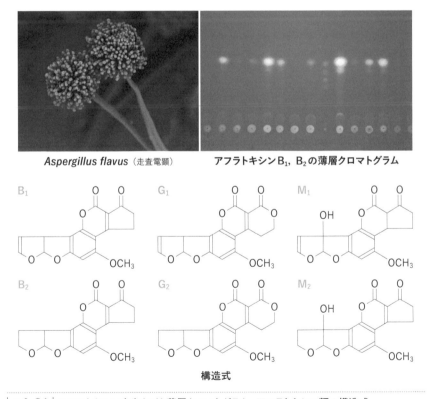

Aspergillus flavus（走査電顕）　　アフラトキシンB_1，B_2の薄層クロマトグラム

構造式

| 図4-36 | アフラトキシン産生カビと薄層クロマトグラム，アフラトキシン類の構造式

（AFM₁）を0.5 µg/kgを超えて検出するものは，食品衛生法第6条第2号に違反するものとして，2016年よりとり扱われることになった．AFM₁はアフラトキシンB₁とともに遺伝毒性発がん物質である．

オクラトキシン中毒　オクラトキシンは実験動物の毒性スクリーニングでみつけられた有毒性のアスペルギルス属の*Aspergillus ochraceus*（図**4-37**）の代謝産物として発見された．世界各地の調査で農産物などのオクラトキシン自然汚染が明らかになり，実験動物での発がん性も確認されたカビ毒である．化学構造の違いから，オクラトキシンAのほかB，Cが知られる．

　その後，オクラトキシンは，ブルガリア，ルーマニア，旧ユーゴスラビアなど東欧地域での風土病のバルカン腎症との関係が明らかにされた．これらの地域の穀類やブタなどの家畜の腎臓から検出されるオクラトキシンAの汚染の原因菌はペニシリウム属の*Penicillium verrucosum*であった（図**4-37**）．近年，欧州や北米各国で生産されている小麦をはじめとする麦類に*P. verrucosum*を原因菌とするオクラトキシンAの汚染が普遍的に存在することが明らかにされた．

　一方，熱帯，亜熱帯の生コーヒー豆，生カカオ豆などから検出されるオクラ

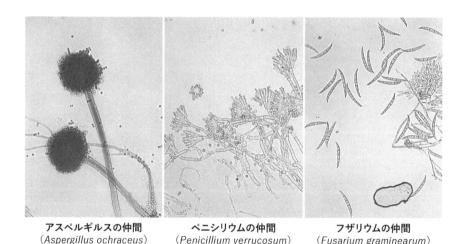

アスペルギルスの仲間　　　　　ペニシリウムの仲間　　　　　フザリウムの仲間
（*Aspergillus ochraceus*）　　（*Penicillium verrucosum*）　（*Fusarium graminearum*）

| 図**4-37** | **主なカビ毒生産菌**（顕微鏡写真）

トキシンAは*A. ochraceus*やその近縁菌*A. westerdijkiae*などの汚染による．また，欧州産のワイン，レーズンなどぶどう加工品からオクラトキシンAが検出されることが明らかになり，汚染原因菌では，クロコウジ菌の仲間の*A. carbonarius*とみなされている．以上のように現在では，オクラトキシンA汚染原因菌として多様なカビが知られるようになった．

赤カビ中毒　麦類の赤カビ病菌（*Fusarium graminearum*，図**4-37**）の被害を受けた穀粒を製粉，加工した食品で中毒が発生する．1940年前後に旧ソビエト連邦で，ほ場で越冬させた穀類により中毒事故ATA症（alimentary toxic aleukia，食中毒性無白血球症）が発生しており，日本でも1940〜1950年代の赤かび病菌汚染穀類で中毒が発生している．原因有毒成分はトリコテセン類のカビ毒と考えられている．

　トリコテセン類は，図**4-38**の化学構造をもつ一群の化合物で，100種以上の化合物が知られている．食品の汚染において特に問題となるものに，デオキシニバレノール（DON），ニバレノール（NIV），T-2トキシン，HT-2トキシンがあり，東アジア，北米，欧州などの赤カビ病の被害を受けた麦類，トウモロコシなどから検出されている．現在でも中国などでは赤カビによる食中毒がたびたび発生している．日本では，小麦のデオキシニバレノールについて1.1ppm（mg/kg）以下とする暫定規制値が設定された．

　トリコテセン類の毒性は主に消化器系障害および免疫機能抑制である．一般に急性毒性はかなり強く，種々の動物に共通して吐き気，嘔吐，下痢，出血，皮膚炎症，骨髄および造血系の機能低下などがみられる．

フモニシン　フザリウム属菌（*F. verticillioides*など）のカビから産生され，世界中のトウモロコシおよびトウモロコシ加工品などから検出される．非遺伝性発がん物質であるため，最も低い用量で得られた無毒性量から，耐容一日摂取量（TDI）が2 μg/kg体重/日と設定されている．フモニシンの摂取量が多い消費者でもTDIを下回っていることから，一般的な日本人の健康に悪影響を及ぼす可能性は低い．

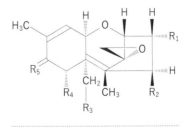

│図**4-38**│**トリコテセン類の基本骨格**

黄変米事件　日本の1950年代の食料難の時代に，大量の米を海外から輸入したが，このとき病変米，特に黄色に変色した黄変米の安全性が問題となった．

青カビ（ペニシリウム）の仲間の黄変米菌（*Penicillium citreoviride*），イスランジア黄変米菌（*P. islandicum*），タイ国黄変米菌（*P. citrinum*）などが原因菌であった．黄変米摂取による食中毒は発生しなかったが，日本の食品衛生の歴史に残る事件である．

シトリニン　黄変米の原因菌の一種の*Penicillium citrinum*の有毒代謝物として知られるシトリニンは腎臓障害性のあるカビ毒で，発見の歴史は古い．ライ麦やトウモロコシなどでまれに検出されるシトリニンの汚染原因菌は*P. verrucosum*であることが多い．

パツリン　リンゴ果実の病原菌，青カビ病菌（*Penicillium expansum*）は，有毒物質としてパツリンというカビ毒を産生するために，病変リンゴを加工原料としたジュース，果実酒などからパツリンが検出されることがある．国内産リンゴ加工品から検出されることはまれだが，ときに輸入品から発見されることがある．そこで，カビ毒としては，初めての食品衛生法による成分規格（清涼飲料水）の対象として「リンゴの搾汁および搾汁された果汁のみを原料とするものにつき，パツリン0.050 ppm以下」の規制がある．

ステリグマトシスチン　アフラトキシンに化学構造がよく似たカビ毒で，アスペルギルス属の*Aspergillus versicolor*や*Emericella*属が産生する．生合成的にアフラトキシンの前駆物質と考えられているが，食品への汚染例は比較的少ない．

ゼアラレノン　赤カビ病菌およびその近縁のフザリウム属菌のカビ，*Fusarium graminearum*，*F. culmorum*が産生するので，温帯地域ではトリコテセン類と同時に麦類，トウモロコシなどから検出されることがある．熱帯，亜熱帯地域の農作物を汚染していることがある．飼料に高濃度汚染すると，ブタなどの家畜にホルモン様の作用を示して，流産などの原因となるので，飼料安全法に基づき，飼料中のゼアラレノンの最大許容量として1.0 ppmの規制がある．

4　自然毒による食中毒の予防法

自然毒による食中毒を予防するには，有毒魚介類や有毒植物についての知識を身につけ，危険なものを摂取しないようにしなければならない．

　フグ中毒は特に死亡率が高いので，素人料理は危険である．きのこや山菜中毒を予防するには，毒きのこや有毒植物と食用のものとを識別する知識が必要で，食用になるかどうか不明のものの摂食は避けるべきである．また，シガテラ毒魚，毒化した貝類，販売が禁止されている魚種などについては，これらが流通しないよう監視体制が強化されている．

COLUMN **調理とカビ毒**

　カビ毒は一般に熱に対して安定で，ふつうの調理温度（100℃～200℃）では，60分以内に完全に分解させることはできない．食品を汚染するカビ毒のなかで最も重要なアフラトキシンB_1を例に，加熱処理における安定性を示すと図のようになる．また，カビ毒で汚染された穀類を実際に調理加工しても，「ゆでる」「妙める」「炊飯」などの過程ではおよそ80%は残存してしまう（表）．

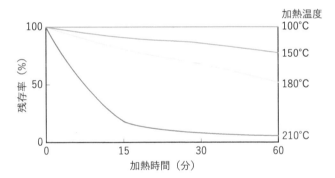

カビ毒の熱に対する安定性

調理加工によるカビ毒の残存

食品	調理法	カビ毒	カビ毒量 (ppb)		カビ毒残存率 (%)
			調理前	調理後	
そば	ゆでる	アフラトキシンB_1	8.1	6.1	84.0
ポップコーン	妙める	デオキシニバレノール	233	184	79.0
はとむぎ	炒飯	ゼアラレノン	840	740	88.1
押し麦	炒飯	デオキシニバレノール	265	235	89.0

〔田端・上村ら，1992〕

4.7 化学物質による食中毒

1 ヒスタミン食中毒

ヒスタミン食中毒については，ヒスタミンの生成に細菌が深く関与しているが，細菌が食中毒の直接的な原因ではないことから，厚生労働省の食中毒統計では化学物質による食中毒として分類されている．また，ヒスタミンは熱に安定していることから，細菌による食中毒とは異なり，焼き物や揚げ物などの加熱済みの食品でも食中毒が発生する．

ヒスタミン食中毒は，日本の化学物質による食中毒事例のなかでは最も多く，2018〜2022年までの間の化学物質による食中毒は59件で，そのうち44件がヒスタミンによる食中毒であった．しかし，症状が比較的軽く短時間で回復するため，他の食中毒よりも軽視される傾向がある．日本では昔から特定の魚やその加工品による食中毒が知られていたが，原因は不明であった．1952年，長野県下でサンマのみりん干しによる集団食中毒が発生し，原因が究明された．すなわち，ヒスタミン食中毒は，サンマ，アジ，イワシ，サバ，マグロなどのヒスチジン含有量の多い赤身の魚およびその加工品が，モルガン菌（*Morganella morganii*）などに汚染され，魚肉中のヒスチジンが脱炭酸されてヒスタミンが多量に生成するためであることが明らかになった（図4-39）．ヒスタミン中毒はヒスタミン含量が100 mg/100 g以上の食品で発症するとされる．ヒスタミン産生菌としては十数種知られており，モルガン菌以外にも海洋細菌の*Photobacterium damselae*などがある．

カジキマグロなどの比較的安価なマグロ類は，照り焼きなどで給食によく利用されるが，食材の温度管理，納品の際の検品を的確にしないと，ときにヒスタミン中毒の集団発生の原因となる．

ヒスタミン中毒は食後1〜5時間で発症し，顔面紅潮，酩酊感，頭痛，じんましんなどの症状を示す．ときに発熱，嘔吐，下痢などの症状を伴うこともある．この症状は一過性で，12時間程度で回復する．症状がアレルギー類似であることからアレルギー様食中毒と呼ばれている．アレルギー様食中毒の増強因子としてメチルグアニジン，アグマチン，アルカインなどのアミン類が明らかにされている．ヒスタミン中毒の治療には抗ヒスタミン剤が有効である．

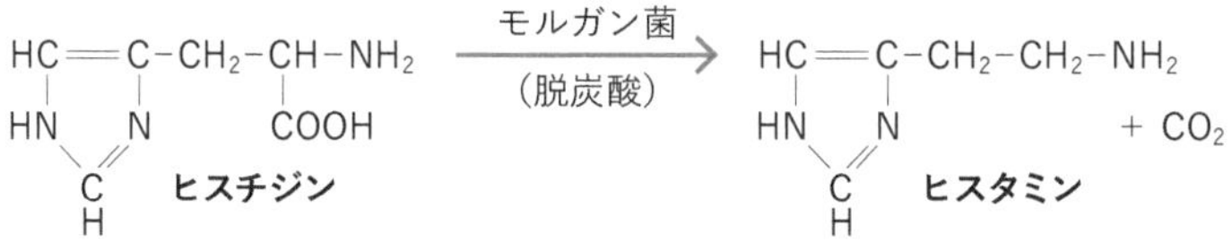

$$\text{HC}=\text{C}-\text{CH}_2-\text{CH}-\text{NH}_2 \quad \xrightarrow[\text{（脱炭酸）}]{\text{モルガン菌}} \quad \text{HC}=\text{C}-\text{CH}_2-\text{CH}_2-\text{NH}_2$$

HN　N　COOH　　　　　　　　　　　　HN　N　　　　＋ CO₂
　C　ヒスチジン　　　　　　　　　　　　　C　ヒスタミン
　H　　　　　　　　　　　　　　　　　　H

図4-39 ヒスタミンの生成機構

ヒスタミン食中毒は，過去は小規模の発生が多かったが，2009年1月に札幌市の小学校で「まぐろのごまフライ（原料：インドネシア産の加熱用キハダマグロ）」により，患者数279人の食中毒が発生するなど，最近は保育所や学校が関係する給食施設を原因施設とする大規模な食中毒の発生が目立っている．

❷ その他の化学物質による食中毒

その他の化学物質による食中毒は，細菌性食中毒あるいは自然毒による食中毒と異なり，原因物質が多岐にわたり，季節的傾向もなく，いつ，どこで発生するかわからない．有害物質が食品中に故意に混入されたり，無知または不注意，その他の原因で混入したことによって起こる事故が報告されることがある．最近10年間での発生は年2〜3件と少ない．

(1) 有害元素

ヒ素　ヒ素化合物は，白色粉末状をしていることから，古くから小麦粉，餅とり粉，重曹などと誤認されたことによる中毒が発生した．いずれも原因物質は亜ヒ酸である．

亜ヒ酸中毒は食後30分〜1時間で発症し，腹痛，嘔吐，下痢などの症状を示す．特に嘔吐が激しく，翌日死亡した例もある．

亜ヒ酸は猛毒で，農業用には殺虫剤や殺鼠剤として用いられ，中毒量は約50 mgである．白色，無味・無臭なので小麦粉などと間違えた例がある．ヒ素化合物は摂取されると体内の水分失調を起こし，可溶性のものは組織に沈着して蓄積し，慢性中毒を起こすことが知られている．

スズ　スズ中毒の多くは缶詰の果物ジュースや炭酸飲料により集団発生してい

る．この原因は缶詰のスズメッキからスズが多量に溶出したためである．このため，食品衛生法では清涼飲料水についての成分規格を定め，スズの含有量を150 ppm以下としている．果物缶詰では現在もブリキ缶を使用しているものもあるので，開缶後はそのまま放置せずに中のものを別の容器に移すことが必要である (▶p.155).

スズ中毒は摂取後数時間で発症し，腹痛，吐き気，嘔吐，下痢，頭痛などの症状を示す．通常は一過性で，後遺症はない．

銅　銅による急性中毒は，酸性の食品や飲物などを銅製の容器や調理器具に長時間放置した場合に発生している．銅として1.8〜10 mg以上を可溶性塩として摂取すると中毒を起こす．

銅中毒は摂取後30〜90分で発症し，金属味，流涎，吐き気，嘔吐，腹痛，下痢などの症状を示す．

水道法における飲用水の銅の水質基準は1.0 mg/L以下に規制されている．

その他　カドミウムはメッキなどに利用されるが，自動製めん機に使用されていたカドミウムメッキ製金属バスケットよりカドミウムがめんに移行したための集団食中毒が発生したことがある．

トタン製バケツにジュースや甘酒を入れたために，亜鉛が溶出して亜鉛中毒を起こしたケースもある．

⑵　食品添加物の過剰使用・誤認

亜硝酸ナトリウム　亜硝酸ナトリウムはその形状が食塩と似ていることから，食塩と間違えて使用した中毒事故が起こり，死者も出た例がある．

亜硝酸中毒は悪心，激しい嘔吐，下痢，けいれん，メトヘモグロビン血症，血圧降下などの症状を示し，多量に摂取した場合は溶血が起こり，虚脱，昏睡，呼吸麻痺で死亡する．人の経口致死量は0.18〜2.5 gとされている．

⑶　酸化油脂

油脂の変質は自動酸化の反応 (▶p.33, 34) によって進行し，食中毒の原因となる過酸化物などが生成する．酸化油脂による中毒は古くから問題となっていたが，即席めんが普及した1964年頃より事故が多発した．

酸化油脂による中毒は食後3〜6時間で発症し，症状は下痢・嘔吐，腹痛，倦怠感，脱力感，頭痛などである．中毒原因食品の酸価は7〜29，過酸化物価は500〜1,300に達する．

食品衛生法では，規格基準として，油脂で処理した即席めんでは，酸価は3以下，過酸化物価は30を超えないこと，直射日光を避けて保存することが定められた．また，揚げ菓子では，指導要領において，その製品中に油脂に含まれる酸価が3を超え，かつ過酸化物価は30を超えないこと，また，酸価が5を超え，または過酸化物価が50を超えないこととされている．

油脂を多く含む食品は早い機会に食べ，残品はなるべく空気に触れないように密封し，暗所に保存することが大切である．

⑷ 食品の製造，加工または調理の工程で生成する有害化学物質

食品原料に天然に含まれている成分が食品の製造，加工または調理の工程で変化し，有害物質を生成することがある．多くは，家庭で加工，調理する場合にも発生する．これらは短期間で健康影響が生じる可能性は低いが，発がん性の疑いがあるものも多く，微量の長期間の摂取が問題となる．

アクリルアミド　食品を加熱調理する過程において生成する有害化学物質のひとつにアクリルアミドがある．アクリルアミドは，工業用剤，土壌凝固剤，漏水防止剤，化粧品などに用いられるポリアクリルアミドの原料として1950年代から製造されているが，人に神経障害を起こすことがこれまで確認されているほか，国際がん研究機関IARC（International Agency for Research on Cancer）は，動物実験の結果から，グループ2A（人におそらく発がん性がある物質）に分類している．2002年にスウェーデン食品庁とストックホルム大学が，揚げたり，焼いたりした，ばれいしょ加工品や穀類加工品に，高濃度に含まれる可能性があることを世界で初めて発表した．アクリルアミドはアミノ酸の一種であるアスパラギンと還元糖であるグルコースやフルクトースを多く含む食品を高温で調理した場合に生成しやすいと考えられ，ポテトチップス，フライドポテトなどのジャガイモを揚げたスナックや，ビスケットなどの小麦を原料とする焼き菓子に特に多く含まれているといわれる．また，コーヒー豆，ほうじ茶葉，煎り麦のように，高温で焙煎した食品にも多く含まれていること

が報告されている．アクリルアミドは，家庭やレストランなどで調理された食品からも検出されている．

　なお，食品安全委員会では，2016年2月，日本人の健康への影響については「きわめてリスクは低い」と判断しながらも，「懸念がないとはいえず，できるかぎり低減に努める必要がある」と評価をしている．

トランス脂肪酸　トランス脂肪酸は，構造中にトランス型の二重結合をもつ不飽和脂肪酸で，天然の植物油にはほとんど含まれず，常温で液体の植物油などから「水素添加」によって硬化油を製造する過程で発生する．そのため，マーガリン，ショートニングなどの硬化油や，脱臭のためシス型不飽和脂肪酸を200℃以上の高温で処理した食用植物油に多く含まれる．また，これらを原料とするパン，ケーキ，ドーナツ，クッキーなどの洋菓子類，スナック菓子，生クリームなどにも含有される．

　一方，ウシやヒツジなどの反すう動物では，胃のなかの微生物のはたらきによって，シス型で存在する天然の不飽和脂肪酸からトランス脂肪酸がつくられるため，牛肉や羊肉，牛乳や乳製品のなかに天然に微量のトランス脂肪酸が含まれている．

　WHOでは心血管系疾患リスクを低減し，健康を増進させるための目標として，トランス脂肪酸の摂取を総エネルギー比1％未満に抑えるように提示している．トランス脂肪酸の平均摂取量（エネルギー比）は，米国では2.2％，日本では0.3％である．諸外国では対応を各国の状況に合わせている．日本は，諸外国と比較して食生活におけるトランス脂肪酸の平均摂取量は少ないので，相対的に健康への影響は少ないとされ，欧米と違い規制が行われていない．米国食品医薬品局（FDA）は，トランス脂肪酸を「一般的に安全と認められない」と結論づけ，2018年以降はトランス脂肪酸の発生源となる油の食品への使用を原則禁止すると2015年6月に発表している．

ヘテロサイクリックアミン類（Heterocyclic amines；HCAs，複素環式芳香族アミン）　HCAsは，タンパク質およびアミノ酸を多く含む食品（主として肉類と魚類）を150℃以上の温度で調理したとき，特に焦げや煙のなかに生成する．魚の焼け焦げ中に見出されたHCAsは20種類以上の化合物が確認され，国際がん研究機関（IARC）では，このうちの10種に発がん性があるとしてい

る．発がん性は，生体内でHCAsが薬物代謝酵素によって代謝活性化され，DNA損傷を引き起こすことによる．

ニトロソアミン類　ニトロソアミン類は，製造・加工や調理での生成よりも，生体内で，第二級アミンと亜硝酸塩により，酸性条件下（胃内）において発生することが懸念されている．第二級アミンは魚や肉に存在し，亜硝酸塩は食肉製品などに発色剤として使われ，また，野菜に含まれる硝酸塩の還元によっても発生することから，魚や肉と野菜の漬物との食べ合わせによって生成する可能性がある．一方，食品中のアスコルビン酸（ビタミンC）などはこの反応を抑制するといわれている．

⑸　その他

　洗剤をドレッシングと間違えサラダにかけて食べたための事故，および焼肉の油と間違えたための事故が起きている．症状は口内の灼熱感，苦み，嘔吐などであった．洗剤の毒性は弱いので大事には至らなかった．

　また，2011年6月には，神奈川県内の飲食店において営業時間中に調理場の掃除をするため，苛性ソーダを薄めた液を鍋で温めていたところ，別の従業員がわかめスープと間違えて客に提供してしまい，このスープを飲んだ客が救急車で病院に搬送された事件が発生している．

3　化学物質による食中毒の予防法

　化学物質による中毒事故は大部分が不注意による誤用である．誤用を避けるためには化学薬品は調理場に置かず，必ずラベルを付け，保管場所を決めておくことが必要である．

　銅製の食器や調理器具，スズメッキ，カドミウムメッキ，亜鉛メッキなどの容器に酸性の食品などを長期に保存しないようにしなければならない．

　油脂の酸化は空気中の酸素，光，高温，銅などの重金属によって促進されるので油脂食品の保存はそれらの影響をなるべく少なくすることが必要である．

WHOによる発がん性物質の評価

　化学物質の人に対する発がん性を総合的に評価しているWHOの一機関である国際がん研究機関（IARC）による代表的な発がん性物質の評価.

グループ1	人に発がん性がある.	アフラトキシン類，タバコ，アルコール飲料
グループ2A	おそらく人に発がん性がある.	アクリルアミド
グループ2B	人に発がん性のある可能性がある.	鉛，クロロホルム
グループ3	人に発がん性のあるとは分類できない.	シトリニン，パツリン，過酸化水素，カフェイン，サイクラミン酸塩（チクロ）

合成洗剤による食中毒事例

　1993年，長野県駒ヶ根市で修学旅行の団体客が夕食の焼き肉を食べはじめた直後，喉の痛み，吐き気，嘔吐などの食中毒様症状を呈した．患者は118人であった．原因は従業員が食用油と間違えて台所用洗剤を油差しに入れたための事故と判明した．食用油と台所用洗剤の容器がともに業務用18 L缶で近い場所に置いてあり，日常食用油の追加を行う従業員が不在であったためのミスと判明した．

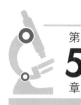

Food Hygiene and Safety

第5章 有害物質による食品の汚染

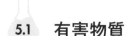

5.1 有害物質

　食品中の有害物質とは，長期にわたり体内にとり込むことによって健康影響が懸念される化学物質をさす．砂糖や食塩のように人が日常的に食べている化学物質であっても，摂取量によっては害を及ぼすこともあり有害物質となりうるが，一般的に有害物質とは，食品にごく微量存在することにより害を及ぼす物質をいう．

　食品衛生上問題となる有害物質は，次の3つに大きく分けることができる．

① 人類にとって利用の仕方によっては有益であったが，それが食品に混入した場合，微量であっても摂取しつづけることにより健康影響が懸念されるもので，PCB，水銀（特に，魚介類に含まれるメチル水銀），カドミウム，ヒ素，放射性物質などがある．欧米では香辛料などの殺菌目的でγ線照射（照射後は残らない）が行われているが，日本ではジャガイモの発芽防止にのみ許可されており，食品の殺菌などの目的としての使用は許可されていない．農薬は，食品衛生法や農薬取締法などで許可されている範囲であれば有害物質には分類されない．しかしながら，DDTやクロルデンのように，かつて農薬として使用されていたが，毒性が強く，難分解性で蓄積性が高いことから使用が禁止された物質は有害物質として扱う場合が多い．

② 食品を調理加工する工程や容器包装に使用する化学物質を合成する過程や水を殺菌・消毒する過程で生成する非意図的なもので，多環芳香族炭化水素，アクリルアミド，ジメチルニトロソアミンなどがある．容器包装の原料として使用するホルムアルデヒドやビスフェノールAなども対象となる．

③ カビ毒も食品に混入する有害物質といえるが，急性中毒の原因となる場合もあることから，本書では真菌性食中毒（▶p.122）の項でとり扱っている．

POPs (Persistent Organic Pollutants；残留性有機汚染物質)

　難分解性，高蓄積性，有害性（人の健康・生態系）をもつ物質のことをさす．POPs による地球規模の汚染が懸念され，「残留性有機汚染物質に関するストックホルム条約」により，製造および使用の廃絶・制限，排出の削減，これらの物質を含む廃棄物等の適正処理などを規定している．

　前記の有害物質のなかで，有機水銀，カドミウム，PCBなどは1950年代から1960年代，日常生活において普通に食事として摂取した特定の食品に含まれていたことにより発生した公害などの原因物質である．有害物質は脂質や骨に蓄積するものが多く，残留性の高いものが多いため，一度発症すると回復に長い時間を要する場合や，回復が困難な場合もあり，現在も症状に苦しむ人々がいる．また，これら有害物質が環境を汚染した場合，人が摂取する際，食物連鎖により高濃度に濃縮されている場合もある．

5.2　有害性金属

1　有機水銀

　水銀は地殻の構成成分で，金属水銀，無機水銀，有機水銀の化学形態が存在する．また，以前は有機水銀が殺菌剤や農薬として広く使用されていた．金属水銀は経口摂取してもほとんど体内に吸収されないが，有機水銀（メチル水銀，酢酸フェニル水銀など）は脂溶性で95％以上が腸管から吸収される．人が食品から摂取する水銀は魚介類からが最も多く，なかでもメチル水銀は腸管から吸収され，腎臓，肝臓，脳などの臓器に蓄積したのち，尿，糞便，頭髪などから排泄される．さらにメチル水銀は，血液脳関門や胎盤などのバリアーを通過して脳や胎児に移行する．体内のメチル水銀の生物学的半減期は70日と考えられており，一定濃度以下のメチル水銀であれば中毒量に達することはない．多くの魚介類は特定の地域にかかわりなく微量の水銀を含有しているが，一般にその含有量は低く，健康に害を及ぼすものではない．

水銀の規制値 有機水銀は使用を禁止しても何年にもわたり自然界に残留している．また，一部の魚介類については，自然界の食物連鎖を通じて，他の魚介類と比較して，水銀濃度が高くなるものがあることや，魚を通じた水銀摂取が胎児に影響を与える可能性を懸念する報告がされていることから，厚生労働省では表5-1のように魚介類中の水銀の暫定規制値を設定している．さらに，胎児への影響を最小限にするために「妊婦への魚介類の摂食と水銀に関する注意事項」（表5-2）をまとめている．

表5-1 **魚介類中の水銀の暫定的規制値**

対象食品	規則値 (単位：ppm)
魚介類 ただしマグロ類（マグロ，カジキおよびカツオ）および内水面水域の河川産の魚介類（湖沼産の魚介類は含まない），ならびに深海性魚介類など（メヌケ（類），キンメダイ，ギンダラ，ベニズワイガニ，エッチュウバイガイおよびサメ類）については適用しない	• 総水銀　　　0.4 • メチル水銀　0.3（水銀として）

表5-2 **妊婦への魚介類の摂食と水銀に関する注意事項**

摂食量（筋肉）の目安	魚介類
1回約80gとして妊婦は2か月に1回まで （1週間当たり10g程度）	バンドウイルカ
1回約80gとして妊婦は2週間に1回まで （1週間当たり40g程度）	コビレゴンドウ
1回約80gとして妊婦は週に1回まで （1週間当たり80g程度）	キンメダイ／メカジキ／クロマグロ／メバチ（メバチマグロ）／エッチュウバイガイ／ツチクジラ／マッコウクジラ
1回約80gとして妊婦は週に2回まで （1週間当たり160g程度）	キダイ／マカジキ／ユメカサゴ／ミナミマグロ／ヨシキリザメ／イシイルカ／クロムツ^注

注：平成22年6月追加
参考1）マグロのなかでも，キハダ，ビンナガ，メジマグロ（クロマグロの幼魚），ツナ缶は通常の摂食で差し支えありませんので，バランスよく摂食してください．
参考2）魚介類の消費形態ごとの一般的な重量は以下のとおりです．
　　　　寿司，刺身　　一貫または一切れ当たり　　　15g程度
　　　　刺身　　　　　一人前当たり　　　　　　　　80g程度
　　　　切り身　　　　一切れ当たり　　　　　　　　80g程度

〔厚生労働省ホームページより〕

② カドミウム

　カドミウムは，鉱物や土壌中など天然に広く存在する重金属で，顔料，電池，メッキなどに使用されている．カドミウムは，耕地，地下水，海水や海の底質などに分布しているため，玄米から平均60 ppb検出されるなど，米や農作物，海産物等のさまざまな食品から検出されている．人は食品からカドミウムを経口摂取するほか，喫煙などにより呼吸器を介して吸収する．体内に吸収されたカドミウムは主に腎臓に蓄積するため，カドミウム濃度の高い食品を長期間摂取すると，近位尿細管の再吸収機能障害による腎機能障害を起こし，カルシウムの腸管吸収を阻害することで骨軟化症を引き起こすことが知られている．

カドミウムの規格基準値　玄米および精米中に0.4 mg/kg以下，ミネラルウォーター類（殺菌・除菌有または殺菌・除菌無）の原水中に0.003 mg/L以下

と規定されている．さらに，水道水は水道法において 0.003 mg/kg 以下（カドミウムの量として）とされている．

3　ヒ素

　ヒ素は，単体のヒ素のほか，環境中では，通常，化合物として存在する．動植物や甲殻類・魚介類などの海洋生物に無機および有機ヒ素化合物として広く分布している．海藻などに多く含まれるアルセノベタインやアルセノコリンなどの有機ヒ素化合物の毒性は，亜ヒ酸の約 1/200 あるいはそれ以下ときわめて弱く，実質的に無毒とされている．

　亜ヒ酸の急性中毒の場合，発熱，下痢，衰弱，食欲の減退，嘔吐，興奮，発疹，脱毛など多彩な症状を呈し，重篤な場合は腹痛，激しい嘔吐，水溶性下痢，さらに脱水によるショック，筋けいれん，心筋障害，腎障害を起こし，死に至る．慢性中毒の場合は，飲料水に含まれる無機ヒ素の経口摂取による例が多く，色素沈着，角化症，皮膚がん，肺がん，心血管系や神経系への影響などが知られている．無機ヒ素の中毒量は 5〜50 mg である．

食品衛生法によるヒ素の規制値　清涼飲料水では検出してはならない．農産物は残留農薬基準値として，もも，なつみかん，いちご，ぶどう，ばれいしょ，きゅうり，トマト，ほうれん草は 1.0 ppm，日本なし，りんご，夏みかんの外果皮は 3.5 ppm と設定されている．また，水道水は水道法により 0.01 mg/L 以下（ヒ素換算）とされている．さらに，おもちゃについては溶出試験において 0.1 ppm 以下（As_2O_3 として），洗浄剤は 0.05 ppm（As_2O_3 として）とされている．

COLUMN　ヒ素ミルク中毒事件

　1955年，西日本を中心に調製粉乳を使用した乳幼児に発熱，下痢，貧血および色素沈着などの症状がみられ，追跡調査の結果，成長の遅れ，白斑黒皮症，角化症，難聴，精神発達遅延やてんかんなどの脳障害が認められた．これは粉乳製造過程で添加されたリン酸二ナトリウムに無機ヒ素が混入したためで，新生乳児約 12,300 人が亜急性ヒ素中毒となり，130 人が死亡したとされている．

4 鉛

鉛は土や水，大気中などの自然環境に存在するだけではなく，塗料や化粧用色素，水道管や機械・器具などにおいて古くから利用されてきた金属である．さらに，鉛化合物を添加した有鉛ガソリンンや，鉛を含む化合物が農薬として使用されていた時期もあり，今も環境中に広範囲に存在し，農畜水産物などの食品に鉛が含まれる可能性が考えられる．実際，農林水産省が実施した国産農産物に含まれる鉛の実態調査の結果，ほとんどの農産物からごく微量であるが検出される．

鉛による中毒は古くから報告されており，少量であっても鉛を摂取することにより小児の知能や成人の造血機能への悪影響があることから，日本を含め多くの国では，環境中への鉛の排出量の規制などが行われている．

食品衛生法による鉛の規制値　農薬の残留基準値として，ばれいしょ，トマト，きゅうり，なつみかん，もも，いちご，ぶどうは1.0 ppm，ほうれんそう，なつみかんの外果皮，りんご，日本なしは5.0 ppm，ミネラルウォーター類（殺菌・除菌有および殺菌・除菌無）は0.05 mg/L以下，ミネラルウォーター類以外の清涼飲料水は不検出となっている．水道水に含まれる鉛およびその化合物は水道法により，0.01 mg/L以下，器具・容器包装および家畜用の飼料に関してもそれぞれ基準が設けられている．

5.3　放射性物質

放射性物質とは，放射線を出す物質であり，放射性物質が放射線を出す能力を放射能という．放射性物質がもつ放射能の強さを表す単位はベクレル（Bq）で，1秒間に1つの原子核が崩壊して放射線を放つ放射能が1ベクレルである．一方，人が受けた放射線の健康への影響を表す単位はシーベルト（Sv）である．そのほかに，物体や人体の組織が受けた放射線の強さを表す単位（グレイ，Gy）がある．

人は体の外にある放射性物質から放出された放射線を受ける「外部被ばく」

と，放射性物質を含む空気，水，食物などを摂取し体内にとり込んだ放射性物質からの放射線による「内部被ばく」を受ける．「外部被ばく」は，放射性物質から離れれば被ばく量が減る（例えば，距離が2倍になれば被ばく量は1/4になる）が，「内部被ばく」は放射性物質が体内にあるため，体外にその物質が排出されるまで被ばくが続く．環境中には天然の放射性物質としてカリウム40（^{40}K）やポロニウム210（^{210}Po）が存在し，さらに宇宙から宇宙線の曝露もあり，日本人は平均2.1 mSv（ミリシーベルト）の自然放射線の曝露を受けており，日本人男性（体重約65 kg）の場合，体内に合計約7,900 Bqの天然放射性物質が存在する．

人工の放射性物質に関しては，日本は原子爆弾の唯一の被爆国として75年後の現在も後遺症に苦しむ人々が多数存在している．その後も核実験やチェルノブイリ原子力発電所などの事故により多量の放射性物質が放出され環境を汚染した．これらの放射性物質のなかでも，特にストロンチウム90（^{90}Sr）の物理学的半減期は約29年，セシウム137（^{137}Cs）は約30年，コバルト60（^{60}Co）は約5年であり，長期間，環境を汚染しつづける．いったん環境中に放出された放射性物質は，直接人体が被ばくしなくても，大気，水，土壌を通して農作物や牧草などの植物や海産物にとり込まれ，これを摂取した人体の内部被ばく線源となる．

2011年3月11日の東日本大震災による福島第一原子力発電所の事故により周辺環境に放射性物質が放出され，飲食にかかわる食品への緊急措置として放射性ヨウ素などの核種による飲料水，野菜，穀類などの摂取制限に関する通知がなされた．2012年4月からは放射性セシウムに関する新たな基準値として，飲料水10 Bq/kg，乳児用食品50 Bq/kg，牛乳50 Bq/kg，一般食品100 Bq/kgが施行されている（▶p.221）．なお，基準値では物理学的半減期が1年以上のすべての放射性核種（^{134}Cs，^{137}Cs，^{90}Sr，Pu（プルトニウム），^{106}Ru（ルテニウム106）を考慮している．^{134}Csと^{137}Cs以外は測定に時間がかかるため，Csと他の核種の存在比から他の核種の線量を算出しており，すべてを含めた被ばく線量が1 mSvを超えないように設定されている．

放射線による健康への影響は，確定的影響（比較的高い放射線量を受けた後，短期間で発症する不妊などへの影響）と確率的影響（低い放射線量でも数年以

上のちに発症することがある，がんや遺伝的影響）があるが，基準値は確率的影響によるリスク防止に基づいている．また，これらの放射性物質を含む可能性のある産地の農産物や畜産物，海産物は出荷前に検査を行っており，基準値を上回るものは市場に出回らないようになっている．

人工の放射性物質のなかで半減期が8日と短い放射性ヨウ素131（^{131}I）は，甲状腺に蓄積しやすく，甲状腺がん発症と関連があるとされ，チェルノブイリ原子力発電所事故後の小児の甲状腺がんの多発が問題となっている．したがって，事故直後には^{131}Iの甲状腺への蓄積を防ぐために安定ヨウ素剤の摂取が望ましい．食品を通して体内にとり込まれた放射性Csは全身の筋肉に分布し，生物学的半減期は約100日である．300日過ぎると90％以上は体外へ排出されるが，99％以上排出されるまでには2年近くかかるとされている．そのほか，経口的に摂取された^{90}Srは99％が骨に蓄積されるなど，放射性物質の種類により人体に蓄積される臓器指向性がある（図5-1）．

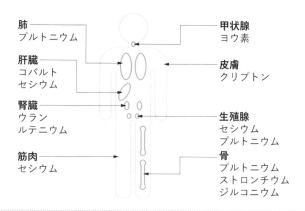

肺
プルトニウム

肝臓
コバルト
セシウム

腎臓
ウラン
ルテニウム

筋肉
セシウム

甲状腺
ヨウ素

皮膚
クリプトン

生殖腺
セシウム
プルトニウム

骨
プルトニウム
ストロンチウム
ジルコニウム

│図5-1│ 人体に蓄積された放射性物質の指向性

5.4 環境汚染物質

1 多環芳香族炭化水素

多環芳香族炭化水素（Polycyclic Aromatic Hydrocarbons；PAHs）とは、炭素と水素原子からなる2個以上の縮合芳香環を含む多くの種類の有機化合物で、石油（暖房機）、石炭（火力）、ガソリン（自動車、飛行機）、燃料ガス（工業、火力発電）、有機物（食品の過熱で焦げたもの、山火事）などの不完全燃焼等で生成される。数百の化合物からなる複雑な混合物として、大気、土壌、海、河川、植物など広範囲に汚染される。食品に多く含まれるPAHsとしては、ベンゾ[α]ピレン（benzo[α]pyrene；BaP）など30種類程度の化合物があり、肉・魚介類のくん製、直火（食品と炎が接触）で調理した肉（網焼きなど）、植物油、穀物製品などに多く含まれる。

BaPは生体内の酵素により活性化され、発がん性をもつとされ、食品（野菜、魚、穀類など）から約0.01〜30 ppb検出されている。WHOの国際がん研究機関（IARC）は60種のPAHsを評価し、PAHsの多くに発がん性や遺伝毒性があること、あるいは人に対する発がん性が疑われることを報告している。食品安全委員会は食品を通じてヒトの体内に入る量（推定摂取量）からPAHsによる健康への懸念は低いとしている（図5-2）。

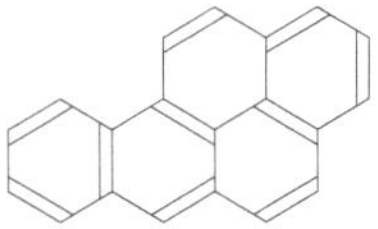

ベンゾ[α]ピレン

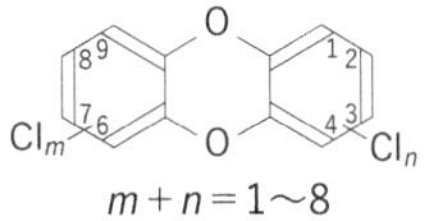

$m+n=1\sim8$
ポリ塩化ジベンゾ-p-ジオキシン（PCDDs）

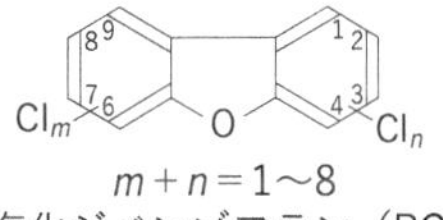

$m+n=1\sim8$
ポリ塩化ジベンゾフラン（PCDFs）

図5-2 環境汚染物質の構造

❷ ダイオキシン関連物質

　ダイオキシン類（図5-2）は，ごみの焼却など物を燃やす際に発生する副生成物で，多くの異性体や同族体がある．さらに，かつて使用されていたPCBや一部の農薬の不純物としても含まれており，地球上に広範囲に微量であるが分布している．経年的には減少傾向にあるが，きわめて安定な物質であるため，底泥などの環境中に蓄積したダイオキシン類は，土壌や水を汚染し，食物連鎖を通して食品にとり込まれ，人にも蓄積すると考えられている．

　WHOの国際がん研究機関（IARC）は，ダイオキシン類のなかで最も毒性が強いとされる2,3,7,8-四塩化ジベンゾ-p-ジオキシン（TCDD）をグループ1に分類し，人に対する発がん性を有するとしている．実験動物を用いた多量の曝露により，発がん促進作用，生殖機能，甲状腺機能および免疫機能への影響が報告されているが，人に対する影響については明らかではない．WHOでは毒性等価係数（TEF）を定めたポリ塩化ジベンゾ-p-ジオキシン（PCDD）7種，ポリ塩化ジベンゾフラン（PCDF）10種およびコプラナーPCB（Co-PCB）12種の合計29種をダイオキシン類としている．日本では2,3,7,8-TCDDに毒性換算したダイオキシンの耐容一日摂取量（TDI）を4 pg-TEQ/kg体重/日としている．

　厚生労働省の調査報告によると，日本人の食品からのダイオキシン類一日摂

> **COLUMN　ダイオキシン類の重要な指標**
>
> **耐容一日摂取量**（tolerable daily intake；TDI）　ダイオキシン類をはじめとして，長期にわたり体内にとり込むことにより健康影響が懸念される化学物質について，人が一生涯にわたり摂取しても健康に対する有害な影響が現れないと判断される体重1 kg当たりの一日当たりの摂取量をTDIという．ダイオキシン類のTDIは1999年6月厚生省および環境庁の専門家委員会で，当面4 pg-TEQ/kg体重/日（体重50 kgの人の場合，一日当たり4×50 pg-TEQすなわち200 pg-TEQ）とされている．
>
> **毒性等価係数**（toxic equivalency factor；TEF）　ダイオキシン類のなかで最も毒性が強いとされる2,3,7,8-TCDDの毒性強度を1とした場合，ダイオキシン類それぞれの同族体や異性体の毒性強度の割合をTEFという．
>
> **毒性等量**（toxic equivalent；TEQ）　ダイオキシン類は通常，さまざまな同族体や異性体の混合物として環境中に存在するため，摂取したダイオキシン類の毒性は各同族体や異性体の量にそれぞれのTEFを乗じた値の総和であるTEQとして表す．

取量は年々減少し，2018年度は平均0.51 pg-TEQ/kg体重/日と推定されている．さらに母乳中に検出されるダイオキシン類濃度も図5-3に示すように大幅に減少している．また，日本人が摂取しているダイオキシン関連物質の摂取量は図5-4に示すとおりで，大部分を食品，特に魚介類，肉，乳製品，卵製品が占めており，2018年度は魚介類からのダイオキシン類摂取量が全体の約90％を占めていた．

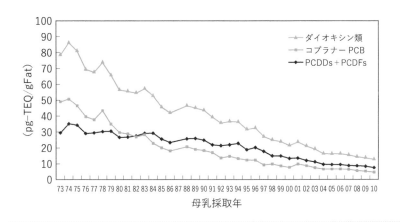

|図5-3|　**母乳中のダイオキシン類濃度の経年変化**〔関係省庁共通パンフレット：ダイオキシン類2012より〕

大気		0.0090	0.013	実際の摂取量約0.85
土壌		0.0042		
食品	魚介類	0.78	0.84	
	肉・卵	0.40		
	乳・乳製品	0.013		
	有色野菜	0.00040		
	穀物・芋	0.0010		
	その他	0.0038		

単位：pg-TEQ/kg体重/日

|図5-4|　**日本におけるダイオキシン類の一日摂取量** [2009年度，TEF-WHO（1998）]

〔関係省庁共通パンフレット：ダイオキシン類2012より〕

3 PCB

PCB（polychlorinated biphenyls）は，1881年，ドイツのSchmidtらにより合成され，日本には1954年導入，同時に生産が開始された．しかし，カネミ油症事件をきっかけに，その毒性が明らかになり，1972年に製造が禁止された．

PCBは分子中に含まれる塩素原子の数や，その位置の違いにより多くの異性体が存在し，なかでもコプラナーPCB（コプラナーとは共平面状構造の意味）は毒性がきわめて強いダイオキシン類似化合物である．PCBは化学的に非常に安定で，高脂溶性，不燃性，高絶縁性および粘着性などの特性を有することから，熱媒体，絶縁油などの工業的用途や複写紙など日用品にも多く使われていた．そのため，工場廃水による水系汚染および廃棄や焼却により，深海や南極に至るまで広い地域に現在もなお環境汚染がみられ，牛乳，母乳および魚介類など食品全般からもごく微量であるが検出される．

PCBによる生体影響は，ニキビ状の発疹（塩素座瘡），皮膚の異常色素沈着および爪の変色などである．

表5-3 各種食品等のPCB検査結果

	暫定的規制値 （単位ppm）	1973〜 77年	1983〜 87年	1993年	2003年	2013年	2017年
魚介類					（最小）（最大）	（最小）（最大）	（最小）（最大）
遠洋沖合[*1]	0.5	0.046	0.024	0.019	ND〜0.10	ND〜0.26	0.01〜0.11
内海内湾[*2]	3	0.131	0.108	0.037	ND〜0.46	ND〜0.15	0.01〜0.24
牛乳	0.1	0.002	ND	ND	ND	ND	ND
乳製品	1	0.008	0.015	0.006	ND	ND	ND
育児用粉乳	0.2	ND	ND	ND	ND	ND	ND
肉類	0.5	0.005	ND	ND	ND	ND	ND
卵類	0.2	0.004	ND	ND	ND	ND	ND
容器包装	5	0.068	ND	ND	ND	ND	ND

*1 ヒラメ，マイワシ，キンキ，銀ザケ，スルメイカなど
*2 アサリ，カキ，キンメダイ，スズキ，ハマグリなど
注 魚介類についてはその可食部，牛乳については全乳，その他の食品はその全量の値．NDは検出限界値（0.01 ppm）未満．

〔東京都食品衛生関係事業報告より〕

> **COLUMN　カネミ油症事件**
>
> 　1968年，福岡県を中心として西日本一帯に，ニキビ状の発疹，皮膚の異常色素沈着，爪の変色および顔面浮腫などの症状を伴った患者が数千人規模で発生した．これは食用油脂精製工場において，米ぬか油の脱臭工程で使用したPCB（なかでも非常に毒性の強いダイオキシン類である2,3,4,7,8-PeCDFなど）がステンレスパイプの腐食孔から流出し，製品の食用油に混入したためと推定されている．50年以上経過した現在でも患者血液中のPeCDF濃度の平均値は健常者平均値の約10倍もあり，さらに血中PeCDF濃度の半減期も40年以上に伸びている患者が増えており，次世代への影響が懸念されている．

PCBの残留性と規制　PCBは非常に分解されにくい物質であるため，使用禁止後も微量ながら検出されている．そのため厚生労働省では表**5-3**のような暫定的規制値を設けている．

4　トリハロメタン

　水道水処理過程で殺菌に使われる塩素が，原水中の有機物（主としてフミン質）と反応して生じる低沸点有機ハロゲン化合物のうち，クロロホルム，ブロモジクロロメタン，ジブロモクロロメタンおよびブロモホルムの4種を「トリハロメタン」と呼ぶ．水道法では水道水中の総トリハロメタンを0.1 mg/L以下と規制している．実際には，東京都の水道水の総トリハロメタンは0.001 mg/L未満であるなど，問題にならない．

5.5　その他の化学物質

　合成洗剤は第一次世界大戦時，石鹸の代用品としてドイツで1916年に開発され，その後，洗浄力に優れ，生分解性のよいさまざまなものが開発された．日本では1960年代前半に合成洗剤が動植物油を原料とする石鹸と置き換わった．合成洗剤の油脂性汚れに対する洗浄効果を表**5-4**に示した．

　合成洗剤は用途に応じて，衣料用，毛髪用，台所用，住居用および業務・工業用洗剤に区分され，いずれも衛生志向の向上に伴い消費量は伸びている．台

外因性内分泌かく乱化学物質(いわゆる環境ホルモン)

　人間の体内においてホルモンは，必要時に必要量分泌され，血液で運ばれてバランスが保たれている．しかしながら，環境中へ放出された化学物質のなかには微量でホルモンと同様の作用または本来のホルモンの作用を妨害することにより，内分泌系の機能をかく乱し，生殖系，神経系等に重大な障害を与えることが懸念されるものがあり，「外因性内分泌かく乱化学物質（通称 環境ホルモン）」と呼ばれている．

　これら化学物質による内分泌かく乱作用に対して成人の内分泌系は恒常性維持機能が完成しているため抵抗性があると考えられるが，胎児では内分泌系の未発達な器官形成期に作用することにより不可逆的な影響が一生残ってしまう可能性にもつながるため，実験動物を用いた研究等により作用機序の解明を急いでいる．例えばポリカーボネート製の食器・容器等から，ごく微量残留するビスフェノールAが飲食物に移行するケースを考慮して2.5 ppm以下という溶出試験規格を設けている．しかし，動物の胎児や産仔への毒性試験においては，これまでの毒性試験では有害な影響が認められなかった極めて低い用量の投与によっても影響が認められたことが報告されたことから，胎児や乳幼児への影響が懸念され，ヒトの健康に影響があるかどうか評価が行われている．さらに，2010年度から化学物質の曝露や生活環境などによる胎児期から小児期の成長・発達への影響を全国調査（エコチル調査）により疫学的に明らかにしようとしている．

表5-4 | 合成洗剤による油脂性汚れの洗浄効果

試験区分	洗剤液中で静置した場合					洗剤液中で数回拭いた場合				
時間(分) 洗剤濃度(%)	5	10	20	30	60	5	10	20	30	60
1	＋	±	－	－	－	－	－	－	－	－
0.5	＋	±	－	－	－	－	－	－	－	－
0.3	＋	＋	－	－	－	±	±	－	－	－
0.1	＋	＋	±	－	－	±	±	±	－	－
0.05	＋	＋	±	±	－	±	±	±	－	－
蒸留水	＋	＋	＋	＋	±	＋	＋	＋	＋	±

＋：油分残留，±：一部に残留あり，－：完全除去
オリーブ油を磁製皿に塗り，これをLAS洗剤の各濃度の液の中に一定時間静かに置いた後水洗した場合と，その洗液の中で軽く脱脂綿で数回拭いてから一定時間静かに置いた後水洗した場合の，オリーブ油除去の状態を示している．

〔食品衛生研究，**23**，No.7，53（1973）〕

| 表5-5 | 台所用洗剤の主成分の違いからの分類 |

洗　剤	界面活性剤
脂肪酸系	高級脂肪酸塩（石けん）系
	高級脂肪酸エステル（多価アルコール，ポリオキシエチレン脂肪酸エステル，ポリオキシエチレンソルビタン脂肪酸エステル）系
非脂肪酸系	アルキルベンゼン（直鎖アルキルベンゼンスルホン酸，LAS）系
	高級アルコール（ポリオキシエチレンアルキルエーテル硫酸塩，AES）系

| 表5-6 | 洗浄剤の使用基準 |

• 使用濃度（界面活性剤として）：脂肪酸系洗浄剤は0.5％以下 　　　　　　　　　　　　　　　　脂肪酸系洗浄剤以外の洗浄剤は0.1％以下
• 野菜または果実は，洗浄剤溶液に5分間以上浸漬してはならないこと
• 洗浄後の野菜，果実および飲食器は，食品製造用水ですすぐこと，その条件は次のとおり 　流水を用いる場合：野菜または果実は30秒間以上，飲食器は5秒間以上 　ため水を用いる場合：水を変えて2回以上

所合成洗剤は，その主成分によって表5-5のように分類されているが，塩素系洗浄剤と混ぜたり，同時に使用すると塩素ガスを発生する場合などがあるので注意しなければならない．合成洗剤は表5-4に示すように使いすぎても洗浄効果には差がない．洗浄剤については表5-6のように使用基準が定められている．

5.6　器具・容器包装

　器具・容器包装については，食品衛生法第4条により，「食品衛生とは，食品，添加物，器具及び容器包装を対象とする飲食に関する衛生をいう」と規定し，器具・容器包装を食品衛生の三本柱のひとつに位置づけている．同4条により，器具とは飲食器その他であり，食品又は添加物の採取，製造，加工，調理，貯蔵，運搬などの用いられるもので直接食品に接触する物をいう．ただし，

|表5 7| **器具若しくは容器包装またはこれらの原材料の一般の規格**

原材料	種　類	規　格
一　般	器具・容器包装	着色料：化学的合成品にあっては，食品衛生法施行規則別表第1掲載品目（ただし，着色料が溶出又は浸出する恐れのない場合は除く）
金　属	器具	器具は，銅若しくは鉛又はこれらの合金が削り取られるおそれのある構造であつてはならない
	メッキ用スズ	食品に接触する部分に使用するメッキ用スズは，鉛を0.1％を超えて含有してはならない
	器具，容器包装の製造又は修理に用いる金属	鉛を0.1％を超えて又はアンチモンを5％以上含む金属であってはならない
	器具，容器包装の製造又は修理に用いるハンダ	鉛を0.2％を超えて含有してはならない
	電流を直接食品に通ずる装置を有する器具の電極	鉄，アルミニウム，白金及びチタンに限る．ただし，食品を流れる電流が微量である場合にあつては，ステンレスを使用できる
ポリ塩化ビニル＊	油脂又は脂肪性食品を含有する食品に接触する器具，容器包装	フタル酸ビス（2-エチルヘキシル）を用いてはならない．ただし，溶出又は浸出して食品に混和するおそれのないように加工されている場合は除く

＊ 2020年6月に削除

農業及び水産業で使用される機械，器具は含まない．容器包装とは，食品又は添加物を入れ，又は包んでいる物で，食品又は添加物を授受する場合そのままで引き渡すものをいう．器具及び容器包装ともに食品や食品添加物に直接触れるものであり，一般的にくり返し使用されるものが「器具」で，そうでないものが「容器包装」といえる．
　器具・容器包装は，食品に直接触れることから，器具・容器包装に含まれる有害な化学物質が食品に移行し，ヒトの健康を損なうことがないように食品衛生法により規制されている．具体的には，「食品，添加物等の規格基準」のなかの「第3　器具及び容器包装」で，「A　器具若しくは容器包装又はこれらの原材料一般の規格」（表5-7）および「D　器具若しくは容器包装又はこれらの原材料の材質別規格」（表5-8）が定められ，原料の未反応物，添加剤や重金属不純物等による食品汚染が生じることがないように規制されている．すなわち，器具・容器包装材の安全性を確保するために，器具・容器包装材中に含まれる

表5-8 | 器具・容器包装の材質別規格（食品，添加物等の規格基準）

器具・容器包装の材質		規　格	
		材質試験[*1]	溶出試験[*2]
ガラス製，陶磁器製，ホウロウ引き			カドミウム，鉛
合成樹脂製	一般規格	カドミウム，鉛	重金属,過マンガン酸カリウム消費量
	個別規格(14種)	触媒　等	モノマー，蒸発残留物　等
金属缶	食品に直接接触する部分が合成樹脂塗装		ヒ素，カドミウム，鉛，フェノール，ホルムアルデヒド，蒸発残留物，エピクロルヒドリン，塩化ビニル
	上記以外		ヒ素，カドミウム，鉛
ゴム製		カドミウム，鉛，2-メルカプトイミダゾリン	フェノール，ホルムアルデヒド，亜鉛，重金属，蒸発残留物

[*1] 試料中の含有量を測定する試験
[*2] 定められた溶出条件における試料からの溶出量を測定する試験

化学物質の量（材質試験）と，材質から溶け出す化学物質の量（溶出試験）に規格が設定されている．

　2020年5月まで，器具・容器包装の規制は，国が規格基準を定めた物質についてのみ規制されるネガティブリスト制度で安全性の確保がなされてきた．しかし，2018年6月に食品衛生法が改正され，2020年6月に安全性を評価して安全性が担保された物質でなければ使用できないしくみであるポジティブリスト制度が施行された．なお，食品に接触しない部分については，「人の健康を損なう恐れのない量」（＝0.01 mg/kg食品）以下であれば，ポジティブリストに収載されていない物質であっても使用可能とされている．

　まずは使用量の多い合成樹脂を対象にポジティブリスト制度が導入されたが，合成樹脂以外の紙，ゴム，金属等の材質についても，リスクの程度や国際的な動向を踏まえ，ポジティブリスト化が進められる予定である．したがって，陶磁器，ほうろう引き，ガラス，ゴム，金属缶などは現在の規制が継続される．

　食器および容器に用いられるプラスチック（合成樹脂）には，ポリエチレン（PE），ポリプロピレン（PP），ポリスチレン（PS），ポリ塩化ビニル（PVC），ポリエチレンテレフタレート（PET），ポリカーボネート（PC）（以上，熱可塑性），フェノール樹脂，メラミン樹脂，ポリウレタン樹脂（以上，熱硬化性）などがある．

　これらプラスチック製品のなかにはポリカーボネートのように原料のビスフェノールAが溶出するものもある．ビスフェノールAについて実験動物を用いた結果から内分泌かく乱化学物質（環境ホルモン）の可能性が指摘されており，ポリカーボネート製容器・包装からのビスフェノールAの溶出が2.5 μg/mL（2.5 ppm）以下とする規格基準が設定された．また，プラスチックなどに柔軟性を与え，加工を容易にするために可塑剤として使用されるフタル酸エステル類の溶出物についても同様の可能性が指摘され，2002年にはフタル酸ビス（2-エチルヘキシル）（DEHP）を含有するポリ塩化ビニルについて，油脂または脂肪性食品を含有する食品への使用が規制されている．また，ポリスチレン製容器から溶出するスチレンダイマーやトリマーについても内分泌かく乱作用が疑われている．なお，ポジティブリスト制度の施行に伴い，プラスチック製品に使用可能な原材料はリスト化される．「食品，添加物等規格基準」に個別的に規制されていたフタル酸ビス（2-エチルヘキシル）（DEHP）を含有するポリ塩化ビニルについて，油脂または脂肪性食品を含有する食品への使用規制は削除された（表5-7）（▶p.152）．しかし，DEHPについては，ポジティブリスト制度において，「油脂及び脂肪性食品に接触する部分に使用してはならない」と規定された．これにより，ポリ塩化ビニルだけではなく，プラスチック全般に対して油性食品に接触する部分への使用が禁止されたことになる．

　フェノール樹脂は古くからベークライトとして知られているものである．フェノール（石炭酸）とホルムアルデヒド（ホルマリン）との縮合によってつくられ，外観が漆器に近似し，堅牢で耐久性もあるが，原料のフェノールやホルムアルデヒドが溶出するおそれがあるため，厚生労働省告示の規格試験に合格するものでなければならない．

　ポリエチレンテレフタレート製ボトル（PETボトル）や発泡ポリスチレン

|図5-5| リサイクル識別表示マーク

トレイ（発泡PSトレイ）をはじめとしたプラスチックのリサイクルが推進され，リサイクル識別表示マーク（図5-5）が義務づけられている．また，プラスチック製容器包装には，その材質が判別しやすいように，PE，PP，PS，PVC，PETなどの材質表示マーク示されている．さらに，器具および容器包装における再生プラスチック材料や再生紙の使用に関して指針（ガイドライン）が提示され，原料となる使用済みプラスチックや古紙に混入する化学的な汚染物質が最終製品に残存して食品中に移行し，健康被害を引き起こすような製品が流通しないように対処している．

2 金属製品

金属製品全般では，慢性中毒のおそれのあるヒ素，鉛，カドミウム，銅，アンチモンなどの溶出に留意する必要がある．缶のように接合に用いるハンダやメッキ用の金属に関しても注意が必要である．

(1) 缶詰用の缶

通常の缶詰用の缶は，鉄の薄板にスズをメッキした白缶とスズメッキの上にさらにフェノール樹脂などを塗装した缶に分類される．白缶では果汁，果実など酸性の食品を入れる場合，果実の熟成不足により果実中に硝酸が存在するとスズが溶出する．スズの溶出は，内容物の硝酸イオンのほかに，酸素や低いpHなどが関与することが知られている．スズは還元性があるため，果実の変色防止等を目的として使用されるが，スズが多量に溶出した清涼飲料水などを摂取すると，下痢，腹痛などを主な症状とする一過性のスズ中毒になる場合がある．

なお，清涼飲料水はスズについて150 ppm以下と規格が定められている．

(2) 銅および銅合金製品

食品製造機器または調理器具には古くから銅製品が用いられている．銅製品は酸性食品や食塩が含まれているものや，水，食酢，二酸化炭素などにより緑青を生じる．緑青を生じているものでは銅が食品中に溶出しやすくなるので，法令上スズメッキまたは銀メッキ，そのほか銅の溶出を防ぐ処置を施すこと，それらの処置のないものでは必ず銅固有の光沢をもつものであることが規定されている．なお，食品製造用器具に関しては，「銅，鉛またはそれらの合金が削りとられるおそれがある構造であってはならない」と規定されている．

3 ほうろう鉄器，陶磁器，ガラス製品

ほうろう製品とは鉄器の表面にうわぐすりをかけて焼成したものであり，金属酸化物を含む．特に，鉛，カドミウム，アンチモンを含むものでは注意する必要がある．

陶磁器では絵付けを行ったもの，なかでも顔料が多く用いられている中華皿のようなものでは重金属，特に鉛を微量ではあるが溶出しやすいものがある．うわぐすりの種類や焼成温度，時間などにより金属溶出の状況が異なるが，一般に焼成温度が低いものや絵付けした後，うわぐすりをかけないで焼いた，いわゆる絵付けのものでは金属の溶出程度が大きい．

ガラス製品は，透明で硬く，耐熱性があり，気体遮断性，化学的安定性に優れているが，重く，物理的衝撃に弱い面がある．なお，ガラス製びんは，容器包装リサイクル法による分別収集の対象となっているが，ガラス製食器や耐熱性ガラス製品は対象外である．

食品衛生法の規格試験では，ほうろう，陶磁器，ガラスなどの製品について鉛，カドミウムなどの溶出試験が規定されている．

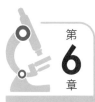

食品添加物

6.1 食品添加物の概要

1 食品添加物の概念

(1) 加工食品の普及と食品添加物使用

　日本人の食生活は，第二次大戦後，著しく変化した．特に「高度成長期」や「バブル時代」における女性の社会進出や単身赴任者の増加は，食生活に大きな変化をもたらした．また，今後も女性の社会進出が期待されている．主婦就労者や単身生活者の増加により，短時間に簡単に調理できるレトルト食品，インスタント食品，冷凍食品など加工食品の利用が増加した．さらにスーパーマーケット，コンビニエンスストアで買ったものを家で食べる「中食」や外食産業が発展したことから，価格が手頃でその割においしく，保存性や輸送性の高い加工食品が次々と開発されるようになった．

　このような加工食品の利用増加と多様化する消費者の要望増大に対し，食品メーカーは，保存性の優れたもの，安い価格で消費者の嗜好を満足させることのできる食品を提供するため，食品添加物を巧みに利用するようになり（図6-1），その種類も使用量も年々増加している．

　また，最近は「グルメブーム」や「健康食品ブーム」といわれ，「本物」「健康」志向の食品の利用が増加しており，食品添加物も天然物ならば安全ではないかという間違った風潮から，天然添加物の利用が著しく増加している．しかし，天然物だから必ずしも安全とは限らず，既存添加物（天然物）についても詳細な毒性評価が行われている．

　食品添加物に関する最新情報は，日本食品添加物協会のURL（http://www.jafaa.or.jp）や日本食品化学研究振興財団のURL（http://www.ffcr.or.jp）に掲載されている．

　人々が安全で，より豊かな食生活を送るためには，食品添加物を正しく理解し，適正に使用することが重要である．

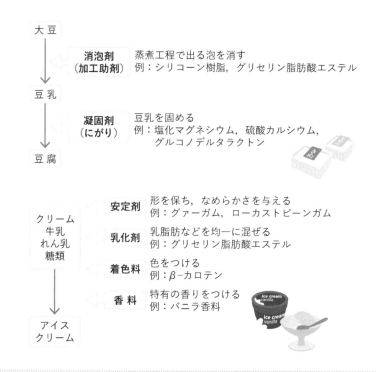

| 図6-1 | 加工食品に使用する食品添加物の例

(2) 食品添加物の定義

　食品添加物については，食品衛生法第4条2項に「添加物とは，食品の製造の過程においてまたは食品の加工若しくは保存の目的で，食品に添加，混和，浸潤その他の方法によって使用する物」と定義されている．

　例えば，食品の加工・製造に用いられる乳化剤や増粘剤，保存・品質低下防止の目的で用いられる保存料や酸化防止剤，嗜好性の向上の目的で用いられる調味料，着香料，着色料などが食品添加物であり，化学的合成品だけではなく天然物であっても，また最終的に製品に残っていないものでも，食品に加えられるものはすべて食品添加物である（図6-2）．

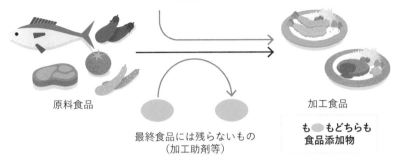

食品に最後まで残るもの

原料食品

最終食品には残らないもの
（加工助剤等）

加工食品

● ●もどちらも
食品添加物

|図6 2| **食品添加物の定義**

(3) 使用目的

　日本で使用されている食品添加物を使用目的から分類すると図**6-3**のように分類される.

　食品に含まれる栄養素は，人にとっても微生物にとっても栄養である．食品の栄養素を微生物が使って増殖すると，食品は変質する．また，食品に含まれる油脂は酸素や光によって酸化され，不快臭を発し，可食性を失うばかりではなく，毒性の高い酸化物を生成する．このような食品の品質低下を防ぐために保存料や酸化防止剤が添加される．これらの食品添加物は，食品に付着した細菌の増殖を抑制し，あるいは食品の変質や腐敗を防ぐことから，食中毒の防止や食料資源の有効利用の意味から重要な添加物である.

　食品をおいしく食べるために，味，色，香りが大きな要素となる．特に色は食品の選択や食欲の増進に重要な役割を果たすので着色料が用いられる.

　食品添加物の使用については消費者側，メーカー側にもさまざまな考え方があるが，現在許可されている食品添加物はすべて食品安全委員会により安全性が確認されている．私たちの食生活において食品添加物をまったくなくすことは不可能であるから，メーカーは食品添加物を使用する場合には，その必要性を十分に確認し，適正，適切に使用することが大切である.

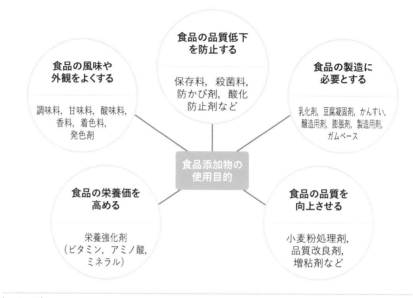

| 図6‐3 | 食品添加物の使用目的による分類

☑ 食品添加物に関する基準

⑴ 指定基準

　食品添加物は，原則として，厚生労働大臣が指定したもの以外の製造，輸入，使用，販売が禁止されている．この指定の対象には，化学的合成品や天然物の区別はない．

　現在，日本で使用されている食品添加物の種類を食品衛生法に従って分類すると，表6‐1に示すように，指定添加物，既存添加物，天然香料，一般飲食物添加物の4種類に分けられる．それぞれに示された品目数については，指定添加物が新たに指定されたり，既存添加物は食品業界での使用実態の有無や安全性の問題などでリストから外されたりするので変動する可能性がある．

　厚生労働大臣は，薬事・食品衛生審議会に諮問し，有効性，必要性，使用方法等に関する意見を聴いたうえで指定の可否を決定する．特に，食品添加物の安全性評価（食品健康影響評価）については，平成15年（2003年）の食品安全基本法の施行に伴い，内閣府に設置された食品安全委員会により実施される

表6-1 食品衛生法による食品添加物の分類 (2022年10月現在)

分 類	定 義	数	例
指定添加物	天然・合成にかかわらず，安全性と有用性が確認されたものを厚生労働大臣が指定	474品目	ソルビン酸 食用赤色2号
既存添加物	使用実績がある天然添加物で，厚生労働大臣が認め，既存添加物名簿に収載されているもの	357品目	カラメル ペクチン
天然香料	動植物から得られ，食品の着香の目的で使用されるもの	約600品目	レモン香料 アップル香料
一般飲食物添加物	一般に飲食されるもので，添加物として使用されるもの	約70品目	エタノール ブドウ果汁

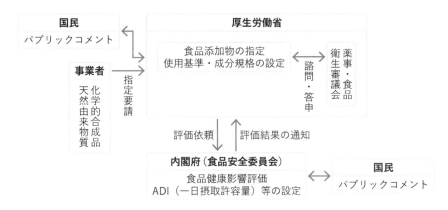

図6-4 食品添加物の指定

こととなった．厚生労働省の段階と，食品安全委員会の段階で，一般からの意見募集（パブリックコメント）が行われる（図6-4）．

　食品添加物として許可されるためには，表6-2に示すような5つの条件が満たされなければならない．このような条件を満たした化学的合成品および天然物は，上記の手続きを経たのち，指定添加物として使用が認められる．

　なお，1995年の第16次改正以前から使用されていた天然食品添加物については，指定を受けないで，引き続き既存添加物として使用が認められたが，安全性に問題のあるものは使用できない．また，天然香料および一般飲食物添加物

| 表6-2 | 食品添加物指定の基本的な考え方

1	国際的に安全性評価が終了し，安全性について問題なしとされたもの
2	国際的に広く使用されていること
3	科学的な検討が可能な資料が整っていること
4	使用が，消費者にとって利点があること
5	原則として，化学分析などで食品に添加した添加物が確認できること

についても指定を受けないでも使用できる．

　食品添加物の安全性評価を行う国際的な機関としては，国連食糧農業機関／世界保健機関合同食品添加物専門家会議（JECFA）がある．JECFAの評価にしたがって，コーデックス委員会（FAO/WHO合同の国際食品規格委員会）は科学的知見に基づいた国際的な規格や基準を策定している．

(2) 使用基準

　使用基準とは，食品添加物をどのような食品に，どのくらいの量まで，どのような使い方で使用してよいかということを示したものであり，過剰摂取による影響が生じないよう，食品添加物の品目ごと，あるいは対象とする食品ごとに定められている．使用基準の設定されていない食品添加物も多数存在している．

　安全性が十分に確認された食品添加物であっても，食品に多量に使用された場合や同一の食品添加物を異なった食品から多量に摂取した場合，毒性を生じる可能性が考えられる．そのため，いろいろな食品を摂取しても，それらの食品に含まれる食品添加物の合計が一日摂取許容量（ADI）(▶p.169)を超えないよう，次の項目について制限している．

　　①食品添加物を使用できる食品の種類
　　②使用量
　　③使用目的
　　④使用方法

(3) 表示基準

表示対象　食品に含まれる食品添加物の情報を消費者が得ることができるよう，食品に使用した食品添加物は，栄養強化の目的で使用した添加物，加工助剤およびキャリーオーバーを除き原則としてすべて表示しなければならない．

　加工助剤とは，食品の製造加工の際に添加されるが，最終的に分離されたり，除かれたりするもの，反応の結果，食品成分と同じものになるもの，量的に少なくて添加物としての影響を及ぼさないものをいう．例えば，食品の脱色に使うイオン交換樹脂，殺菌に使う次亜塩素酸ナトリウム，加水分解や中和に使う酸，アルカリなどである．

　キャリーオーバーとは，食品の原材料の製造・加工の途中で使用され，製品に持ち込まれた場合でも，その量が少なく，食品添加物としての効果を発揮しないようなものをいう．例えば，食品の原材料に由来する食品添加物として，佃煮中のしょう油由来の安息香酸などがある．

表示の方法　食品に使用された食品添加物は，原則として重量割合の高いものからすべて表示される（図**6-5**）．食品添加物の表示は，原則として物質名（品名，簡略名，類別名）で表示される．

- ①**物質名による表示**：指定添加物は原則として「食品衛生法施行規則別表第1に掲げる名称」，既存添加物は「既存添加物名簿に掲げる名称」，天然香料は「衛化第56号別添2に掲げる基原物質名または別名（別添2に記載のない天然香料はその香料であることが特定できる適切な名称）」，一般飲食物添加物は「衛化第56号別添3に掲げる品名（別添3に記載のないものは，特定できる科学的に適切な名称」により表示する．ただし，物質名が一般の消費者にはわかりにくいものもあるため，簡略名や類別名など消費者になじみのある名称で表示される（図**6-6**）．
- ②**用途名の併記**：甘味料，着色料，保存料，増粘剤・安定剤・ゲル化剤・糊料，酸化防止剤，発色剤，漂白剤，防かび剤（防ばい剤）については，保存料（ソルビン酸K）のように物質名と用途名を併記する（表**6-3**）．なお，既存添加物で増粘安定剤の多糖類を2種以上併用する場合は簡略名として「増粘多糖類」を使用してもよい．この場合，「増粘剤又は糊料」の用途名は省略することができる．

① 物質名，簡略名または類別名による表示

食品添加物の表示は，原則として食品衛生法施行規則，既存添加物名簿，局長通知に示された物質名，簡略名または類別名により表示する．

```
品　　名　○○○○○
原材料名　豚肉，植物性たん白，食塩，砂糖／
　　　　　たん白加水分解物，香辛料，リン酸塩（Na）
　　　　　ソルビトール，ビタミンC，調味料（アミノ酸等），
　　　　　保存料（ソルビン酸K），酸化防止剤（ビタミンE），
　　　　　発色剤（亜硝酸Na）
```

② 物質名と用途名の併記

表示の必要性の高い甘味料，着色料，保存料，増粘剤（または安定剤，ゲル化剤，糊料），酸化防止剤，発色剤，漂白剤，防かび剤の8用途に使用する場合，物質名と用途名を併記する．

③ 一括名で表示

香料のように複数の組み合わせにより機能を果たすもの，調味料として使用されるアミノ酸のように食品中にもともと存在するものは，それらの機能等を一括する名称あるいは用途名で表示してもよい．一括名で表示できるものは次の14種類である．
イーストフード，ガムベース，かんすい，酵素，光沢剤，香料，酸味料，軟化剤，調味料，豆腐用凝固剤，苦味料，乳化剤，水素イオン濃度調整剤，膨脹剤，

図6 5 食品添加物の表示方法

dl-α-トコフェロール	簡略名	ビタミンE，VE
ʟ-アスコルビン酸	簡略名	ビタミンC，VC
ブドウ果皮色素	類別名	アントシアニン色素

図6 6 簡略名，類別名による表示

| 表6-3 | 用途名併記の表示例

食品添加物	表示例
甘味料	甘味料（スクラロース）
着色料	着色料（赤2），赤色2号
保存料	保存料（ソルビン酸K）
増粘剤，安定剤，ゲル化剤，糊料	増粘剤（キサンタンガム）
酸化防止剤	酸化防止剤（ビタミンC）
発色剤	発色剤（亜硝酸Na）
漂白剤	漂白剤（亜硫酸塩）
防かび剤	防かび剤（イマザリル）

③**一括名で表示**：イーストフード，ガムベース，かんすい，酵素，光沢剤，香料，酸味料，軟化剤（チューインガムに使用する場合に限る），調味料，豆腐用凝固剤，苦味料，乳化剤，水素イオン濃度調整剤（pH調整剤），膨脹剤に限り一括名で表示することができる．ただし，調味料の場合，例えばアミノ酸のみから構成される場合は「調味料（アミノ酸）」，主としてアミノ酸から構成される場合は「調味料（アミノ酸等）」，有機酸のみから構成される場合は「調味料（有機酸）」，主として無機塩から構成される場合は「調味料（無機塩等）」と表示する．

表示の免除　加工助剤（図6-7），キャリーオーバー，栄養強化の目的で使用した添加物は表示を免除される．また，これまで容器包装の表示可能な面積が30 cm^{2}以下であり，表示が困難な場合も表示を省略することができた．しかし，食品表示法により表示可能面積が30 cm^{2}以下の場合にも，保存方法，消費期限または賞味期限，アレルゲン，L-フェニルアラニン化合物を含む旨については省略不可となった．

その他表示の際の注意

①添加物の表示については，「天然」またはこれに類する表現の使用は認められない．

②ばら売りなどにより販売される食品のうち，サッカリンまたはサッカリンナトリウムを含む食品および防かび剤を使用した果実類については，それ

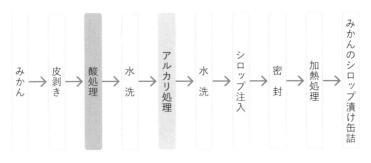

$$HCl + NaOH \rightarrow H_2O + NaCl$$

| 図 6 7 | 加工助剤の例

ぞれの使用に関する表示を行うように指導されている.

③アレルギー物質の表示：卵，乳，小麦，そば，落花生，えび，かにの7品目を原材料とする食品添加物については，原則として「物質名（〜由来）」を表示することが義務づけられている．表示が免除されているキャリーオーバー，加工助剤についてもこれら7品目を原材料とする場合は表示が必要である．また，表示が推奨されている21品目（▶p.206, 207）についても，食品の場合と同様である．

④原材料と添加物の区分：原材料名の項目において原材料と添加物の区分をする場合，記号「／」（スラッシュ）を用いる，改行する，または別欄にて表示する．

6.2 安全性評価

　私たちは，医薬品，食品添加物，農薬，化粧品，環境汚染物質などさまざまな化学物質に囲まれながら生活している．特に食品添加物については好むと好まざるとにかかわらず摂取するものだけに，その副作用や毒性については関心も高い．

　医薬品は，病気にかかった人がそのときだけ使用するもので，投与量は多いが投与期間は比較的短いため，強い副作用以外は治療効果が最優先される．一方，食品添加物は毎日食べる食品に含まれているため，病人，高齢者，子ども

も含め，ほとんどすべての人が少量ではあっても多種類を長期にわたって摂取することになる．したがって，食品添加物の毒性，特に長期毒性や発がん性については医薬品以上に厳密に確認される必要がある．日本においては，食品添加物の安全性を確保するため，表6-4に示したようにさまざまな安全性試験が義務づけられている．

表6-4 食品添加物の安全性試験

28日反復投与毒性試験 90日反復投与毒性試験	従来の亜急性毒性試験に相当するもので，マウス，ラット，イヌなどを用いて行われる．実験動物を種々の濃度の食品添加物を添加した飼料で28日あるいは90日間飼育し，中毒症状を観察する．
一年間反復投与毒性試験	従来の慢性毒性試験に相当するもので，実験動物を種々の濃度の食品添加物を添加した飼料で一年間飼育し，一般状態，体重，摂餌量，飲水量，血液検査，尿検査，眼科学的検査，その他の機能検査，剖検および病理組織学的検査などが行われる．
発がん性試験	一年間反復投与毒性試験と同様の方法で行われ，一般症状や死亡率を観察するとともに，腫瘍の発生の有無について観察する．発がん性試験を行うためには多くの実験動物と長い期間を要するため，これに先立ち変異原性試験などの短期スクリーニング法によって発がん性を予測することが一般に行われている．
繁殖試験	あらかじめ一定期間食品添加物を投与した実験動物の雌雄を交配させ生殖能力や妊娠，哺育など繁殖に及ぼす影響を調べ，さらに次世代に及ぶ繁殖への影響を調べる．
催奇形性試験	食品添加物を添加した飼料で飼育された実験動物の出産直後の胎児について奇形の有無を調べる．
抗原性試験	実験動物の皮膚などに食品添加物を塗布し，血中の抗体産生の有無を調べ，アレルギーとの関連を調べる．
変異原性試験	細胞の遺伝子（DNA）や染色体への影響を調べる試験で，発がん性試験に比べ安価で，しかも短期間で実施できることから発がん性物質のスクリーニングに利用される．
一般薬理試験	食品添加物を投与した実験動物の血圧，体温などさまざまな薬理学的な作用を観察し，食品添加物の毒性や副作用を調べる．
体内動態に関する試験	食品添加物が体内に入って「吸収 absorption」されてから，各種組織に「分布 distribution」し，「代謝 metabolism」され，尿および糞便中に「排泄 excretion」されるまでの挙動を調べる．通常，これら4つの過程の頭文字からADME（アドメ）と呼ばれている．

1 毒性試験

(1) 反復投与毒性試験

反復投与毒性試験は，被験物質を実験動物に長期にわたってくり返し投与することによって現れる毒性を明らかにするもので，毒性が認められる用量，毒性の種類，毒性の程度，毒性を示さない物質の最大用量（無毒性量，NOAEL），正常な動物と比較して何の影響も認められない最大用量（無作用量，NOEL）を求めることを目的として行われる．

食品添加物の安全性評価では，28日間，90日間および一年間の反復投与毒性試験が行われるが，28日および90日間の試験は一年間反復投与毒性試験の用量設定を考慮して行われる．

被験物質の投与経路は，食品添加物や農薬の場合は経口的に投与される．

観察および検査としては，一般状態，体重，飼料摂取量（摂餌量），飲水量，血液学的検査，血液生化学的検査，尿検査，眼科学的検査，剖検，病理組織学的検査などが行われる．

(2) 発がん性試験

食品添加物のように人が長期にわたって摂取するものについては，特に発がん性や催奇形性などの毒性を十分に評価しておく必要がある．

発がん性試験は，げっ歯類に対し被験物質を経口投与して発がん性の有無を明らかにするもので，安全性評価の最も重要な試験である．試験に用いられたすべての実験動物について，病理組織学的検査を実施し，発現した腫瘍の頻度や発生個数が，被験物質投与群で対照群に比べて高い場合は「発がん性あり」と判定される．

実験動物としては，ラット，マウスまたはハムスターのうちの2種以上の雌雄が用いられる．被験物質の投与経路は，原則として経口投与とし，通常，混餌投与または飲水投与により行う．被験物質は，原則として毎日投与し，投与期間はラットでは24か月以上30か月以内，マウスおよびハムスターでは18か月以上24か月以内とする．

　食品添加物のリン酸二ナトリウム中の不純物によって，1955年に悲惨なヒ素ミルク事件が起こった（▶p.139 コラム参照）．このような事故を防ぐために，食品添加物が一定の品質を保つように成分規格が定められている．成分規格とそれらをテストするための試験法，添加物を安全に使うための使用基準（▶p.158）が，1960年，世界に先駆けて公表されたものが「食品添加物公定書」である．当初は198品目の成分規格が収載されていたが，新しい添加物が指定され，また，試験をする分析機器の発達で次第に内容が充実していった．食品衛生法第21条に，厚生労働大臣及び総理大臣は，規格や使用基準，表示基準などが定められた食品添加物については，「食品添加物公定書」にそれらを収載しなければならないことが定められている．現在は，改訂を重ねて2018年に発行された第九版「食品添加物公定書」が使用されており，成分規格・保存基準各条683品目が収載されている．今後，さらに新たな規格や新しい試験法，表示に関する基準などを載せるため，第十版への改定作業が進行している．

(3) 繁殖試験

　雌雄のラットに長期間食品添加物を投与したのち交配させ，生殖能力や妊娠，哺育など繁殖に及ぼす影響を調べ，さらに次世代に及ぶ繁殖への影響を調べる試験である．催奇形性試験も繁殖試験に含まれる．

2 一日摂取許容量

　反復投与毒性試験，発がん性試験，催奇形性試験などの毒性試験の結果に基づき，実験動物に有害な作用を及ぼさない食品添加物の最大量，すなわち無毒性量が決定される．人が食品添加物を毎日摂取しても障害が起こらない体重1 kg当たりの量，すなわち一日摂取許容量（acceptable daily intake；ADI）は，毒性試験から得られた無毒性量に安全係数（種差，個人差を考慮した数値で，通常1/100が用いられる）を乗じて算出される（図6-8）．

$$\frac{\text{一日摂取許容量}}{(\text{mg/kg体重/日})} = \frac{\text{無毒性量}}{(\text{mg/kg体重/日})} \times \text{安全係数}$$

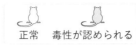
正常　毒性が認められる

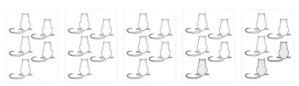

反復投与毒性試験，発がん性試験など

少量 ▭ 多量

食品添加物投与量

$$\underset{\text{(mg/kg体重/日)}}{\text{無毒性量}} \times 安全係数（通常 \frac{1}{100}）= \underset{\text{(mg/kg体重/日)}}{\text{一日摂取許容量}}$$

| 図6 8 | **食品添加物の一日摂取許容量**

COLUMN　**食品添加物がなければできない食品**

　食品のなかには，食品添加物がないとどうしても製造できないものがある．いくつかの例を次に示す．

食　品	用　途	食品添加物の例
豆腐	凝固剤	塩化マグネシウム
チューインガム	ガムベース	チクル
	軟化剤	グリセリン
	香料	ペパーミント
アイスクリーム	増安定剤	ローストビーンガム
	乳化剤	グリセリン脂肪酸エステル
	着色料	カロテン
	香料	バニラ
白砂糖	着色物を吸着する	イオン交換樹脂
		活性炭
かまぼこ	すり身をつくる	ソルビトール
		リン酸塩
まんじゅう	膨脹剤	炭酸水素ナトリウム
みかん缶詰	皮をむく	塩酸，水酸化ナトリウム
パン	イーストフード	塩化アンモニウム，炭酸カルシウム
ラーメン	かんすい	炭酸ナトリウム
炭酸飲料	ガス	二酸化炭素

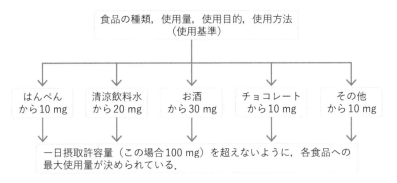

ある食品添加物の一日摂取許容量（ADI mg/kg体重/日）
が100 mgであるとすると，

食品の種類，使用量，使用目的，使用方法
（使用基準）

| はんぺん
から10 mg | 清涼飲料水
から20 mg | お酒
から30 mg | チョコレート
から10 mg | その他
から10 mg |

一日摂取許容量（この場合100 mg）を超えないように，各食品への
最大使用量が決められている．

図6-9 使用基準の設定

　一日に摂取する食品添加物の量は，ここで算出された一日摂取許容量を超えないようにしなければならない．

　種々の食品から食品添加物を摂取しても，摂取量が一日摂取許容量を超えないように，食品添加物を使用することのできる食品の種類や使用量などを限定したものが「使用基準」である（図6-9）．

6.3　保存料

　保存料は，微生物の増殖を抑制する目的で食品に利用されるもので，殺菌料とは異なり殺菌効果はほとんどない．したがって，保存料を使用した食品であっても腐敗の心配がまったくないというのではなく，単に腐敗を遅らせているにすぎないことを認識しておく必要がある．保存料は，性質および利用上から酸型保存料と非解離型保存料に分類される．

　表6-5に保存料の使用基準を，表6-6にADIおよび実態調査による一日摂取量を示した．

　食品に表示する際には，物質名と，用途名である（保存料）を併記する．

表6-5 保存料の使用基準

物質名	対象食品	使用量（使用基準）
亜硫酸ナトリウム 次亜硫酸ナトリウム 二酸化硫黄 ピロ亜硫酸カリウム ピロ亜硫酸ナトリリウム	表6-11 漂白剤参照（▶p.182）	
安息香酸 安息香酸ナトリウム	キャビア	2.5 g/kg 以下[*1]
	菓子の製造に用いる果実ペーストおよび果汁（濃縮果汁を含む）	1.0 g/kg 以下[*1]
	マーガリン	
	清涼飲料水，シロップ，しょう油	0.60 g/kg 以下[*1]
ソルビン酸 ソルビン酸カリウム ソルビン酸カルシウム	チーズ	3.0 g/kg 以下[*2]
	魚肉ねり製品，鯨肉製品，食肉製品，うに	2.0 g/kg 以下[*2]
	いかくん製品，たこくん製品	1.5 g/kg 以下[*2]
	あん類，菓子の製造に用いる果実ペーストおよび果汁，かす漬，こうじ漬，塩漬，しょうゆ漬およびみそ漬の漬物，キャンデッドチェリー，魚介乾製品，ジャム，シロップ，たくあん漬，つくだ煮，煮豆，ニョッキ，フラワーペースト類，マーガリン，みそ	1.0 g/kg 以下[*2]
	ケチャップ，酢漬の漬物，スープ，たれ，つゆ，干しすもも	0.50 g/kg 以下[*2]
	甘酒，はっ酵乳，	0.30 g/kg 以下[*2]
	果実酒，雑酒	0.20 g/kg 以下[*2]
	乳酸菌飲料	0.050 g/kg 以下[*2]
デヒドロ酢酸ナトリウム	チーズ，バター，マーガリン	0.50 g/kg 以下（デヒドロ酢酸として）
ナイシン	食肉製品，チーズ（プロセスチーズを除く）およびホイップクリーム類	0.0125 g/kg 以下[*3]
	ソース類，ドレッシングおよびマヨネーズ	0.010 g/kg 以下[*3]
	プロセスチーズ，洋菓子	0.00625 g/kg 以下[*3]
	卵加工品およびみそ	0.0050 g/kg 以下[*3]
	穀類およびでん粉を主原料とする洋菓子	0.0030 g/kg 以下[*3]
パラオキシ安息香酸イソブチル パラオキシ安息香酸イソプロピル パラオキシ安息香酸エチル パラオキシ安息香酸ブチル パラオキシ安息香酸プロピル	果実ソース	0.20 g/kg 以下[*4]
	酢	0.10 g/L 以下[*4]
	清涼飲料水，シロップ	0.10 g/kg 以下[*4]
	しょう油，	0.25 g/L 以下[*4]
	果実または果菜	0.012 g/kg 以下[*4]
プロピオン酸 プロピオン酸カルシウム プロピオン酸ナトリウム	チーズ	3.0 g/kg 以下[*5]
	パン，洋菓子	2.5 g/kg 以下[*5]

*1 安息香酸として　　*2 ソルビン酸として　　*3 ナイシンAを含む抗菌性ポリペプチドとして
*4 パラオキシ安息香酸として　　*5 プロピオン酸として

表6･6 | 保存料の摂取量

物質名	一日摂取許容量 (mg/kg体重/日)	一日摂取量 (mg/人/日)
安息香酸[*1]	0〜5	1.194[*6]
ソルビン酸[*2]	0〜25	4.407[*6]
デヒドロ酢酸ナトリウム	―[*4]	―[*6,*7]
ナイシン	0.13[*5]	
ナタマイシン	0.3[*5]	0.0011〜0.0058[*6]
パラオキシ安息香酸イソブチル	―[*4]	―[*6,*7]
パラオキシ安息香酸イソプロピル	―[*4]	―[*6,*7]
パラオキシ安息香酸エチル	0〜10	―[*6,*7]
パラオキシ安息香酸ブチル	―[*4]	―[*6,*7]
パラオキシ安息香酸プロピル	―[*4]	―[*6,*7]
プロピオン酸[*3]	制限しない	1.738[*6]

*1 安息香酸および安息香酸ナトリウム
*2 ソルビン酸及びソルビン酸カリウム
*3 プロピオン酸，プロピオン酸カルシウムおよびプロピオン酸ナトリウム
*4 JECFAに規格がなく，ADIは設定されていない
*5 日本で決めたADI
*6 厚生労働省マーケットバスケット法による食品添加物の一日摂取量調査（平成28年度），20歳以上
*7 検出限界以下

1 酸型保存料

　安息香酸とそのナトリウム塩，ソルビン酸とそのカリウム塩，デヒドロ酢酸ナトリウム，プロピオン酸およびプロピオン酸塩（ナトリウムおよびカルシウム）を酸型保存料という．酸型保存料は，中性では電離しているため抗菌性は弱いが，pHが低くなるにつれ非解離分子が増加し，これが微生物にとり込まれて，その代謝を阻害することから，酸性域で抗菌性を発揮すると考えられている．

(1) ソルビン酸，ソルビン酸カリウムおよびソルビン酸カルシウム

　ソルビン酸およびソルビン酸カリウムの保存効力は強いものではないが，細菌，カビ，酵母などに広く効果を発揮することが特徴である．対象食品として，チーズ，魚肉ねり製品，食肉製品，漬物，ジャム，ケチャップなど多くの食品にソルビン酸として許可量が定められている．

　ソルビン酸は，JECFAでADIは0〜25 mg/kg/日と設定されている．厚生労

働省の調査によれば，ソルビン酸の一日摂取量は成人（20歳以上，平均体重58.6 kg）で4.4 mg／人／日で，保存料のなかでは最も多いが，ADIの0.3％である．

(2) 安息香酸および安息香酸ナトリウム

安息香酸は，ソルビン酸より強い保存効力をもつ酸型保存料であるが，抗菌力はpHによって著しい影響を受け，pH 6以上では効力はない．

キャビア，果実ペースト，果汁，マーガリン，清涼飲料水，シロップ，しょう油に使用することが認められている．

② 非解離型保存料

パラオキシ安息香酸エステル類

パラオキシ安息香酸エステル類は，水に溶けにくく，解離しにくい物質であるため，抗菌性はpHに左右されない．

パラオキシ安息香酸エステル類は，日本では表6-6に示す5種が使用を認められている．JECFAでは，エチルエステルのみが認められており，日本で使用を認めていないメチルエステルだけを許可している国もある．

主としてカビ，酵母の増殖を阻止し，その抗菌力は一般に側鎖アルキル基の炭素数が増すにつれて強く，ブチルエステルが最も強い抗菌力を示す．

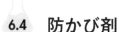

6.4 防かび剤

グレープフルーツやレモンなどのかんきつ類，バナナの多くは諸外国より輸入されていることから，輸送および貯蔵中にカビが発生する．これを防止するためにポスト・ハーベスト・アプリケーション農薬が使用されるが，日本では収穫後に農薬を使用することは認めていないので，食品添加物（防かび剤）としてとり扱われている．

食品に表示する際には，物質名と，用途名である（防かび剤）または（防ばい剤）を併記する．また，ばら売りする商品についてもこの表示を行う．

表6-7に防かび剤の使用基準を示した．

| 表6 7 | 防かび剤の使用基準

食品添加物名	対象食品	使用量(使用基準)
アゾキシストロビン	かんきつ類（みかんを除く）	0.010 g/kg以下
イマザリル	かんきつ類（みかんを除く）	0.0050 g/kg以下
	バナナ	0.0020 g/kg以下
オルトフェニルフェノール オルトフェニルフェノールナトリウム	かんきつ類	0.010 g/kg以下（オルトフェニルフェノールとして）
ジフェニル	グレープフルーツ，レモン，オレンジ類	0.070 g/kg以下
チアベンダゾール	かんきつ類	0.010 g/kg以下
	バナナ	0.030 g/kg以下
	バナナ（果肉）	0.0004 g/kg以下
ピリメタニル	みかん，おうとう，かんきつ類（みかんを除く），すもも，もも	0.010 g/kg以下
	西洋なし，マルメロ，りんご	0.014 g/kg以下
フルジオキソニル	キウィー	0.020 g/kg以下
	かんきつ類（みかんを除く）	0.010 g/kg以下
	あんず*，おうとう*，ざくろ，すもも*，西洋なし，ネクタリン*，びわ，マルメロ，もも*，りんご（*は種を除く）	0.0050 g/kg以下
プロピコナゾール	あんず，おうとう，かんきつ類（みかんを除く），すもも，ネクタリン及びもも	かんきつ類（みかんを除く）0.008 g/kg以下 あんず，おうとう，ネクタリン及びもも 0.004 g/kg すもも 0.0006 g/kg以下

(1) アゾキシストロビン

ストロビルリン系の殺菌料として農薬登録されているが，2013年に食品添加物として新たに指定された防かび剤である．

(2) イマザリル

みかんを除くかんきつ類およびバナナにのみ使用できる．農薬としても，種々の果実類に残留基準が定められている．すなわち，畑に実っているときに，農薬として使われれば，残留基準までの残留が認められ，収穫後に使用した場

合には，食品添加物としての使用基準が適用される．農薬も食品添加物も基準値は同じである．

⑶ オルトフェニルフェノールおよびオルトフェニルフェノールナトリウム

かんきつ類のカビによる被害防止の目的に限り使用が認められている．

⑷ ジフェニル

グレープフルーツ，レモン，オレンジ類の貯蔵，運搬時のカビによる被害を防止するため，紙片にジフェニルを浸潤させたものを果物箱に入れて使用される．近年，市販品からの検出例はみられない．

⑸ チアベンダゾール

かんきつ類に対してはワックスに混入して，バナナに対しては水溶液に浸漬して，軸腐れ病（*Diaporthe citri*）など広範囲の菌に対し，被害防止の目的で用いられる．

⑹ ピリメタニル，フルジオキソニル

この2種類の新たに指定された物質は，植物被害を起こす糸状菌（カビ類）に対して広い抗菌スペクトルを示す殺菌剤で，農薬としてだけではなく収穫後の各種の果実の防かび目的にも使用される．

6.5 殺菌料

殺菌料は，食品中の腐敗微生物を殺すために食品に添加したり，食品製造用機械や器具の殺菌に使用されるもので，保存料より作用が強い．したがって，人体に対する毒性も強いと考えられるが，「最終食品の完成前に分解除去しなければならない」などの規定により，食品への残留はほとんどない．このため，食品への表示は免除されている．

表**6-8**に殺菌料の使用基準を示した．

表6-8 殺菌料の使用基準

物質名	対象食品	使用量及び使用制限
亜塩素酸水	精米，豆類，野菜（きのこ類を除く），果実，海藻類，鮮魚介類（鯨肉を含む），食肉，食肉製品，鯨肉製品，これらを塩蔵，乾燥その他の方法により保存したもの	亜塩素酸として浸漬液又は噴霧液に対し0.40 g/kg以下 最終食品の完成前に分解又は除去すること
亜塩素酸ナトリウム 殺菌料，漂白剤	かんきつ類果皮，さくらんぼ，ふき，ぶどう，もも	最終食品の完成前に分解又は除去すること
	かずのこの加工品，生食用野菜類，卵類	浸漬液の濃度0.50 g/kg以下
	食肉，食肉製品	浸漬液又は噴霧液に対し0.50〜1.20 g/kg以下
過酢酸製剤	鶏の食肉	過酢酸として浸漬液又は噴霧液に2.0 g/kg以下，並びに1-ヒドロキシエチリデン-1, 1-ジスルホン酸として浸漬液又は噴霧液に対し0.136 g/kg以下
	牛，豚の食肉	過酢酸として浸漬液又は噴霧液に1.80 g/kg以下，並びに1-ヒドロキシエチリデン-1, 1-ジスルホン酸として浸漬液又は噴霧液に対し0.024 g/kg以下
	果実，野菜	過酢酸として浸漬液又は噴霧液に0.080 g/kg以下，並びに1-ヒドロキシエチリデン-1, 1-ジスルホン酸として浸漬液又は噴霧液に対し0.0048 g/kg以下
	牛，鶏，豚の食肉，果実並びに野菜の表面殺菌以外の使用不可	
過酸化水素	釜揚げしらす，しらす干し	過酸化水素としての最大残存量0.005 g/kg未満
	その他の食品	最終食品の完成前に分解又は除去すること
次亜塩素酸水 （強酸性次亜塩素酸水） （弱酸性次亜塩素酸水） （微酸性次亜塩素酸水）		最終食品の完成前に除去すること
次亜塩素酸ナトリウム		ごまに使用してはならない
次亜臭素酸水	食肉（食鳥肉を除く）	臭素として浸漬液又は噴霧液に0.90 g/kg以下
	食鳥肉	臭素として浸漬液又は噴霧液に0.45 g/kg以下

(1) 亜塩素酸水

　2013年に指定された添加物であり，今後，使用が増加するものと思われる．

(2) 過酸化水素

　食品中で分解して水と酸素になる．このとき生じる酸素が強い殺菌作用と漂白作用を示す．国際がん研究機関（International Agency for Research on Cancer；IARC）ではグループ3（ヒトに対する発がん性が分類できない）に

分類されているが，弱いながらも発がん性を示すという報告もあることから，「最終食品の完成前に分解または除去すること」と定められている．実際には，かずのこの漂白およびアニサキスの除去にのみ使用されている．

(3) 次亜塩素酸水

使用する場所に機械を設置して塩化ナトリウム水溶液，塩酸，または塩酸に塩化ナトリウムを加えたものを電気分解してつくられる．強い殺菌力があるが，強い臭気があるため，主として食器，容器などに使用されている．最終食品の完成前に除去するように定められている．

6.6 酸化防止剤

食品は微生物によって腐敗するのみならず，空気中の酸素によっても変質（酸化）する．特に油脂食品は酸化され，風味を失ったり，変色するなど品質の劣化を引き起こすだけではなく，酸化によって生じた過酸化物が消化器障害を引き起こすこともある．このため，油脂を含む食品の酸化を防ぐ目的で酸化防止剤が用いられる．酸化防止剤にはL-アスコルビン酸やエリソルビン酸などのように水溶性のものとBHTやα-トコフェロールのように油溶性のものとがあり，水溶性のものは食品の褐変防止に，油溶性のものは油脂類の酸化防止に用いられる．

食品に表示する際には，物質名と，用途名である（酸化防止剤）を併記する．

表6-9に酸化防止剤の使用基準を，表6-10にADIおよび実態調査による一日摂取量を示した．

(1) トコフェロール

トコフェロールは植物油，特に小麦胚芽油（α-，β-トコフェロール：0.055〜0.14％），大豆油（γ-，δ-トコフェロール：0.09〜0.28％），とうもろこし油（γ-トコフェロール：0.09〜0.25％）など各種の油に含まれ，これらの同族体を総称してビタミンEという．ビタミンEの天然のものはすべてD体であ

| 表6-9 | 酸化防止剤の使用基準

物質名	対象食品	使用量及び使用制限(使用基準)
亜硫酸ナトリウム 次亜硫酸ナトリウム 二酸化硫黄 ピロ亜硫酸カリウム ピロ亜硫酸ナトリウム	表6-11　漂白剤参照（▶p.182）	
エチレンジアミン四酢酸 　カルシウムニナトリウム	缶詰，びん詰清涼飲料水	0.035 g/kg以下[*2]
エチレンジアミン四酢酸 　ニナトリウム[*1]	その他の缶詰，びん詰	0.25 g/kg以下[*2]
エリソルビン酸 エリソルビン酸ナトリウム		魚肉ねり製品（魚肉すり身を除く.）及びパンにあっては栄養の目的に使用してはならない. その他の食品にあっては，酸化防止の目的以外に使用してはならない
グアヤク脂	油脂，バター	1.0 g/kg以下
クエン酸イソプロピル	油脂，バター	0.10 g/kg以下（クエン酸モノイソプロピルとして）
ジブチルヒドロキシトルエン	魚介冷凍品，鯨冷凍品	浸漬液について1 g/kg以下[*3]
	油脂，バター，魚介乾製品，魚介塩蔵品，乾燥裏ごしいも	0.2 g/kg以下[*3]
	チューインガム	0.75 g/kg以下
dl-α-トコフェロール		酸化防止の目的に限る
ブチルヒドロキシアニソール	魚介冷凍品，鯨冷凍品	浸漬液について1 g/kg以下[*3]
	油脂，バター，魚介乾燥品，魚介塩蔵品，乾燥裏ごしいも	0.2 g/kg以下[*3]
没食子酸プロピル	油脂	0.20 g/kg 以下[*3]
	バター	0.10 g/kg 以下[*3]

*1 EDTA・Na_2は最終食品の完成前にEDTA・$CaNa_2$にすること
*2 EDTA・$CaNa_2$として
*3 ジブチルヒドロキシトルエンとブチルヒドロキシアニソールを併用する場合は，その合計量

るが，化学合成品は光学異性体であるL体を含むDL体である. dl-$α$-トコフェロールは，日本では「酸化防止の目的にのみ」使用が認められている. ADIは0.15〜2 mg/kg体重である.

表6-10 酸化防止剤の摂取量*1

物質名	一日摂取許容量 (mg/kg体重/日)	一日摂取量 (mg/人/日)
エチレンジアミン四酢酸塩*2	0〜2.5	—*3
エリソルビン酸*4	特定しない	0.2
アスコルビン酸	特定しない	76.7
ジブチルヒドロキシトルエン	0〜0.3	0.009
ブチルヒドロキシアニソール	0〜0.5	—*3
没食子酸プロピル	0〜1.4	—*3
トコフェロール	0.15〜2	6.41*5

*1 厚生労働省 マーケットバスケット法による食品添加物の一日摂取量調査（平成25年，29年度），20歳以上
*2 エチレンジアミン四酢酸カルシウムニナトリウムおよびエチレンジアミン四酢酸ニナトリウム
*3 検出限界以下
*4 エリソルビン酸およびエリソルビン酸ナトリウム
*5 α体に換算して

(2) L-アスコルビン酸（ビタミンC）

L-アスコルビン酸は強い還元力をもつため酸化防止剤として食肉製品，果実缶詰，ジュースなどに広く用いられている．そのほかにも栄養強化，製パン用剤として利用されている．ADIは特定されておらず，使用基準もない．

(3) エリソルビン酸およびエリソルビン酸ナトリウム

ビタミンC（アスコルビン酸）の立体異性体であるが，抗壊血病作用はほとんどない．食品の褐変防止の目的で食肉製品，魚介冷凍品，果実加工品などに広く使用されている．ADIは特定されておらず，酸化防止の目的に限って使用が許可されている．

(4) ジブチルヒドロキシトルエン（BHT）

他の酸化防止剤に比べ安定性が優れており，油脂，バター，魚介冷凍品，魚介乾製品・塩蔵品，チューインガム基剤などに使用が認められている．単品で用いられることは少なく，他の酸化防止剤やアスコルビン酸，クエン酸などと併用されることが多い．

成人（20歳以上）の一日摂取量は0.008 mg／人／日で，対ADI比は0.04％である．

(5) ブチルヒドロキシアニソール（BHA）

安定な酸化防止剤で，油脂，バター，魚介冷凍品，魚介乾製品，魚介塩蔵品，乾燥裏ごしいもなどに使用が認められており，世界的に広く使用されている．厚生労働省のマーケットバスケットによる食品添加物の摂取量調査では定量下限以下である．

6.7 漂白剤

食品中の色素を分解して無色にし，食品の色調を整える目的で使用される．漂白剤には，酸化漂白剤と還元漂白剤とがあり，前者には亜塩素酸ナトリウム，後者には亜硫酸塩類がある．

食品に表示する際には，物質名と，用途名である（漂白剤）を併記する．

表6-11に漂白剤の使用基準を示した．

亜硫酸塩類

亜硫酸ナトリウム，次亜硫酸ナトリウム，二酸化硫黄，ピロ亜硫酸カリウム，ピロ亜硫酸ナトリウムを総称して亜硫酸塩類という．亜硫酸塩類は，すべて同様の効果を示し，漂白剤として用いられているほか，保存料や酸化防止剤としても使用が許可されており，かんぴょう，乾燥果実，干しぶどう，コンニャク粉などさまざまな食品に用いられている．なお，ごま，豆類および野菜への使用は，消費者に品質や鮮度の判断を誤らせるおそれがあることから禁止されている．

| 表6 | 11 | 漂白剤の使用基準

物質名	対象食品	使用量及び使用制限
亜塩素酸ナトリウム 漂白剤, 殺菌料	かずのこの加工品, 生食用野菜類, 卵類, かんきつ類果皮, さくらんぼ, ふき, ぶどう, もも	表6-8　殺菌料参照（▶p.177）
亜硫酸ナトリウム 次亜硫酸ナトリウム 二酸化硫黄 ピロ亜硫酸カリウム ピロ亜硫酸ナトリウム	かんぴょう	5.0 g/kg未満[1,2]
	乾燥果実（干しぶどうを除く）	2.0 g/kg未満[1,2]
	干しぶどう	1.5 g/kg未満[1,2]
	コンニャク粉	0.90 g/kg未満[1,2]
	乾燥じゃがいも, ゼラチン, ディジョンマスタード	0.50 g/kg未満[1,2]
	果実酒, 雑酒	0.35 g/kg未満[1,2]
	キャンデッドチェリー, 糖蜜	0.30 g/kg未満[1,2]
	糖化用タピオカでんぷん	0.25 g/kg未満[1,2]
	水あめ	0.20 g/kg未満[1,2]
	天然果汁	0.15 g/kg未満[1,2]
	甘納豆, 煮豆, えび（むき身）, 冷凍生かに（むき身）	0.10 g/kg未満[1,2]
	その他の食品	0.030 g/kg未満[1,2]

[1] ごま, 豆類および野菜に使用してはならない
[2] 二酸化硫黄としての残存量

6.8 発色剤

　発色剤は, 食品中に存在する不安定な有色物質と結合して, その色を安定に保つことを目的に使用される. 着色料とは異なり, 発色剤自体には色はない. 食肉や魚類に使用されるものと, 野菜の発色に使用されるものがある.

　食品に表示する際には, 物質名と, 用途名である（発色剤）を併記する.

　表6-12に食肉や魚類の発色剤の使用基準を, 表6-13にADIおよび一日摂取量を示した.

| 表6-12 | 食肉・魚介類の発色剤の使用基準

物質名	対象食品	使用量*1
亜硝酸ナトリウム	食肉製品，鯨肉ベーコン	0.070 g/kg以下
	魚肉ソーセージ，魚肉ハム	0.050 g/kg以下
	いくら，すじこ，たらこ	0.0050 g/kg以下
硝酸カリウム 硝酸ナトリウム	食肉製品，鯨肉ベーコン	0.070 g/kg以下

*1 亜硝酸根としての残存量

| 表6-13 | 発色剤の摂取量

物質名	一日摂取許容量(mg/kg体重/日)	一日摂取量*1(mg/人/日)
亜硝酸塩	0～0.06	0.89
硝酸塩	0～3.7	190

*1 厚生労働省 食品添加物一日摂取量総点検調査（平成12年）

亜硝酸ナトリウムおよび硝酸塩（カリウムおよびナトリウム塩）

　食肉や鯨肉の色は，ミオグロビン（肉色素）およびヘモグロビン（血色素）などの色素タンパク質によるものである．これらの色素は不安定であり，空気中に放置したり，加熱することにより，酸化されてメト体になると濁った灰褐色になり，肉の新鮮な色が失われる．

　亜硝酸塩はミオグロビン，ヘモグロビンをニトロソ化して安定体とするので，新鮮な色が保たれる．硝酸塩は肉中の酵素により還元されて亜硝酸塩となり，効力を示す．

　亜硝酸塩は，海産魚介類や魚卵などに含まれる第二級アミンと酸性下で反応して強力な発がん物質であるジメチルニトロソアミンを生成する可能性がある．国際がん研究機関（IARC）ではグループ2A（ヒトでおそらく発がん性を示す）に分類されている．野菜などから多量に摂取した硝酸イオンは，口腔や腸内の微生物によって亜硝酸イオンに変化する．これに比べ食品添加物の発色剤として摂取されている亜硝酸塩はごくわずかである．また，食品中のビタミンCや

一部のアミノ酸がジメチルニトロソアミンの生成を抑制することから，種々の食品を同時に摂取する通常の食事ではこのような問題はほとんどない．

6.9 着色料

　食品をおいしく食べるためには，味，色，香りが大きな要素となる．特に色は食品の選択や食欲の増進に重要な役割を果たす．したがって，食品に美しい色をつけたり，本来食品がもっている固有の色調が加工処理などにより変色したり退色したりした場合に，色調を復元する目的で着色料が使用される．

　しかし，ときには着色が食品の鮮度や品質の判断を狂わせ，またごまかすことになりかねないことから，使用基準によって，そのようなことが起こらないように配慮されている．

　食品に表示する際には，物質名と，用途名である（着色料）を併記する．

　表6-14に着色料の使用基準を，表6-15にADIおよび一日摂取量を示した．

(1) 酸性タール色素（指定添加物）

　現在，食品衛生法の規格基準によって使用が認められているタール色素は12種であり，食品衛生法上の登録検査機関により製品検査が行われている．化学構造によりアゾ系，キサンテン系，トリフェニルメタン系およびインジゴイド系に分類され，すべて水溶性の酸性色素である．このうち8種は，水に不溶なアルミニウムレーキも使用が認められている．福神漬け，紅しょうが，かまぼこ，ハム，ソーセージ，キャンデーなど種々の食品に利用されるが，カステラ，きなこ，魚肉漬物，鯨肉漬物，こんぶ類，しょう油，食肉，食肉漬物，スポンジケーキ，鮮魚介類（鯨肉を含む），茶，のり類，マーマレード，豆類，みそ，めん類（ワンタンを含む），野菜およびわかめ類には使用できない．なお，12種の酸性タール色素のなかに，経口投与により発がん性を示すものはない．

(2) ベニコウジ色素（既存添加物）

　ベニコウジカビの培養液から得られる赤色の色素で，pHの変化に対しては

表6 14 | 着色料の使用基準

物質名	対象食品	使用量及び使用制限（使用基準）
三二酸化鉄	バナナ（果柄の部分に限る），コンニャク	
食用赤色2号 食用赤色2号アルミニウムレーキ		カステラ，きなこ，魚肉漬物，鯨肉漬物，こんぶ類，しょう油，食肉，食肉漬物，スポンジケーキ，鮮魚介類（鯨肉を含む），茶，のり類，マーマレード，豆類，みそ，めん類（ワンタンを含む），野菜及びわかめ類に使用しないこと
食用赤色3号 食用赤色3号アルミニウムレーキ		
食用赤色40号 食用赤色40号アルミニウムレーキ		
食用赤色102号		
食用赤色104号		
食用赤色105号		
食用赤色106号		
食用黄色4号 食用黄色4号アルミニウムレーキ		
食用黄色5号 食用黄色5号アルミニウムレーキ		
食用緑色3号 食用緑色3号アルミニウムレーキ		
食用青色1号 食用青色1号アルミニウムレーキ		
食用青色2号 食用青色2号アルミニウムレーキ		
二酸化チタン		着色の目的以外で使用しないこと
β-アポ-8′-カロテナール β-カロテン		こんぶ類，食肉，鮮魚介類（鯨肉を含む），茶，のり類，豆類，野菜，わかめ類に使用しないこと
水溶性アナトー 　ノルビキシンカリウム 　ノルビキシンナトリウム		
鉄クロロフィリンナトリウム		
銅クロロフィリンナトリウム	こんぶ	0.15 g/kg 以下（無水物中）[*1]
	果実類，野菜類の貯蔵品	0.10 g/kg以下[*1]
	シロップ	0.064 g/kg以下[*1]
	チューインガム	0.050 g/kg以下[*1]
	魚肉ねり製品（魚肉すり身を除く）	0.040 g/kg以下[*1]
	あめ類	0.020 g/kg以下[*1]
	チョコレート，生菓子（菓子パンを除く）	0.0064 g/kg以下[*1]
	みつ豆缶詰または密豆合成樹脂容器包装詰中の寒天	0.0004 g/kg以下[*1]
銅クロロフィル	こんぶ	0.15 g/kg 以下（無水物）[*1]
	果実類，野菜類の貯蔵品	0.10 g/kg以下[*1]
	チューインガム	0.050 g/kg以下[*1]
	魚肉ねり製品（魚肉すり身を除く）	0.030 g/kg以下[*1]
	生菓子（菓子パンを除く）	0.0064 g/kg以下[*1]
	チョコレート	0.0010 g/kg以下[*1]
	みつ豆缶詰または密豆合成樹脂容器包装詰中の寒天	0.0004 g/kg以下[*1]
既存添加物名簿収載の着色料および一般に食品として飲食に供されているものであって添加物として使用されている着色料		こんぶ類，食肉，鮮魚介類（鯨肉を含む），茶，のり類，豆類，野菜，わかめ類に使用しないこと，ただし，金をのり類に使用する場合はこの限りではない

*1 銅として

|表6 15| 着色料の摂取量

物質名	一日摂取許容量 (mg/kg体重/日)	一日摂取量[*1] (mg/人/日)
ノルビキシン[*2]	0～0.6	0.010
ビキシン[*3]	0～12	─[*6]
食用赤色2号[*4]	0～0.5	─[*6]
食用赤色3号[*4]	0～0.1	0.062
食用赤色40号[*4]	0～7	─[*6]
食用赤色102号	0～4	0.005
食用赤色104号	─[*5]	─[*6]
食用赤色105号	─[*5]	─[*6]
食用赤色106号	─[*5]	0.002
食用黄色4号[*4]	0～7.5	0.129
食用黄色5号[*4]	0～2.5	0.001
食用緑色3号[*4]	0～25	─[*6]
食用青色1号[*4]	0～12.5	0.002
食用青色2号[*4]	0～5	─[*6]

*1 厚生労働省 マーケットバスケット法による食品添加物の一日摂取量調査（平成28年度），20歳以上
*2 ノルビキシンカリウム，ノルビキシンナトリウム及びアナトー色素由来のノルビキシンの総量
*3 アナトー色素由来のビキシンの量
*4 そのアルミニウムレーキ由来との総量
*5 JECFAでADIが設定されていない
*6 検出限界以下

比較的安定であるが，光に対しては退色して黄色味を帯びてくる．魚肉ねり製品，畜産加工品，ふりかけ，菓子などに使用される．安全性については十分に検討されており，問題はない．

(3) コチニール色素（既存添加物）

サボテンに寄生するカイガラムシ科のエンジムシの乾燥虫体から得られる赤色の色素で，カルミン酸を主成分とする．熱や光に対して安定で，pHの変化に伴って色調が変化する．飲料をはじめ，水産加工品，農産加工品，菓子などに広く使用されている．安全性については十分に検討されており，問題はない．

(4)　カラメル（既存添加物）

　糖類，デンプン加水分解物，糖蜜などを熱処理して製造する．亜硫酸化合物やアンモニウム化合物を加えることで，4種類のカラメル（I, II, III, IV）がつくられる．これらは色調や耐塩性，耐酸性，耐アルコール性などに違いがあり，用途によって使い分けられる．コーラ，アルコール飲料，乳飲料，コーヒー，しょう油，ソース，菓子などに用いられている．着色料のなかで使用量が最も多い．

(5)　β-カロテン（指定添加物）

　プロビタミンAとも呼ばれている物質で，体内酵素のはたらきでビタミンAに変化する．栄養強化剤としても用いられる．ニンジン，オレンジ，コーンなどに含まれているカロテノイド系の脂溶性黄色色素で，マーガリンなどの油脂食品の着色効果に優れ，水性食品には乳化製剤として用いられる．熱や酸には安定，酸化には不安定で，L-アスコルビン酸との併用で光に非常に安定になる．

6.10　甘味料

　甘味料は，食品に甘味をつけるもので，糖質系の甘味料と非糖質系の甘味料に分類される．糖質系甘味料である砂糖は，最も理想的な甘味をもつが，糖尿病の患者には不適当であり，また肥満や虫歯の原因にもなる．一方，非糖質系の甘味料は甘味度の高いものが多く，エネルギー摂取量を少なく抑えることができるためダイエット食品や糖尿病患者の甘味料として使用される（表6-16）．

　なお，昔から甘味料として使われていた砂糖（ショ糖）やブドウ糖は，食品添加物ではなく食品として扱われる．

　食品に表示する際には，物質名と，用途名である（甘味料）を併記する．

　表6-17に甘味料の使用基準を，表6-18にADIおよび一日摂取量を示した．

表6-16| 食品添加物である甘味料の甘味度の違い（ショ糖を1とした場合）

		甘味料	甘味度
糖質系甘味料 （低甘味度甘味料）	単糖類	キシロース	0.6〜0.8
	二糖類	ショ糖（食品）	1
	糖アルコール	キシリトール	0.85〜1.2
		ソルビトール	0.6〜0.7
非糖質系甘味料 （高甘味度甘味料）	天然系	グリチルリチン	200〜250
		ステビア	200〜400
		タウマチン	1,600〜3,000
	合成系	アスパルテーム	200
		アセスルファムカリウム	200
		サッカリン	500
		スクラロース	600
		ネオテーム	7,000〜13,000
		アドバンテーム	30,000〜40,000

ショ糖より甘味度が低いものを低甘味料，高いものを高甘味料として区分している．

(1) アセスルファムカリウム（指定添加物）

　アセスルファムカリウムは，現在，世界100か国以上で使用が許可されている．砂糖の約200倍の甘味があり，甘さの立ち上がりが早いという特徴がある．水に溶けやすく，耐熱性，耐酸性に優れている．清涼飲料水，乳酸菌飲料，アイスクリーム類，たれ，漬物，あん類など広い範囲で利用できる．

(2) スクラロース（指定添加物）

　スクラロースの原料は砂糖であり，米国，カナダ，ニュージーランドなど20か国以上ですでに使用されている．日本では飲料やデザートなどに使用されている．加熱に対する安定性が優れている．

(3) キシリトール（指定添加物）

　キシリトールは，イチゴやほうれん草などの果実や野菜に含まれている五炭糖の糖アルコールで，一般に木材などの構成キシランを酸加水分解してできるキシロースを原料として生産される．砂糖と同程度の甘味度をもち，溶解時に

表6-17 | 甘味料の使用基準

物質名	対象食品	使用量(使用基準)
アスパルテーム		
アセスルファムカリウム	あん類，菓子，生菓子	2.5 g/kg以下
	チューインガム	5.0 g/kg以下
	アイスクリーム類，ジャム類，たれ，漬物，氷菓，フラワーペースト	1.0 g/kg以下
	果実酒，雑酒，清涼飲料水，乳飲料，乳酸菌飲料，はっ酵乳	0.50 g/kg以下
	砂糖代替食品	15 g/kg以下
	その他の食品	0.35 g/kg以下
	栄養機能食品	6.0 g/kg以下
	特別用途食品の許可を受けた食品	許可量
アドバンテーム		
キシリトール		
グリチルリチン酸二ナトリウム	しょう油，みそ	
サッカリン	チューインガム	0.050 g/kg以下(サッカリンとして)
サッカリンナトリウム	こうじ漬，酢漬，たくあん漬	2.0 g/kg未満[1]
	粉末清涼飲料水	1.5 g/kg未満[1]
	かす漬，みそ漬，しょう油漬の漬物，魚介加工品	1.2 g/kg未満[1]
	海藻加工品，しょう油，つくだ煮，煮豆	0.50 g/kg未満[1]
	魚肉ねり製品，酢，清涼飲料水，シロップ，ソース，乳飲料，乳酸菌飲料，氷菓	0.30 g/kg未満[1]
	アイスクリーム類，あん類，ジャム，漬物，はっ酵乳，フラワーペースト類，みそ	0.20 g/kg未満[1]
	菓子	0.10 g/kg未満[1]
	上記以外の食品および魚介加工品のびん詰，缶詰	0.20 g/kg未満[1]
	特別用途食品の許可を受けた食品	許可量
スクラロース	菓子，生菓子	1.8 g/kg以下
	チューインガム	2.6 g/kg以下
	ジャム	1.0 g/kg以下
	清酒，合成清酒，果実酒，雑酒，清涼飲料水，乳飲料，乳酸菌飲料	0.40 g/kg以下
	砂糖代替食品	12 g/kg以下
	その他の食品	0.58 g/kg以下
	特別用途食品の許可を受けた食品	許可量
D-ソルビトール		
ネオテーム		

*1 サッカリンナトリウムとして

表6-18 甘味料の摂取量[*1]

物質名	一日摂取許容量(mg/kg体重/日)	一日摂取量(mg/人/日)
アスパルテーム	0〜40	—
アセスルファムカリウム	0〜15	1.357
グリチルリチン酸[*2]	—[*5]	0.368
サッカリンナトリウム[*3]	0〜5[*6]	0.112
スクラロース	0〜15	0.825
ステビア抽出物[*4]	0〜4[*7]	0.598[*8]

*1 厚生労働省 マーケットバスケット法による食品添加物の一日摂取量調査（平成27年度），20歳以上
*2 グリチルリチン酸二ナトリウム及びカンゾウ抽出物由来の総グリチルリチン酸
*3 サッカリンとして計算
*4 ステビア抽出物およびα－グルコシルトランスフェラーゼ処理ステビア
*5 JECFAでADIが設定されていない
*6 サッカリン並びにそのカルシウム，カリウム及びナトリウム塩のグループADI（サッカリンとして）
*7 ステビオール配糖体のADI（ステビオールとして）
*8 ステビア抽出物およびα－グルコシルトランスフェラーゼ処理ステビア由来の総ステビオール

吸熱するため，口のなかで爽快で清涼な冷感を与える．加熱に対して安定であり，食品加工の面ではきわめて有用である．日本では1997年に食品添加物として指定され，チューインガム，キャンデー，チョコレートなどに使用されている．ADIは特定されていない．

(4) アスパルテーム（指定添加物）

砂糖の約200倍のくせのない甘味をもつアミノ酸系甘味料で，アスパラギン酸とフェニルアラニンからなるジペプチドのメチルエステルである．多くの国々で食品添加物として使用されている．卓上甘味料，菓子類，乳製品などに広く用いられている．アスパルテームの実用上の難点は，熱により分解し，発酵食品では微生物分解を受け，甘味を失うことである．

食品に使用した際にフェニルケトン尿症の患者が摂取しないように，フェニルアラニン化合物であることを表示することになっている．

(5) サッカリンおよびサッカリンナトリウム（指定添加物）

いずれも無色〜白色の結晶性粉末で，サッカリンは水に難溶であるが，サッカリンナトリウムは水によく溶ける．砂糖の約500倍の甘味があるが，わずかに苦味をもち，砂糖に比較し，長く口中に甘味を残す．

サッカリンは水に溶けにくいので，口中で唾液に徐々に溶け，甘味が持続することからチューインガムのみに使用が認められている．サッカリンナトリウムは，たくあん漬，清涼飲料水，菓子など多くの食品に使用されるが，pH 3.8以下では不安定で，特に加熱すると分解し，甘味を失う．

(6) ステビア抽出物（既存添加物）

ステビア甘味料は，南米原産のキク科植物であるステビアを原料として製造され，その甘味成分の主なものはステビオサイドとレバウディオサイドなどのステビア配糖体である．甘味度は，ステビオサイドが砂糖の200〜400倍，レバウディオサイドが260〜300倍といわれている．漬物，魚肉ねり製品，マヨネーズ，ドレッシング，珍味などに用いられる．

6.11 調味料

調味料は食品に旨味を与え，さらに味を調和させるために用いられるもので，化学的にはアミノ酸系，核酸系，有機酸系，無機塩類に分類される．

食品に表示する際には，「調味料」という一括名で表示してよいが，ほかに，上記の4種類のいずれであるかを併記する (▶p.165).

(1) L-グルタミン酸およびグルタミン酸塩（カリウム，ナトリウム，マグネシウム）

昆布の旨味として知られ，家庭用，飲食店用，食品加工用調味料として広く用いられている．

(2) 5′-イノシン酸二ナトリウム

かつお節の旨味成分であり，各種動物組織に広く分布する．グルタミン酸ナトリウムといっしょに用いると著しく旨味を増すため，これらの混合物が家庭用あるいは業務用の調味料として用いられている．

(3) 5′-グアニル酸二ナトリウム

しいたけの旨味として知られている．

(4) コハク酸およびそのナトリウム塩

コハク酸は調味料として用いられるほか，酸味料や水素イオン濃度（pH）調整剤としても用いられる．主に，清酒，合成清酒，みそ，しょう油などに利用される．コハク酸のナトリウム塩，特に二ナトリウムはハマグリの旨味として知られ，多くの食品に利用される．

(5) 塩化カリウム

塩化カリウムは，減塩を必要とする人のために減塩しょう油などに利用されてきたが，最近ではスポーツ飲料などにも使用されている．

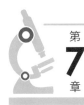

残留農薬，動物用医薬品

7.1 農 薬

　農薬というと，消費者の多くは環境汚染，有害物質と結びつけてしまうほど
マイナスのイメージが強い薬剤である．しかし，人類は農耕生活をはじめて以
来，農作物を病害虫や雑草から守るため常に戦ってきた．病害虫の有効な防除
方法がなかった時代には，例えば日本では，享保年間に稲にウンカによる大被
害が発生して多くの餓死者が出た．また，海外では1845年にアイルランドで
人々の主食であるジャガイモに疫病が大発生し，悲惨な飢饉が生じている．し
かし，科学の進歩による農薬の登場は画期的なものであり，農作物の安定供給
に大きな役割を果たしてきた．現在，日本国内で登録されている農薬は約590
種類（有効成分数）にのぼり，そのなかで農作物の生産に使用されているもの
は殺虫剤，除草剤，殺菌剤など約350種類とされ，世界では800種類ともい
われている．人にとって病気の治療，予防に医薬品がなくてはならないように，
野菜や果実などの農作物を害虫や微生物から守るうえで農薬は不可欠なものと
なっている．

1 農薬の使用目的

　農薬には，①農作物を病害虫やカビ類から守るための殺虫剤，殺菌剤，②雑
草の排除を目的とした除草剤，③農作物の生理機能を増進または抑制して，生
育や開花を調整する植物成長調整剤などがある．農薬を使用目的別にもう少し
詳しくみると表7-1のように分類される．

2 農薬の使用と規制

　農薬はすべて「農薬取締法」により登録を受けなければ農薬として，販売す
ることも使用することもできない．農薬取締法第1条には「農薬について登録
の制度を設け，販売及び使用の規制等を行なうことにより，農業生産の安定と

| 表7-1 | 農薬の使用目的別分類

分 類	用 途
殺虫剤	害虫の駆除
殺菌剤	カビや細菌の殺菌
除草剤	雑草を防除
植物成長調整剤	作物の生育を促進または抑制する
殺鼠剤	野ネズミの駆除
展着剤	薬剤の付着性を高める
誘引剤	害虫を誘引する

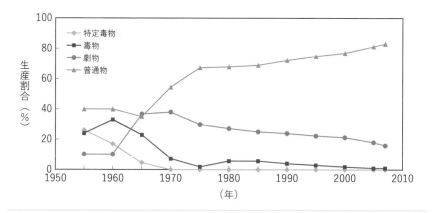

| 図7-1 | 農薬の毒性別生産金額の割合の推移

国民の健康の保護に資することを目的とする」と謳われている．現在，約590種類（有効成分別）が登録されている．

　かつては人に対して毒性の強い有機塩素系農薬（DDT，BHC，アルドリン，ディルドリンなど）や有機リン系農薬（パラチオン，メチルパラチオンなど）が多用されていたが，1970年代に使用禁止措置がとられている．現在では，毒性の低い殺虫剤，殺菌剤，除草剤などが主流となっている．すなわち，毒性の高い毒物および特定毒物に指定された農薬はほとんど使われておらず，安全性の高い普通物が生産金額ベースで約82％を占めている（図7-1）．

　農薬の生産量の推移を見てみると，1980年度の68.4万トンをピークに年々減少傾向を示し，1989年度には53.4万トン，2018年度では，23.6万トンとピーク時の1/3程度となっている．

　食品衛生法により国内産，輸入品を問わず，農作物・食品への残留基準が定められている．残留基準を超える農薬が残留した食品は，輸入，加工，使用，調理，保存が禁止される．日本をはじめとする先進国では，低毒性の農薬を使用しているが，発展途上国のなかには有効性，持続性，経済性の点から，すでに先進国では使用が禁じられている毒性の強い農薬をいまだに使用している国も少なくない．日本や欧米諸国では，DDTは使用されていないが，DDTは蚊が媒介するマラリア対策の特効薬であり，アフリカ，東南アジアや中南米などの国々では，今なお制限を設けて使用している．

COLUMN　農薬使用の歴史的変遷

古代～中世　古代エジプトのイナゴの大発生，ローマ時代の小麦の病害菌による全滅，後漢および日本の大宝元年（701年）のウンカによる稲の大被害などの記録があり，紀元前1000年頃から一部でこれらの防御に硫黄が用いられた．

江戸時代　冷害，風水害，病害虫などによる不作が多発し，飢饉に見舞われた．寛文10年（1670年）に福岡県の一農民により鯨油を水田に注ぎ，ウンカを溺死させる法が考案された．この注油駆除法が日本での合理的害虫防御の第一号である．

明治時代：タバコ浸出液，除虫菊，石油，ヒ素などが殺虫剤に，石灰硫黄合剤が殺菌剤として使用された．

大正時代　硫酸ニコチン，ヒ酸鉛，機械油乳剤が果樹や野菜の殺虫剤として使用された．

昭和初期　硫酸銅と石灰の混液（ボルドー液）がブドウなどの殺菌剤として使用された．この時代までの農薬の主体は無機化合物と植物成分であった．

昭和中期（1950～1970年）　農薬研究は飛躍的発展を遂げ，その主体は有機化合物となった．BHC，DDT，パラチオンなどの殺虫剤，有機水銀などの殺菌剤が開発され，安定した収穫が得られるようになった．しかし毒性が強く，分解されにくいため，体内蓄積，環境汚染が問題となり，やがてこれらの農薬の使用は禁止された．

現代（1970年～）　低毒性，体内蓄積性の少ない，かつ農作物への残留性の少ない農薬の開発が進められ，カルバメート系，ピレスロイド系，低毒性有機リン系およびネオニコチノイド系農薬などが開発されている．

3 農薬の安全性評価

農薬の残留基準値は，動物を用いた急性毒性試験，慢性毒性試験，発がん性試験や変異原性試験などのさまざまな安全性に関する情報に基づき設定されている．これらの各種毒性試験をもとに，動物を使った各種毒性試験において，何ら有害作用が認められなかった最大の投与量（無毒性量，NOAEL）を求め，これを根拠に人が生涯にわたり毎日摂取し続けても危害を受けない一日摂取許容量（ADI）を算出する（図7-2）．一般にADIは，動物実験で得られた結果を人に外挿するため，安全係数として多くの場合1/100をかけて算出される．通常用いられている安全係数（1/100）は，人と実験動物の種差による相違（1/10）と，固体差による影響（1/10）を考慮して設定されたものである．これとは別に，国民健康栄養調査から算出される日本人の一日当たりの平均食品別摂取量と，農薬残留実態調査から試算される理論最大摂取量がADIの80％を超えることがないように残留基準値は設定されている．

2016年（平成26年）からは，農薬の残留基準の設定において，ADIによる長期暴露評価に加え，急性参照用量（ARfD：acute reference dose）による短期暴露評価も導入している．農薬が一定量を超え高濃度に残留する食品を一日以

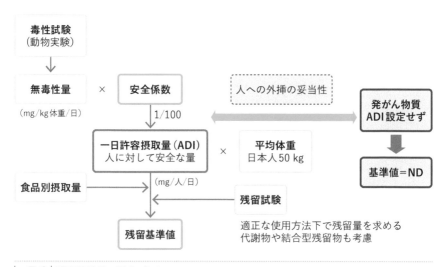

図7-2｜残留基準値の設定プロセス
残留農薬の場合，ADIの80%にならないように設定

> **COLUMN　ポスト・ハーベスト・アプリケーション農薬**
>
> 　欧米では収穫後に防かび，防菌等を目的として，農薬を使用していた．これらはいわゆる収穫後（post harvest）に使用する（application）農薬（pesticide）ということでポスト・ハーベスト・アプリケーション農薬といわれている．
>
> 　近年，食料が世界的に流通するようになったが，日本では収穫後に農薬を使用することは行われていなかった．そこで，同じ物質でも収穫前に使用する農薬とは別に，収穫後に使用するものを食品添加物として扱うこととなった．
>
> 　したがって，収穫前に使用する農薬の場合は従来の考え方で農薬の残留基準に適用し，収穫後に使用する場合は食品添加物の規格基準の規制を受ける．食品添加物としては，かんきつ類や果実類にこれらの基準値が定められている．この考え方は，かんきつ類や果実に同じ物質が残留した場合，その量が問題であることから，いずれの場合も基準値は同じとなっている．

　内（または一時的）に大量に摂取した場合の人の健康に及ぼす影響を評価したものである．ARfDとは，人がある物質を24時間またはそれより短い時間経口摂取した場合に健康に悪影響を示さないと推定される一日当たりの摂取量である．一度にある食品を大量に食べた場合の農薬の摂取量を推定し，ADIに加え，急性的な影響の指標であるARfDを考慮した残留基準の設定がなされている．

7.2 動物用医薬品・飼料添加物

1 動物用医薬品・飼料添加物の使用目的

　牛，豚などの畜産動物やブリ，マダイ，ウナギなどの養殖魚は，安定供給のために生理に反した過密条件下で飼育される場合もあり，病気に罹りやすくなっている．畜水産動物を疾病から守り，高い生産性を得るために用いられる医薬品を「動物用医薬品」と呼ぶ．動物用医薬品は「医薬品医療機器等法（薬機法）」により規制されており，使用目的により，次の3つに分類される．

　①抗菌性物質（抗生物質と合成抗菌剤）

　②ホルモン剤

③寄生虫用剤

　一方，治療を目的としたものではなく，次の①〜③を目的に飼料に混ぜて用いられる薬剤を「飼料添加物」と呼び，「飼料の安全性の確保及び品質の改善に関する法律（飼料安全法）」により規制されている．

　①飼料の品質の低下防止（抗酸化剤，防かび剤）
　②飼料の栄養成分その他の有効成分の補給（アミノ酸，ビタミン剤）
　③飼料が含有している栄養成分の有効な利用の促進（抗生物質，合成抗菌剤）

　一般に，治療を目的に動物用医薬品として用いられる場合は，短期間，高用量投与で使用され，飼料添加物として用いられるときは，疾病の治療・予防を目的としたものではないことから，長期間，低用量投与されている．

2　動物用医薬品の使用と規制

　日本では，生産段階において「医薬品医療機器等法（薬機法）」および「飼料安全法」により動物用医薬品や飼料添加物の適正使用を義務づけ，畜水産物中に薬物が基準値を超えて残留することがないように規制している．さらに，と畜処理あるいは水揚げされて畜水産物となった段階では「食品衛生法」により残留規制が行われ，畜水産物の安全性確保が図られている（図**7**-**3**）．

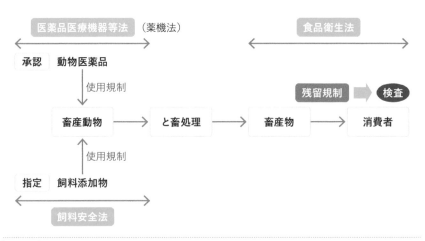

| 図**7** **3** | 畜水産物の安全性確保の概要

❸ 薬剤耐性菌出現の問題

抗生物質は人類および家畜類と細菌の闘いにすばらしい成果を上げてきた．しかし，1942年にペニシリンが医薬品として使用をはじめた数年後には，耐性を示す黄色ブドウ球菌が出現した．これは抗生物質と耐性菌との闘いのはじまりであり，抗菌薬開発の歴史は薬剤耐性菌との闘いの歴史ともいえる．薬剤耐性菌治療の切り札として開発されたメチシリンに耐性を示す黄色ブドウ球菌（メチシリン耐性黄色ブドウ球菌：MRSA）が出現し，1980年代以降，院内感染症の元凶のように恐れられている．MRSAの出現は，感染症の治療あるいは予防対策に抗菌性物質を乱用し続けたことが原因とされている．

耐性菌の出現を抑制するため，ヒト治療用抗生物質の飼料添加を規制する努力がなされている．1969年，イギリスでは動物の耐性菌が人に感染する可能性があることから，「ヒト用抗生物質を家畜の発育促進を目的とした飼料に添加して使うべきではない」とするスワン勧告がなされている．EUでは，1999年にヒト用抗生物質の飼料への使用全面禁止を議決し，2006年から施行されている．

日本においても薬剤耐性菌出現を抑制する観点から，人の医療上重要な抗菌性物質製剤であるフルオロキノロン剤などについては，他の抗菌性物質製剤が無効な場合のみ使用するなどのリスク管理措置がとられている．さらに，飼料添加物に用いられてきた抗生物質，バージニアマイシン，硫酸コリスチン，リン酸タイロシンやオキシテトラサイクリン，クロルテトラサイクリンについても，薬剤耐性菌の広がりを抑制するため，2018〜2019年にかけて飼料添加物としての指定がとり消されている．

7.3 ポジティブリスト制度

❶ ネガティブリスト制度からポジティブリスト制度へ

日本では，昭和43年（1968年）にBHC，DDT，パラチオン，ヒ素，鉛に，食品衛生法第13条に基づく残留基準が初めて設定された．その後，何度か見直しが行われ，農薬250品目，動物用医薬品33品目に残留基準値が設定され，基準値を超える場合に限って食品の販売を禁止するネガティブリスト制度が実

施されてきた．

　しかし，平成15年（2003年）5月の食品衛生法の改正により残留基準の設定されていない農薬，飼料添加物，動物用医薬品が残留する食品の販売等を原則禁止するポジティブリスト制度が導入されることとなり，平成18年（2006年）5月より施行された（図7-4）．農薬，動物用医薬品等を合わせ約800種類に残留基準が設定されている．ポジティブリスト制度とは，原則使用を禁止したうえで，使用を認める物質をリスト化する制度である．国が規格基準を定めた物質についてのみ使用可能，すなわち安全性を評価して安全性が担保された物質でなければ使用できない制度である．一方，ネガティブリスト制度とは，使用を原則認めたうえで，使用を制限する物質をリスト化する制度である．国が規格基準を定めた物質についてのみ規制される．

　ネガティブリスト制度のときは生鮮食品のみが対象食品であったが，ポジティブリスト制度導入により，加工食品も含むすべての食品が対象となった．なお，農薬，飼料添加物および動物用医薬品について，厚生労働大臣が人の健康を損なうおそれがないことが明らかであるとして指定する農薬等（76物質：2022年12月現在）はポジティブリスト制度の対象外とされた．それ以外については食品の成分にかかわる規格（残留基準）が定められているものについては，残留基準を超えて農薬等が残留する食品の販売などを禁止すること，残留

従前の規制
（ネガティブリスト制度）

食品中の農薬，動物用医薬品等

〈リスト〉
リスク管理の必要性が高い農薬等（283品目）に食品ごとに残留基準を設定

リストに掲載されていなければ規制されない

ポジティブリスト制度
平成18年（2006年）5月施行時

食品中の農薬，動物用医薬品等

〈リスト〉
国内外で使用されている農薬等（799品目）に食品ごとに残留基準を設定（暫定基準を含む）

リストに個別の残留基準が定められていない食品
＝0.01 ppm（一律基準）

| 図7-4 | 食品中の農薬，動物用医薬品等のポジティブリスト制度

基準が定められていないものについては一律基準として0.01 ppmを超える食品の販売が禁止された.

2 暫定基準

　平成15年 (2003年) の食品衛生法改正により, 食品中に残留する農薬, 飼料添加物及び動物用医薬品について, ポジティブリスト制度が導入された. この制度が導入された当初は, 従来の残留基準が継続されたものが41品目 (本基準) であり, それまで国内登録がなく残留基準値が設定されていなかったものや, 一部の食品にしか基準値がなかったもの等, 760品目については, 暫定基準が設定された. 食品安全基本法第11条3「人の健康に悪影響が及ぶことを防止し, 又は抑制するため緊急を要する場合で, あらかじめ食品健康影響評価を行ういとまがないとき」の場合は, 暫定的な基準であってもこれを設定し規制を開始することが食品の安全性確保につながるとの観点から, 設定されている. 暫定基準は, コーデックス基準があるものは, 原則としてコーデックス基準を参照し, ないものは欧米等の基準値などを参照し設定されている. この暫定基準について, 国内外における使用実態等を踏まえて, 順次, 本基準への移行が進められている (図7-5). しかし, ポジティブリスト制度が導入されて10年以上が経過しているが, 約4割はいまだ暫定基準が用いられている.

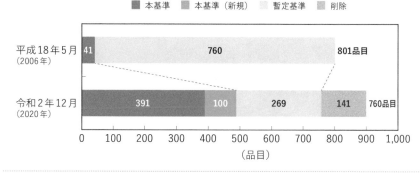

図7 5 ポジティブリスト施行後の農薬等の残留基準の見直し状況

ポジティブリスト制度導入後に新規に残留基準を設定した項目数100件, 削除した項目数141件

第 8 章

Food Hygiene and Safety

食品の表示と規格基準

8.1 食品表示制度の概要

　食品に表示されている原材料名，食品添加物，原産地などの食品表示は，消費者が食品を摂取する際の安全性の確保や食品を購入するときに，正しく食品の内容を理解し，選択したり，適正に使用したりするうえでの重要な情報源となっている．また，行政サイドにとっても事件・事故が生じた場合には，その責任の追及や製品回収等の行政措置を迅速かつ的確に行うため重要である．食品の表示は，これまで主に食品衛生法，旧JAS法（農林物資の規格化及び品質表示の適正化に関する法律）および健康増進法の三法により規制されてきたが，食品表示法が平成25年（2013年）6月に制定され，食品表示にかかわる規定が一元化された（図8-1）．平成27年（2015年）4月から施行されたが，アレルギー表示の見直し，栄養成分表示の義務化，機能性表示食品制度の新設など，多くの変更点が加えられたことから，生鮮食品の表示については1年6か月，加工食品および添加物の表示については5年間の経過措置期間（新基準に基づ

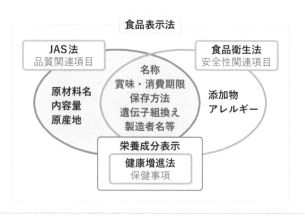

| 図8 1 | 食品表示は食品表示法へ一元化

く表示への移行の猶予期間）が設けられた．すでに，生鮮食品は平成28年（2016年）9月30日をもって新表示に完全移行しており，加工食品および添加物についても，令和2年（2020年）4月1日から施行されている．

8.2 食品表示法による表示

詳細な表示のルールは，「食品表示基準（内閣府令第10号，平成27年3月20日）」で規定されている．食品表示基準では，食品表示のルールをわかりやすくするため，食品を「加工食品」「生鮮食品」「添加物」の3つに大分類（表8-1）している．農産物，畜産物，水産物などの生鮮食品には，名称，原産地の表示が，加工食品では，1. 名称，2. 原材料名，3. 添加物，4. 内容量，5. 消費・賞味期限，6. 保存方法，7. 製造者，8. 製造所，9. 栄養成分表示が義務化されている．さらに，アレルゲンおよび遺伝子組換え食品を含む加工食品では，対象食品を含む旨の表示が義務となっている．

一般的に，加工食品は，製造や加工の工程を経て，食品としての本質が変化したり，新たな属性が加わったりする．このことから，消費者は，その食品を一見しただけでは，原材料などの情報を得られないことから，より詳細な表示がなされている．一方，生鮮食品は，流通過程においてそのような変化等がな

| 表8 1 | 食品区分の定義

食品区分	定　義
加工食品	製造又は加工された飲食物をいう
	加工食品は，加工度によって「製造」と「加工」に分類される．「製造」とは，原料として使用したものと本質的に異なる新たな物を作り出すこと．「加工」とは，あるものを材料としてその本質は保持させつつ，新しい属性を付加することである．
生鮮食品	加工食品及び添加物以外の食品
	製造又は加工されていない食品．肉をスライス，ミンチしたり，小分けや冷凍などしても生鮮食品．但し，複数の肉を混ぜてミンチすると加工食品になる．
添加物	食品衛生法第4条第2項に規定するもの．

いことから，比較的容易にその食品についての情報を得ることができ，義務化されている表示は名称，原産地のみである．

「添加物」とは，食品の製造の過程において又は食品の加工若しくは保存の目的で，食品に添加，混和，浸潤その他の方法によって使用されるものであり，「加工食品」や「生鮮食品」とはその特性等が異なることから，別の区分とされている．

なお，外食や仕出し，店頭の量り売りなど対面販売はこれまでどおりで表示の義務は免除されている．

1 栄養成分表示／栄養強調表示

食品表示法では，「加工食品及び添加物」に，原則として栄養成分表示を義務化した．また，将来的に義務化をめざす項目として，「任意」の項目が新たに定められている．

義務表示 エネルギー，たんぱく質，脂質，炭水化物，ナトリウム（食塩相当量で表示）

任意（推奨）表示 飽和脂肪酸，食物繊維

任意（その他）表示 糖類，糖質，コレステロール，ビタミン・ミネラル類

原則としてあらかじめ包装されたすべての加工食品に栄養表示が義務づけられたが，表示が困難な場合は，例外規定が設けられている．外食や中食，量り売りなどの対面販売の場合はそもそも食品表示の適用外であるが，スーパーのバックヤードなどで製造され販売される弁当等の食品も，栄養表示の省略が可能となっている．また，「容器包装の表示可能面積がおおむね30平方cm以下であるもの」「酒類」「栄養の供給源としての寄与の程度が小さいもの（スパイスなど）」「極めて短い期間で原材料が変更されるもの（日替わり弁当など）」も省略可能となっている．

食品表示基準では，その欠乏や過剰な摂取が国民の健康の保持増進に影響を与えている栄養成分について，補給ができる旨や適切な摂取ができる旨の表示をする際の基準も定めている．栄養強調表示は，次の3つに分類される．

①補給ができる旨の表示（栄養成分の量が多いことを強調）

　強調表示の種類：高い旨，含む旨，強化された旨

②適切な摂取ができる旨の表示（栄養成分の量又は熱量が少ないことを強調）

　　強調表示の種類：含まない旨，低い旨，低減された旨

③添加していない旨の表示（無添加を強調）

　　強調表示の種類：無添加強調表示

　例えば，補給ができる旨の表示の表現例は，高い旨「〇〇たっぷり，高〇〇」，含む旨「〇〇含有，〇〇入り」，強化された旨では「〇〇30％アップ，〇〇2倍」などとして表示される．

② 期限表示（消費期限，賞味期限）

　品質が急速に劣化する食品には「消費期限」を，それ以外の食品には「賞味期限」を表示しなければならない（図8-2）．

消費期限　過ぎたら食べないほうがよい期限．定められた方法により保存した場合，腐敗，変敗その他の品質の劣化に伴い安全性を欠くおそれがないと認められる期限で，年月日で示す．

賞味期限　おいしく食べることができる期限．定められた方法により保存した場合，期待されるすべての品質の保持が十分に可能であると認められる期限．

　なお，消費期限，賞味期限とも容器包装が開封されていない製品の期限であ

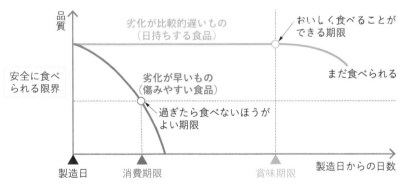

※消費期限や賞味期限は，未開封の状態で，保存方法に表示されている方法で保存した
　場合の期限ですので，開封後や決められた方法で保存していない場合には，期限が過
　ぎる前であっても品質が劣化していることがあります．

|図8-2｜消費期限と賞味期限のイメージ

〔消費者庁「知っておきたい食品の表示」から引用〕

る．また，塩や砂糖は時間の経過による品質の変化が極めて少ないため，賞味期限の表示は免除されている．

❸ アレルギー物質を含む食品（アレルゲンを含む食品の表示）

日常的な食物の摂取により，免疫学的な反応が起こり，食物を抗原とするアレルギー症状が引き起こされることを食物アレルギー（Food Allergy）という．食物アレルギーは，アレルギーの原因となる特定の抗原（アレルゲン）を摂取することでアレルギー症状が起こる．なかにはごく微量で発症し，アナフィラキシーショックを起こし，不幸にも死亡する例もある．近年，このような食物アレルギーによる健康被害が多くみられるようになったが，食物アレルギー患者にとっては，食物アレルギーの発症を防ぐには，原因となる食物の摂取を避けること以外に方法がない．そのため，アレルゲンを含む食品に関する表示（以下，アレルギー表示）を義務づけしている．

(1) 特定原材料

食物アレルギー症状を引き起こすことが明らかになった食品のうち，特に発症数，重篤度から勘案して表示する必要性の高いものを「特定原材料」として定め，表示を義務づけている．なお，アレルギー発症数，重篤度などから，義務づけではなく，通知で表示を推奨するものもある．

食品表示基準で定められている，表示が義務の品目は「えび，かに，小麦，そば，卵，乳，落花生，くるみ」の8品目（特定原材料）であり，アレルギーの発生頻度は卵，乳，小麦の順とされている．なお，くるみは2023年3月に特定原材料に追加されたものであり，2025年3月まで経過措置期間が設けられている．一方，通知で表示を推奨されている品目は「アーモンド，あわび，いか，いくら，オレンジ，カシューナッツ，キウイフルーツ，牛肉，ごま，さけ，さば，大豆，鶏肉，バナナ，豚肉，まつたけ，もも，やまいも，りんご，ゼラチン」の20品目（特定原材料に準ずるもの）である（表8-2上）．

(2) 個別表示と一括表示

アレルギー表示は，原材料ごとに特定原材料等を含む旨を書く「個別表示」

と，最後にまとめて記載する「一括表示」があり，どちらでもよいとされてきた．しかし，食品表示法では，個別表示が原則であり，一括表示については，表示面積に限りがあり，個別に記載ができない場合など，例外として原材料と添加物の直後にまとめてカッコ書きする方法（一括表示）が認められている（表8-2下）．

(3) 特定加工食品の廃止について

特定原材料名を含まないが，特定原材料を含むと考えられるような特定加工食品（例：マヨネーズ→卵を含むと考えられる，パン→小麦を含むと考えられる）や特定加工食品名を含むことから，特定原材料を含むと考えられるような拡大表記（例：ロールパン→パンの部分から小麦を含むと考えられる）は，食品表示基準により廃止された．今後は「マヨネーズ（卵を含む）」，「パン」小

表8-2 | アレルギー物質を含む食品の表示

特定原材料等の名称		理 由	表示の義務
特定原材料 (8品目)	えび，かに，小麦，そば，卵，乳，落花生，くるみ	特に発症数，重篤度から勘案して表示する必要性の高いもの	表示義務
特定原材料に準ずるもの(20品目)	アーモンド，あわび，いか，いくら，オレンジ，カシューナッツ，キウイフルーツ，牛肉，ごま，さけ，さば，大豆，鶏肉，バナナ，豚肉，まつたけ，もも，やまいも，りんご，ゼラチン	症例数や重篤な症状を呈する者の数が継続して相当数みられるが，特定原材料に比べると少ないもの	表示を奨励 (任意表示)

表示例 （アレルギー表示は，原則，個別表示，例外として，一括表示も可.）

【個別に表示する場合】

原材料名：じゃがいも，にんじん，ハム（卵・豚肉を含む），マヨネーズ（卵・大豆を含む），たんぱく加水分解物（牛肉・さけ・さば・ゼラチンを含む）／調味料（アミノ酸等）

【一括して表示する場合】

原材料名：じゃがいも，にんじん，ハム，マヨネーズ，たんぱく加水分解物／調味料（アミノ酸等），（一部に卵・豚肉・大豆・牛肉・さけ・さば・ゼラチン含む）

表 8-3 | 代替表記と拡大表記の例

特定原材料	代替表記	拡大表記の例
卵	玉子, たまご, タマゴ, エッグ, 鶏卵, あひる卵, うずら卵	厚焼玉子, ハムエッグ
乳	ミルク, バター, バターオイル, チーズ, アイスクリーム	アイスミルク, 生乳, 牛乳, ガーリックバター, プロセスチーズ, 乳糖
小麦	こむぎ, コムギ	小麦粉, こむぎ胚芽

麦を含む)」といったアレルギー表示が必要となった.

　なお, 限られた表示スペースに特定原材料等に関する表示を行っていくことには限界があるため, 特定原材料等と表示方法や言葉が違うが, 特定原材料等と同じものであることが理解できる表示として「代替表記」と「拡大表記」が認められている (表8-3).

代替表記　特定原材料等と表示方法や言葉が違うが, 特定原材料等と同じものであることが理解できる表記. 例えば,「卵」の場合では,「玉子, 鶏卵」など.

拡大表記　特定原材料名又は代替表記を含んでいるため, 特定原材料等を使った食品であると理解できる表記. 例えば,「卵」の場合では,「厚焼玉子, ハムエッグ」など.

(4) アレルゲンの検出法

　特定原材料を検出するための検査法は, 通知として示されており, 検査結果と製造記録から表示が適正かどうか判断される. 食品中の特定原材料等由来のタンパク質を定量的に検出する手法として, 一般的には, 抗原抗体反応を利用したELISA法が用いられる. 定性検査法には, ウエスタンブロット法やPCR法があり, 一般に, 卵, 乳についてはウエスタンブロット法が用いられ, 小麦, そば, えび, かに, 落花生についてはPCR法が用いられる (アレルギー物質を含む食品の検査方法について, 平成22年9月10日消食表第286号).

　食物アレルギーは, ごく微量のアレルギー物質によって発症することがあり, 原材料としての使用の意図の有無にかかわらず当該原材料を含む旨を表示する必要がある. しかし, 例外的に, 食品中に含まれる特定原材料等の総タンパク量が, 数μg/g濃度レベルに満たない場合は表示が免除される.

COLUMN　特定原材料の検査法

ELISA法：enzyme linked immuno sorbent assay（酵素免疫測定法）の略．抗原抗体反応および酵素反応による発色・発光により，試料中の目的タンパク質を検出・定量する．

PCR法：polymerase chain reaction法の略．試料中に含まれる目的物質の特異的DNA領域を増幅し，検出する．DNAを検出するため，ELISA法より特異性が高い．

ウエスタンブロット法：試料中のタンパク質を電気泳動で分離後，膜に転写し，膜上で抗原抗体反応を行って，目的タンパク質を検出する．分子量により分離されるのでELISA法より特異的．

4 遺伝子組換え食品の表示

　従来，おいしくてかつ病気に強い品種を得るため，おいしいけれど病気に弱い品種と病気に強いけれどおいしくない品種を何度も交配させて品種改良が行われてきた．遺伝子組換えとは，農作物などに有用な性質を与えるため，他の生物から有用な遺伝子をとり出し，農作物の遺伝子のなかに組み込むことにより，品種改良を行う技術である．ただし，従来の品種改良と大きく異なる点は，組み込む遺伝子が種の壁を大きく超えていろいろな生物から得られることである．遺伝子組換え技術により有用な農作物を手に入れることが可能になった．

(1) 遺伝子組換え食品の安全性審査

　遺伝子とは，染色体のなかにある遺伝情報を司るもので，人間には約2万数千の遺伝子があるといわれている．遺伝子の情報により，生物特有のタンパク質や酵素がつくられる．遺伝子組換え食品の安全性審査は，主に「組換えDNA技術により付加される全ての性質」および「組換えDNA技術に起因し発生するその他の影響が生ずる可能性」について審査することとなる（表8-4）．現在（2022年4月），安全性審査が終了した遺伝子組換え食品は，大豆，トウモロコシ，ジャガイモ，ナタネ，わた，てんさい，アルファルファ，パパイヤ，からしなの9作物，331品種，さらに食品添加物75品目となっている．なお，国内では前記の遺伝子組換え作物は商業的には栽培されていないので対象となる農作物はすべて輸入食品である．

| 表8-4 | 遺伝子組換え食品の安全性審査 |

1	挿入遺伝子の安全性
2	挿入遺伝子により産生されるタンパク質の有害性の有無
3	アレルギー誘発性の有無
4	挿入遺伝子が間接的に作用し，他の有害物質を産生する可能性の有無
5	遺伝子を挿入したことにより成分に重大な変化を起こす可能性の有無

| 表8-5 | 遺伝子組換え食品の表示 |

遺伝子組換えである	遺伝子組換えであることが明らかな場合
遺伝子組換え不分別	遺伝子組換えと非遺伝子組換えを分別していない場合
遺伝子組換えでない＊	分別された非遺伝子組換えの場合

＊ 任意表示（表示しなくともよい）

(2) 遺伝子組換え食品の検査

　遺伝子組換え食品の検査は，導入された遺伝子，あるいは遺伝子からつくられるタンパク質を検査する方法が行われている．しかし，加工食品は，加工過程で熱や圧力によって遺伝子やタンパク質が変性を受けるため，検査が困難な場合がある．

(3) 遺伝子組換え食品の表示

　遺伝子組換え食品は新しい技術なので，消費者にその選択を可能にするために表示が義務づけられている（表8-5）．ただし，すべての場合に義務づけられているのではなく，作物に含まれる遺伝子と，それから発現したタンパク質が残存する可能性のあるものに表示の義務がある．例えば，大豆の場合，豆腐，納豆では遺伝子やタンパク質が残っていることから遺伝子組換え食品の表示の義務がある．一方，しょう油は発酵過程で遺伝子やタンパク質が分解されており，また大豆油は油しかないので表示の義務はない．なお，従来のものと組成，栄養価などが著しく異なる高オレイン酸遺伝子組換え大豆の場合には，組み換えられたDNAやタンパク質が検出不可能であっても油成分が従来品種に比べ

て大きく異なることから「高オレイン酸遺伝子組換えである」旨の表示が義務づけられていた．しかし，従来育種により高オレイン酸大豆の生産が可能となったことから，2022年3月に義務表示の対象から削除された．

また，遺伝子組換え農産物が主な原材料（原材料の上位3位以内で，かつ全重量の5％以上を占める）ではない場合には表示義務はない．

⑷ *ゲノム編集食品*

遺伝子組換え食品は，本来その生物にはない遺伝子を外から組み込むことにより得られたものである．一方，ゲノム編集食品は，生命の設計図であるゲノムを改変してつくられることは遺伝子組換え食品と同じであるが，他の生物の遺伝子は導入されない．一般に自らの遺伝子の一部を制限酵素により切断してつくり出される．ゲノム編集食品は，従来の品種改良や突然変異によりつくられたものと見分けがつかないことから，厚生労働省は安全性審査を義務づけせず，届出制度とした（2019年10月）．表示についても，消費者庁は義務化せず，ホームページなどでの任意の情報提供を求める方針とされている．

5 原材料と添加物の明確化

従来の原材料名の欄は，原材料の量の多い順で表示し，続いて食品添加物も量の多い順で表示するという原則に変更はない．しかし，原材料と添加物のどちらなのかわかりにくかったことから，食品表示法では，次に示す方法により明確に区分をつけて表示することを義務づけた（▶p.163〜166）.

- 原材料と添加物を記号「／」で区分して表示する
- 原材料と添加物を改行して表示する
- 原材料と添加物の間にラインを引いて区別する
- 原材料名の下に添加物の事項名を設けて表示する

6 安全性に関する情報の省略不可

表示可能面積が小さい食品（表示面積がおおむね30平方cm以下の場合）については，安全性に関する情報（消費期限又は賞味期限，保存方法，アレルゲン，L–フェニルアラニン化合物を含む旨）の表示は省略可能であった．しか

し，食品表示法による食品表示基準では省略不可となり，安全性に関する情報は小面積の食品に対しても表示が義務化された．

7 加工食品と生鮮食品の区分

食品表示法による食品表示基準では，これまでJAS法と食品衛生法によって異なっていた「加工食品」と「生鮮食品」の区分を整理している．新基準では「乾燥，軽度の撒塩，調味」したものは，加工食品の分類に変更され，たとえば乾燥果実のドライマンゴーは食品衛生法で生鮮食品であったが，JAS法に合わせて加工食品の扱いになった．

「加工食品」は，「製造又は加工された食品」と定義され，「生鮮食品」は，「加工食品及び添加物以外の食品」と定義され，単に水洗いや切断，冷凍等したもの等が該当する．

また，混合，盛り合わせの場合には，同種混合は生鮮食品，異種混合は加工食品となる．たとえば，豚肉の単品ミンチは生鮮食品，豚肉と牛肉の合挽ミンチは異種混合なので，「加工食品」となる（表8-1）．

8 原料原産地表示の導入

ハムやソーセージ，冷凍食品等の加工食品には，これまで一部の加工食品にのみ原料の原産地表示が行われていた．しかし，平成29年（2017年）9月に食品表示基準が改正され，国内でつくられたすべての加工食品に，原料原産地表示を行うことが義務づけられた．本制度の経過措置期間は令和4年（2022年）3月までとされている．

8.3 保健機能食品制度および特別用途食品制度

1 保健機能食品制度

保健機能食品制度は，消費者が安心して食生活の状況に応じた食品の選択ができるよう，適切な情報提供をすることを目的とした制度である．国が安全性や有効性等を評価して設定した基準等を満たしている場合，「保健機能食品」

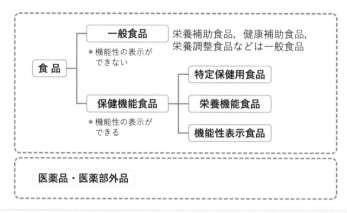

図8-3 一般食品と保健機能食品

表8-6 特定保健用食品の保健用途と関与成分の例

表示できる 保健の用途	機能性関与成分
おなかの調子を整える	オリゴ糖（キシロオリゴ糖，フラクトオリゴ糖，イソマルトオリゴ糖），食物繊維（難消化性デキストリン，小麦ふすまなど），乳酸菌類（ビフィズス菌，カゼイ菌）など
コレステロールが高めの方に	低分子化アルギン酸ナトリウム，キトサン，茶カテキン，植物ステロールなど
血圧が高めの方に	サーデンペプチド，GABA，杜仲葉配糖体，ラクトトリペプチドなど
骨の健康が気になる方に	大豆イソフラボン，ビタミンK_2，カルシウム，MBPなど
歯の健康維持に役立	パラチノース，キシリトール，CPP-ACP，リン酸化オリゴ糖カルシウムなど
血糖値が気になり始めた方に	難消化性デキストリン，グァバ葉ポリフェノール，小麦アルブミンなど
血中中性脂肪が気になる方に	難消化性デキストリン，グトビン蛋白分解物，EPA，DHAなど

CPP＝カゼインホスホペプチド，CCM＝クエン酸リンゴ酸カルシウム，GABA＝γ-アミノ酪酸，CPP-ACP＝乳たんぱく分解物，EPA＝エイコサペンタエン酸，DHA＝ドコサヘキサエン酸，MBP＝乳塩基性タンパク質

である旨を表示できる.

　保健機能食品は，「特定保健用食品」および「栄養機能食品」と，食品表示法により，新たに加わった「機能性表示食品」の3つに分類される（図8-3）.

(1) 特定保健用食品

特定保健用食品は，身体の生理学的機能などに影響を与える保健機能成分を含む食品で，血圧，血中のコレステロールなどを正常に保つことを助けたり，お腹の調子を整えたりするのに役立つなどの特定の保健の用途に資する食品といえる．特定保健用食品に含まれる保健機能を有する成分，「関与成分」の表示については消費者庁の許可を受ける必要がある（表8-6）(▶p.213)．消費者庁の審査を経て許可された食品は特定保健用食品として図8-4のマークと，特定の保健機能について表示することができる．表示項目として，特定保健用食品である旨，関与成分，特定の保健用途の表示，一日当たりの摂取目安量，摂取するうえでの注意などがある．

特定保健用食品は，特定保健用食品，特定保健用食品（疾病リスク低減表示），特定保健用食品（規格基準型），条件付き特定保健用食品等に区分されている．

特定保健用食品
食生活において特定の保健の目的で摂取をする者に対し，その摂取により当該保健の目的が期待できる旨の表示をする食品

特定保健用食品（疾病リスク低減表示）
関与成分の疾病リスク低減効果が医学的・栄養学的に確立されている場合，疾病リスク低減表示を認める特定保健用食品（現在は関与成分としてカルシウム及び葉酸がある）

特定保健用食品（規格基準型）
特定保健用食品としての許可実績が十分であるなど科学的根拠が蓄積されている関与成分について規格基準を定め，消費者委員会の個別審査なく，消費者庁において規格基準への適合性を審査し許可する特定保健用食品

特定保健用食品（再許可等）
既に許可を受けている食品について，商品名や風味等の軽微な変更等をした特定保健用食品

条件付き特定保健用食品
特定保健用食品の審査で要求している有効性の科学的根拠のレベルには届かないものの，一定の有効性が確認される食品を，限定的な科学的根拠である旨の表示をすることを条件として許可する特定保健用食品

図8-4 特定保健用食品の区分について

(2) 特定保健用食品の疾病リスク低減表示

特定保健用食品は医薬品ではなく食品であるため，疾病名の表示や病態の改善に関する表示はできない．しかし，関与成分の疾病リスク低減効果が医学的・栄養学的に確立されている場合には，疾病名の表示が認められている．現在「疾病リスク低減表示」が認められた関与成分は「カルシウム」と「葉酸（プテロイルモノグルタミン酸）」で，下記のようなリスク低減表示が認められている．

カルシウム　この食品はカルシウムを豊富に含みます．日頃の運動と適切な量のカルシウムを含む健康的な食事は，若い女性が健全な骨の健康を維持し，歳をとってからの骨粗鬆症になるリスクを低減するかもしれません．

葉酸（プテロイルモノグルタミン酸）　この食品は葉酸を豊富に含みます．適切な量の葉酸を含む健康的な食事は，女性にとって，二分脊椎などの神経管閉鎖障害をもつ子どもが生まれるリスクを低減するかもしれません．

(3) 規格基準型の特定保健用食品

特定保健用食品としての許可実績が十分であるなど科学的根拠が蓄積されている関与成分については，定められた規格基準への適合性のみの審査で許可されている．

現在まで，関与成分として下記の成分が規格基準型として認められている．

①食物繊維（難消化デキストリン，ポリデキストロース，グアーガム分解物）：おなかの調子を整えます．

②オリゴ糖（大豆オリゴ糖，フラクトオリゴ糖，乳果オリゴ糖など）：ビフィズス菌を増やして腸内の環境を良好に保ち，おなかの調子を整えます．

③難消化デキストリン（食物繊維として）：糖の吸収を穏やかにし，食後の血糖値が気になる方に適しています．

④難消化デキストリン（食物繊維として）：脂肪の吸収を抑えて排出を増加させる働きにより，中性脂肪が気になる方の食生活改善に役立ちます．

　特定保健用食品の審査で要求される有効性の科学的根拠のレベルには届かないものの，一定の有効性が確認できる食品については，限定的な科学的根拠である旨の表示をすることを条件として許可される特定保健用食品を「条件付き特定保健用食品」という．

2　栄養機能食品

　栄養機能食品とは，人の生命・健康の維持に必要な特定の栄養成分の補給のために利用されることを目的とした食品で，科学的根拠が充分にある栄養機能について表示することができる．栄養成分の名称と機能だけではなく，「日本人の食事摂取基準」に基づいた一日の摂取目安量（上限・下限量）や，摂取上の注意事項も表示する義務がある．規格基準に適合していれば，国への許可申請や届出等は必要なく，食品に含まれている栄養成分の栄養機能を表示することができる．現在，規格基準が定められている20種類の栄養成分は下記のビタミン，ミネラルおよびn–3系脂肪酸である．

ビタミン　ナイアシン・パントテン酸・ビオチン・ビタミンA・ビタミンB_1・ビタミンB_2・ビタミンB_6・ビタミンB_{12}・ビタミンC・ビタミンD・ビタミンE・ビタミンK・葉酸

ミネラル　亜鉛・カリウム・カルシウム・鉄・銅・マグネシウム

その他　n–3系脂肪酸

　表示項目として，栄養機能食品である旨，栄養成分及びその機能，一日当たりの摂取目安量，摂取するうえでの注意などがある．

3　機能性表示食品

　機能性を表示することができる食品は，これまで国が個別に許可した特定保健用食品及び国の規格基準に適合した栄養機能食品に限られていた．第三の機能性を表示できる食品として機能性表示食品制度ができた．国の定めるルールに基づき，事業者が食品の安全性と機能性に関する科学的根拠などの必要な事項（表**8–7**）を，販売日の60日前に消費者庁長官に届け出ることにより，機能性を表示することができる．生鮮食品を含め，すべての食品が対象となる．

| 表8-7 | 機能性表示食品の安全性及び機能性評価について |

1	安全性の評価

以下のいずれかにより，評価される．医薬品との相互作用などについても評価される．
- 今まで広く食べられていたかどうかの食経験
- 安全性に関する既存情報の調査
- 動物や人を用いての安全性試験の実施

2	機能性の評価

以下のいずれかにより，評価される．
- 最終製品を用いた臨床試験
- 研究レビュー（最終製品又は機能性関与成分に関する文献調査）

3	表示の例

- 「最終製品を用いた臨床試験」→「○○の機能があります」のように表示される．
- 「研究レビュー」→「○○の機能があると報告されています」のように表示される．

　特定保健用食品とは異なり，国が安全性と機能性の審査を行わず，事業者自らの責任において，科学的根拠をもとに適正な表示を行うこととなっている．機能性評価は，臨床試験，または研究レビュー（研究論文などの文献）のどちらで行ったかによって，保健機能の表示が異なっている．なお，機能性表示食品は，特定保健用食品とは異なり，消費者庁長官の許可を受けたものではない．

4 特別用途食品制度

　特別用途食品とは，乳児の発育や，妊産婦，えん下困難者，病者などの健康の保持・回復など特別の用途に適する旨について表示するもので，健康増進法第43条に規定されている．特別用途食品として食品を販売するには，その表示について消費者庁の許可を受ける必要がある．特別用途食品には，図8-5に示すように病者用食品，妊産婦・授乳婦用粉乳，乳児用調製乳及びえん下困難者用食品がある．表示の許可に当たっては，許可基準があるものについてはその適合性を審査し，許可基準のないものについては個別に評価を行い，消費者庁長官の許可を受ける必要がある．なお，健康増進法に基づく特別用途食品制度のなかに特定保健用食品も含まれている．

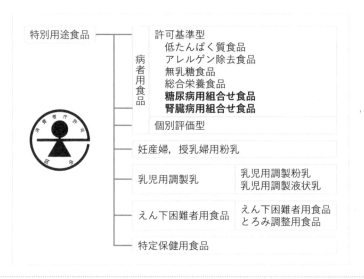

特別用途食品の分類

⑤ 食品の虚偽・誇大広告などの禁止

　食品として販売されている物に関する広告・宣伝のなかで，健康の保持増進の効果等が必ずしも実証されていないにもかかわらず，当該効果等について著しく事実に違反する，あるいは誤認させるような表示は健康増進法（第65条）により禁止されている．

8.4　食品の規格基準

　食品衛生法により，「厚生労働大臣は，公衆衛生の見地から，販売の用に供する食品若しくは添加物の製造，加工，使用，調理若しくは保存の方法につき基準を定め，又は販売の用に供する食品若しくは添加物の成分につき規格を定めることができる」としている．これらの基準または規格を食品事業者に遵守させることにより，食品の安全性を確保し，国民の健康の保護を図ることを目的としたものである．

「基準」とは，食品または添加物の「製造」「加工」「使用」「調理」および「保存」の方法の拠り所となる標準であり，食品または添加物の製造から販売に至る一連の行為についての公衆衛生上必要とされる最低限度の規範といえる．一方，「規格」とは，食品または添加物の純度，成分についての公衆衛生上必要とされる最低限度の標準である．

現在，食品または添加物の規格基準は，「食品，添加物等の規格基準」（昭和34年厚生省告示第370号）に，乳および乳製品については「乳及び乳製品の成分規格等に関する省令」（昭和26年厚生省令第52号）により，それぞれ定められている．

1　食品，添加物等の規格基準

食品衛生法第13条第1項および第18条第1項の規定に基づき「食品，添加物等の規格基準」が定められている．「食品，添加物等の規格基準」の概要を表8-8に，同規格基準中に示されている食品一般の成分規格の概要を表8-9に示した．

抗生物質および合成抗菌剤（抗菌性物質）の残留については，表8-9の1項に示すように含有してはならないと規制している．ただし，成分規格が定められている場合は除くとされている．すなわち，抗菌性物質は，原則無残留規制であるが，5項から9項において成分規格等が定められている場合は除かれる．なお，5項「不検出」基準は，検出限界を超えて含まれてはならないということになる．

| 表8-8 | 規格基準の概要 |

	食品
第1	A　食品の一般成分規格 B　食品一般の製造，加工及び調理基準 C　食品一般の保存基準 D　各条 　清涼飲料水 　粉末清涼飲料水 　氷菓 　… 　容器包装詰加圧加熱殺菌食品
第2	添加物
第3	器具及び容器包装
第4	おもちゃ
第5	洗浄剤

(1)　食品添加物の規格基準

食品に使用できる食品添加物は，食品衛生法第12条により，「人の健康を損なうおそれがない場合として，厚生労働大臣が定める場合を除いては，添加物

表8-9 食品一般の成分規格

1	食品は，抗生物質又は合成抗菌剤及び放射性物質を含有してはならない
2	組換えDNA技術によって得られた食品（安全性審査の義務）
3	組換えDNA技術によって得られた微生物により得られた食品（安全性審査の義務）
4	削除
5	農薬等に関する成分規格：「不検出」とされる農薬等の基準
6	農薬等に関する成分規格：残留基準（本基準）
7	農薬等に関する成分規格：残留基準（暫定基準）
8	農薬等に関する成分規格：食品に自然に含まれる成分の取り扱い
9	農薬等に関する成分規格：加工食品に含まれる農薬等の基準
10	農薬等に関する成分規格：加工食品，原材料の成分規格適合の規定
11	農薬等に関する成分規格：加工食品，原材料の一律基準適合の規定
12	食品中の放射性セシウムに関する基準（飲料水10 Bq/kg，乳児用食品及び牛乳50 Bq/kg，一般食品100 Bq/kg）

表8-10 食品添加物の分類と指定数 (2022年10月現在)

1	指定添加物	474品目
	安全性を評価したうえで，厚生労働大臣が指定したもの	
2	既存添加物	357品目
	平成7年の法改正の際に，日本において既に使用され，長い食経験があるもの．法改正当初は489品目	
3	天然香料	約600品目
	動植物から得られる天然の物質で，着香目的で使用されるもの	
4	一般飲食物添加物	約70品目
	一般に飲食されている食品を添加物として使用	

並びにこれを含む製剤及び食品は，これを販売し，又は販売の用に供するために，製造し，輸入し，加工し，使用し，貯蔵し，若しくは陳列してはならない」と規定されている．

　食品添加物は表8-10に示したとおり，人の健康を損なうおそれがないとして厚生労働大臣が指定する「指定添加物」のほかに，従来から使用されてきた天然添加物の既存添加物，天然香料，一般飲食物添加物に分類される．

(2)　放射性物質に係る規格基準

2011年3月11日の原子力発電所事故による放射性物質については，3月17日「放射能汚染された食品の取り扱いについて」，4月5日「魚介類中の放射性ヨウ素に関する暫定規制値の取扱いについて」による暫定規制値により安全確保対策対応がとられた．しかし，より一層，食品の安全と安心を確保するために，事故後の緊急的な対応としてではなく，長期的な観点から新たな基準（本基準：表8-11）を策定し，2012年4月1日から施行された．

| 表8-11 | 食品中の放射性物質の規格基準

食品区分	放射性セシウムの基準値(Bq/kg)
飲料水	10
乳児用食品	50
牛乳	50
一般食品	100

(3)　食品の暫定的規制値等

PCB，水銀（総水銀，メチル水銀）等の環境汚染物質やカビ毒アフラトキシンやデオキシニバレノールに対しては，暫定規制値（表8-12）が設定されている．

② 乳及び乳製品の成分規格等に関する省令（乳等省令）

牛乳やその他の乳，乳製品などについての成分規格や製造基準，容器包装の規格，表示方法などが定められている．省令により，「乳」とは，生乳，牛乳，特別牛乳，生山羊乳，殺菌山羊乳，生めん羊乳，成分調整牛乳，低脂肪牛乳，無脂肪牛乳及び加工乳をいうと定義されている．例えば牛乳では，比重，酸度（乳酸として），無脂乳固形分，乳脂肪分，細菌数，大腸菌群，製造方法の基準，保存方法の基準などが定められている．

また，「乳製品」とは，クリーム，バター，バターオイル，チーズ，濃縮ホエイ，アイスクリーム類，濃縮乳，脱脂濃縮乳，無糖練乳，無糖脱脂練乳，加糖練乳，加糖脱脂練乳，全粉乳，脱脂粉乳，クリームパウダー，ホエイパウダー，たんぱく質濃縮ホエイパウダー，バターミルクパウダー，加糖粉乳，調製粉乳，調製液状乳，発酵乳，乳酸菌飲料（無脂乳固形分3.0％以上を含むものに限る．）及び乳飲料をいうと定義されている．

表 8-12 食品の暫定的規制値等

規制項目	対象食品	規制値等
PCB	魚介類（可食部）	
	● 遠洋沖合魚介類	0.5 ppm
	● 内海内湾魚介類	3 ppm
	牛乳（全乳中）	0.1 ppm
	乳製品（全量中）	1 ppm
	育児用粉乳（全量中）	0.2 ppm
	肉類（全量中）	0.5 ppm
	卵類（全量中）	0.2 ppm
	容器包装	5 ppm
水銀	魚介類	
● 総水銀	マグロ類，内水面水域の河川産魚介類，深海性魚介類については適用しない	0.4 ppm
● メチル水銀		0.3 ppm（水銀として）
デオキシニバレノール	小麦	1.1 ppm
● 総アフラトキシン（アフラトキシン B$_1$, B$_2$, G$_1$ 及び G$_2$ の総和）	すべての食品	10 μg/kg
● アフラトキシン M$_1$	乳	0.5 μg/kg
貝毒	以下のものの可食部	
● 麻痺性貝毒	貝類全般及び二枚貝捕食生物	4 MU/g
● 下痢性貝毒	貝類全般	0.16 mg オカダ酸当量/kg

第9章 衛生行政と関連法規

9.1 食品の安全性確保とリスク分析（リスクアナリシス）

　食品はさまざまな化学物質の集合体であり，タンパク質やビタミン等の人の健康の維持，増進に有効な成分とフグ毒やキノコ毒等の有害成分に分けられる．また，食品には，病原性をもつ有害な微生物も付着している可能性がある．食品中に含まれるこれらの危害要因（ハザード）を摂取することにより，健康に危害を及ぼす可能性がある場合，その発生を防止し，そのリスクを低減するための考え方を，食品のリスク分析（リスクアナリシス）という．食品のリスク分析における「リスク」とは，食品中に危害要因が存在する結果，人の健康への悪影響が起こる可能性とその程度を意味する．

　リスク分析は，リスク評価（リスクアセスメント），リスク管理（リスクマネジメント）およびリスクコミュニケーションの三要素からなり，これらが相互に作用し合うことにより，よりよい成果が得られる（図9-1）．

　リスク評価は，食品中に含まれる危害要因について，どのくらいの確率でどの程度の健康への悪影響が起きるかを科学的に評価することで，食品安全基本

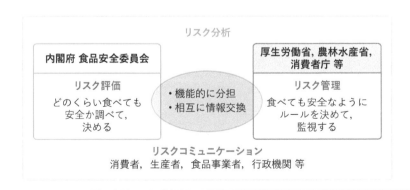

図9-1 リスク分析（リスクアナリシス）

法では「食品健康影響評価」と呼んでおり，内閣府にある食品安全委員会が担っている．

リスク管理は，リスク評価の結果に基づいて，リスクを低減化するための政策・措置（規格や基準の設定など）を実施する．厚生労働省，農林水産省，消費者庁や地方自治体がリスク管理の役割を担っている．

リスクコミュニケーションとは，リスク分析の全過程において，リスク評価機関，リスク管理機関，消費者，生産者や食品事業者等の関係者がそれぞれの立場から相互に情報の共有や意見の交換を行うことである．

リスク分析の考え方は国連食糧農業機関（FAO）と世界保健機関（WHO）の合同機関である国際食品規格（コーデックス）委員会が提案したもので，日本では2003年に制定された食品安全基本法により食品安全行政に導入されている．

9.2 食品衛生と行政

1 食品衛生行政の目的

食品衛生行政の目的は，食品の安全性確保のための施策を通じて，国民の健康の保護を図ることである．食品衛生行政は，平成15年（2003年）に新たに制定された「食品安全基本法」および「食品衛生法」が根幹をなしている．

日本の食品衛生は，明治11年（1878年）の有害な飲食物，着色料の取締りにはじまり，その後，多くの取締りがはじまる．昭和22年（1947年），食品衛生法が制定され，以後，必要に応じて改正が行われてきたが，平成15年（2003年）および平成30年（2018年）に大幅な改正があり，今日に至っている．

2 食品衛生行政を担う機関

日本の食品衛生行政組織は，国では内閣府食品安全委員会，厚生労働省とその付属機関である検疫所，消費者庁，農林水産省，都道府県や政令で保健所を設置する市，および特別区では衛生主管部局と保健所が所管している．これらは食品衛生法と関係法令に基づく事務などを行っている．この事務の大部分は

厚生労働大臣から知事または市長へ委任され，図**9-2**のように系統的な行政機構をつくっている．

(1) 国の行政機構

　国では，内閣府食品安全委員会，消費者庁ならびに厚生労働省が食品衛生を担当している．

　食品安全委員会は，科学的知見に基づき食品健康影響評価を行い，得られた評価の結果に基づき，必要に応じて，食品の安全性の確保のために講じるべき施策について内閣総理大臣を通じて関係各大臣に勧告することなどを所管している．

　厚生労働省は，食の安全性を確保し，国民の健康を支えていくためのさまざまな施策を展開している．食品等の規格基準や営業施設の基準の策定，食品衛生監視などにより，飲食に起因する衛生上の危害の発生の防止に関する業務を行っている．厚生労働省の付属機関である国立医薬品食品衛生研究所，国立感染症研究所，国立保健医療科学院と独立行政法人の国立健康・栄養研究所などが，食品衛生に関する調査，研究，試験などを行い，その役割を担っている．

　消費者庁は，2009年に内閣府に発足した機関で，消費者が安心して安全で豊かな消費生活を営むことができる社会の実現にむけての活動を行うことを任務としている．リスクコミュニケーション関係の調整や食品表示法の執行を所管している．

(2) 地方自治体の行政機構

　都道府県，保健所を設置する市および特別区では，衛生主管部局が食品衛生に関する事項の事務を行っている．保健所では食品営業の許可および届出，食品衛生管理者および食品衛生責任者の届出の受理，営業施設の監視，指導，食品工場その他の場所の立入検査などを行っている．

(3) 国際組織

コーデックス委員会（**Codex Alimentarius Commission**）　1962年に国連機関である国連食糧農業機関（FAO）と世界保健機構関（WHO）が合同で設立し

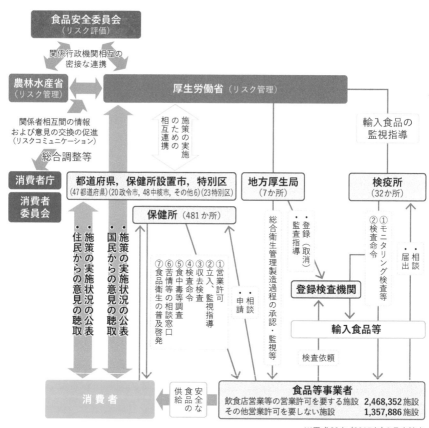

都道府県，保健所設置市，特別区
(47都道府県)(20政令市，48中核市，その他6)(23特別区)

保健所（481か所）

① 営業許可
② 立入，監視指導
③ 収去検査
④ 検査命令
⑤ 食中毒等調査
⑥ 苦情等の相談窓口
⑦ 食品衛生の普及啓発

食品安全委員会
（リスク評価）

関係行政機関相互の
密接な連携

農林水産省
（リスク管理）

厚生労働省 （リスク管理）

関係者相互間の情報
および意見の交換の促進
（リスクコミュニケーション）

総合調整等

施策の実施のための相互連携

輸入食品の
監視指導

消費者庁

消費者
委員会

地方厚生局
（7か所）

検疫所
（32か所）

総合衛生管理製造過程の承認・監視等

登録（取消）
監視指導

②検査命令 ①モニタリング検査等

届出 相談

申請 相談

登録検査機関

輸入食品等

検査依頼

・施策の実施状況の公表
・住民からの意見の聴取

・施策の実施状況の公表
・国民からの意見の聴取

消費者

食の安全な
供給

食品等事業者
飲食店営業等の営業許可を要する施設　2,468,352 施設
その他営業許可を要しない施設　　　　1,357,886 施設

※平成29年（2017年）3月末時点

| 図9 2 | 日本における食品衛生行政の全体像

た機関である．その設置目的は，国際食品規格の策定を通じて，消費者の健康を保護するとともに，公正な食品の貿易を確保することにある．コーデックス委員会が策定した食品規格は，WTO（世界貿易機関）の多角的貿易協定のもとで，国際的な制度調和を図るものとして位置づけられている．2020年4月現在，188か国および1機関（欧州共同体）が加盟している（日本は1966年に加盟）．

コーデックス委員会は，国際的なリスク管理機関であり，食品添加物や動物用医薬品のリスク評価はFAO/WHO食品添加物専門家会議（JECFA）が，残

留農薬のリスク評価はWHO/FAO合同残留農薬専門家会議（JMPR）が担っている．

3 食品衛生監視員と食品衛生管理者

食品衛生監視員は国および都道府県，保健所を設置する市および特別区に置かれ，一定の資格をもった公務員（①都道府県知事の登録を受けた食品衛生監視員の養成施設において，所定の課程を修了した者，②医師，歯科医師，薬剤師又は獣医師，③大学若しくは専門学校において医学，歯学，薬学，獣医学，畜産学，水産学又は農芸化学の課程を修めて卒業した者，④栄養士で2年以上食品衛生行政に関する事務に従事した経験を有するもの：食品衛生法施行令第9条）から任用される．食品衛生監視員は，食品の安全性を確保するために食品監視を職務とするもので，食品事業所等に立入検査し，食品衛生に関する指導を行う．

営業者側では食品衛生に関する自主管理のため，政令で定めた製造・加工を行う営業者は施設ごとに一定の資格を有する者を食品衛生管理者として置かなければならない．食品衛生管理者は，営業者に関連法規を守らせ，食品衛生上の危害の発生防止のため必要な注意をする責務がある．営業者は，食品衛生管理者の意見を尊重しなければならないことが，食品衛生法により明記されている．なお，食品衛生管理者になることができる者は，食品衛生法第48条に定められている（▶p.245 付録1 食品衛生法）．

9.3 食品衛生関連法規

日本の食品衛生行政の根幹をなすものは「食品衛生法」である．第二次世界大戦以前は，有毒，有害な飲食物の排除が食品衛生の柱であり，当時は警察が取締りの実務にあたっていた．戦後，昭和22年（1947年）に食品衛生法が制定され，警察行政から厚生行政へと変わり，時代に即応して法が改正され今日に至っている．食品衛生にかかわりのあるその他の法律として「食品安全基本法」「JAS法」「健康増進法」「食品表示法」などがある．

1 食品衛生法

食品衛生法は社会情勢に対応して改正が重ねられてきたが, 平成15年 (2003年) に制定後50年ぶりの抜本的改正がなされた. 改正の背景には, 食品偽装問題やBSE (牛海綿状脳症) 問題など, 食品関係の不祥事が相次いだことがあげられる. この改正により, それまでの衛生上の危害の発生防止にとどまらず, 国民の健康保護の観点が盛り込まれ, 食の安全に対する国や都道府県の責務や食品事業者の責任が定められた. また, 国民の意見の聴取 (リスクコミュニケーション) の義務化など, 食品安全基本法の理念に沿った条文 (第70条および71条 (2021年6月施行, 旧第64条および65条)) が加えられている. さらに, 食品に含まれるすべての農薬, 動物用医薬品等を規制対象とした残留農薬等のポジティブリスト制も導入された.

平成15年 (2003年) の食品衛生法改正から15年が経過し, 日本の食をとりまく環境変化や国際化等に対応し, 平成30年 (2018年) 6月に食品衛生法の改正が行われた. 今回の改正では, すべての食品事業者にHACCPに沿った衛生管理の実施を義務づけた. また, 食品用器具・容器包装について, 安全性を評価して安全性が担保された物質でなければ使用できないしくみであるポジティブリスト制度が導入された.

(1) 法の精神, 総則

総則では第1条に「食品の安全性の確保のために公衆衛生の見地から必要な規制その他の措置を講ずることにより, 国民の健康の保護を図ることを目的とする」と明記し, 国民の健康の保護が最も重要であるという食品安全基本法の精神が明確にうたわれている.

第2条, 第3条関連では, 国および地方公共団体の責務, および食品等事業者の責務が明文化され, 通常時の措置として知識および技術の修得, 記録の作成・保存のほか, 危害発生時の国や自治体への記録の提供などが義務づけられた. 食品等事業者には, 食品の採取, 製造, 輸入, 加工, 販売などを行う事業者のほか, 給食施設などが含まれている.

第4条では用語が定義されている. 「食品」とはすべての飲食物をいう. ただし「医薬品, 医療機器等の品質, 有効性及び安全性の確保等に関する法律

（医薬品医療機器等法；旧薬事法）」に規定する医薬品および医薬部外品は含まないとしている．

(2) 食品, 添加物

第6条では，食品，添加物について，腐敗または変敗したもの，有毒もしくは有害な物質が含まれているもの，病原微生物により汚染されているもの，不潔なもの，異物の混入したものであってはならないとしている．厚生労働大臣は，食品または添加物の規格，基準（以下，規格基準）を定めることができ，規格基準が定められた食品，添加物については，その規格基準に合わないものの販売は禁止されている．また，厚生労働大臣は，食品に残留する農薬などについても基準を設定している．

(3) 表示, 広告

第19条には，かつて，食品もしくは添加物，あるいは規格基準が定められた器具・容器包装について必要な表示の基準が定められていた．しかし，食品表示法への表示の一元化により，現在では器具・容器包装に関する表示のみを対象と規定し，第19条3項に，「販売の用に供する食品及び添加物に関する表示の基準については，食品表示法で定める」と改正されている．

食品衛生法の構成内容については表9-1に示すとおりであり，上記に示したほかに，検査，登録検査機関，営業，罰則等について定められている．詳細については巻末に食品衛生法（抜粋）が掲載されている．なお，乳および乳製品は乳幼児にとって主となる重要な食品であることから「乳及び乳製品の成分規

|表9-1| **食品衛生法の構成**

第1章	総則	**第7章**	検査
第2章	食品及び添加物	**第8章**	登録検査機関
第3章	器具及び容器包装	**第9章**	営業
第4章	表示及び広告	**第10章**	雑則
第5章	食品添加物公定書	**第11章**	罰則
第6章	監視指導		

格に関する省令」（昭和26年12月27日，厚生省令第52号）により厳しく規制されている．また，食品，添加物，器具・容器包装等の規格基準については「食品，添加物等の規格基準」（昭和34年12月28日，厚生省告示第370号）に詳細に定められている．

② 食品安全基本法

　国内でのBSE（牛海綿状脳症）発生や度重なる食品偽装表示等を契機として，食品安全行政の全面的見直しが行われ，食品の安全性を確保するため平成15年（2003年）5月，食品安全基本法が制定された．この法律は，食品の安全性の確保に関する基本理念を定めたものであり，関係者の責務や役割を明らかにしている．

　この法律では「食品の安全性の確保は，このために必要な措置が国民の健康の保護が最も重要であるという基本的認識の下に講じられることにより，行われなければならない」としている．食品供給行程の各段階における適切な措置，国際的動向および国民の意見に配慮しつつ，必要な措置が科学的知見に基づき講じられることにより，国民の健康への悪影響を未然に防止することを定めている．また，国の責務，地方公共団体の責務，食品関連事業者の責務（食品の安全性の確保に一義的な責任を有することを認識して必要な措置を講ずる，正確かつ適切な情報の提供，国などが実施する施策に協力），消費者の役割が定められている．

　食品安全基本法では，食品の安全性を確保する基本的な方策として「リスク分析」を導入し，「リスク評価（食品健康影響評価），リスク管理，リスクコミュニケーション」について明文化している．なお，リスク評価については内閣府に置かれた食品安全委員会が行っている．

　また，消費者は，食品の安全性の確保に関する知識と理解を深めるとともに，食品の安全性の確保に関する施策について意見を表明するように努めることによって，食品の安全性の確保に積極的な役割を果たすものとするとされている．

3 食品表示法

　食品の表示は，これまで複数の法律により規制されており，消費者ならびに事業者にとって複雑とされていた．そこで，食品衛生法，旧JAS法および健康増進法の三法の食品表示にかかわる規定を一元化し，事業者にも消費者にもわかりやすい制度をめざした「食品表示法」が平成25年（2013年）6月に制定され，平成27年（2015年）4月から施行された（図 **9-3**）．なお，加工食品および添加物の表示については5年間，生鮮食品の表示については1年6か月の経過措置期間（新基準に基づく表示への移行の猶予期間）が設けられていた．

　食品表示法の目的は，法第1条にあるとおり「食品に関する表示が食品を摂取する際の安全性の確保及び自主的かつ合理的な食品の選択の機会の確保に関し重要な役割を果たしていることに鑑み，販売の用に供する食品に関する表示について，基準の策定その他の必要な事項を定めることにより，その適正を確保し，もって一般消費者の利益の増進を図るとともに，食品衛生法，健康増進法及び農林物資の規格化等に関する法律による措置と相まって，国民の健康の保護及び増進並びに食品の生産及び流通の円滑化並びに消費者の需要に即した食品の生産の振興に寄与することを目的とする」としている．

　今までいくつかの法律により個別に規制されていた食品表示を食品表示法に

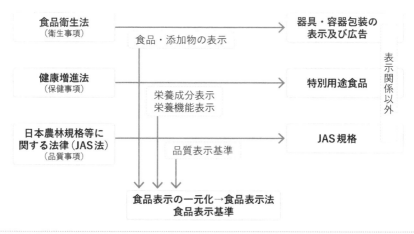

|図 9 3|食品表示に関する規制の一元化の概要

より一元化したわけであるが，これまでの食品表示と異なる点もいくつかある．その一部について次に示す．

栄養成分表示の義務化　これまで事業者が任意で行っていたが義務化された．

機能性表示食品制度の新設　これまで健康の維持・増進を謳える食品は特定保健用食品および栄養機能食品に限定されていたが，企業の責任で科学的根拠に基づき，これらを表示できる第三の制度として「機能性表示食品制度」が新設された．

原材料名の表示方法の変更　これまで「原材料名」として原材料と添加物を明確に区分せずに表示していたが，新基準では添加物と添加物以外の原材料を明確に区分し，それぞれに食品に占める重量の割合の高いものから順に表示されることになった．

　これ以外にも「アレルゲンの表示方法」「栄養強調表示の方法」「表示可能面積が小さい食品の表示方法」などが変更されている（▶第8章参照）．

4 健康増進法

　健康増進法は，日本における急速な高齢化の進展および疾病構造の変化に伴い，国民の健康増進の重要性が著しく増大していることにかんがみ，国民保健の向上を図ることを目的として平成14年（2002年）に制定された．栄養改善法の内容を引継いでいるが，第2条では「国民は，健康な生活習慣の重要性に対する関心と理解を深め，生涯にわたって，自らの健康状態を自覚するとともに，健康の増進に努めなければならない」と国民の責務を強く打ち出している．

　食品衛生にかかわるものでは，第43条では販売する食品で乳児用，妊産婦用，病者用などの特別の用途に適する旨の表示をしようとする場合，内閣総理大臣の許可を受けなければならないと定めている．第61条では食品衛生監視員に特別用途食品の検査をさせ，試験検査に必要な食品を収去させることができるとしている．特別用途食品以外の販売の用に供する食品は，栄養表示基準に従い必要な表示をしなければならないとされていたが，食品表示法の制定により，栄養表示基準制度は食品表示法に移管されている．

　なお，望まない受動喫煙の防止を図るために健康増進法が改正（2018年7月改正，2020年4月施行）された．本改正は，特に健康影響が大きい子どもや

患者に配慮し，多数の者が利用する施設の区分に応じ，施設の一定の場所を除き喫煙が禁止されることとなった．

5 JAS法（日本農林規格等に関する法律）

一般にJAS法と呼ばれているが，正式には「日本農林規格等に関する法律」という．平成27年（2015年）4月の食品表示法の施行に伴い，旧JAS法の食品表示に関する規定が食品表示法に移管され，JAS法の正式名称が「農林物資の規格化及び品質表示の適正化に関する法律」から「農林物資の規格化等に関する法律」に変更された．JASの対象は，モノ（農林水産物・食品）の品質に限定されていたが，モノの「生産方法」（プロセス），「取扱方法」（サービス等），「試験方法」などにも拡大し，平成29年の改正により「日本農林規格等に関する法律」となった．

旧JAS法は，次に示す2つの制度から成り立っていた．

(1) JAS規格制度

日本農林規格（JAS規格）による格付け検査に合格した製品に品質保証を表すJASマークの貼付を認め，製品の規格化，流通の促進等を図る制度である．

(2) 品質表示制度

商品に品質表示基準に従った表示をすることを製造業者等に義務づける制度である．昭和25年（1950年）に旧JAS法が制定された当時は，戦後の混乱による物資不足や模造食品の横行による健康被害等が頻発し，農林物資の品質改善や取引の公正化を目的として旧JAS法が制定され，JAS規格制度がまず実施された．昭和45年（1970年）には，JAS規格のある品目について表示の基準（品質表示基準制度）が定められ，消費者が商品を購入するときに役立つように改正された．また，平成11年（1999年）に消費者に販売されるすべての食品に表示が義務づけられるようになり，さらに，平成21年（2009年）に食品の産地偽装に対する罰則が規定された．なお，食品表示法の制定により，旧JAS法のなかの品質表示については食品表示法に一元化されている．

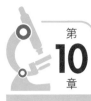

食品衛生管理

10.1 食品衛生管理とは

　食品衛生管理とは，飲食物の摂取による食中毒などの健康被害の発生を防止するために，食品の衛生（安全性）の管理を行うことである．

　食品安全基本法では，食品の安全性の確保は，食品供給行程（農林水産物の生産から食品の販売に至る一連の国の内外における食品供給の行程）におけるあらゆる要素が食品の安全性に影響を及ぼすことから，食品の安全性の確保のために必要な措置が食品供給行程の各段階において適切に講じられることにより行われなければならないとされている．

　これはフードチェーンアプローチと呼ばれるもので，最終製品の製造を行う段階だけではなく，国内外の食品の生産から流通，保管，製造，販売に至る各段階で，それぞれの関係者が必要で適切な安全性確保の措置を講じなければ，最終製品の安全性は確保できない．ここでは特に問題となる最終製品の製造・加工・調理にかかわる衛生管理について説明する．

　これまで食品の衛生管理は，食中毒の原因となる微生物（病原微生物）を，「つけない」「増やさない」「やっつける（殺菌する）」という，食中毒予防の三原則を基本とし，そのうえで最終製品の検査（分析）によって出荷の可否を判断してきた．しかし，最終製品の検査だけでは，サンプリング方法や検査頻度などにより出荷するすべての製品の安全性を十分に確保することはできない．

　そこで現在，世界中で実施されているのがHACCP（ハサップ）に沿った衛生管理である．

10.2 HACCPの普及

　HACCPは「Hazard Analysis and Critical Control Point」の頭文字をとった略称で「危害要因分析・重要管理点」と訳される．これは，一般的な衛生管

理を前提として，それぞれの製造工程で発生する可能性のある危害要因（ハザード）を分析し，特に重要な工程を重点的に監視することによって，最終製品の安全性を担保する衛生管理の手法である．つまり工程管理の方法，システムである．したがって，HACCPは施設や設備などハード面での整備や導入を求めるものではない．

食品の製造におけるすべての工程において，食品等事業者自らが，病原微生物や異物など健康被害を引き起こすおそれのある危害要因（ハザード（H））を分析（A）し，それらの危害要因を除去または低減させるために特に重要な工程（CCP）を重点的に監視し，記録することで，製品の安全性を確保する衛生管理手法である．

重要な危害要因（ハザード）に焦点を絞って管理していること，予防的であって事後対応的なものではないこと，記録があることから事後に確認が可能であること，食品安全にかかわるリスクを最小限に抑えることができることから，世界中でとり入れられている．

この手法は，米国のアポロ計画で開発された方法で，その後，1993年に国際連合の国連食糧農業機関（FAO）と世界保健機関（WHO）の合同機関である国際食品規格（コーデックス）委員会からガイドラインとして発表され，各国にその採用を推奨している．なお，コーデックス委員会はHACCPを含む「食品衛生の一般原則」を2020年に改定している．

日本では1995年（平成7年）に，食品衛生法において，製造基準が定められた業種を対象に「総合衛生管理製造過程の承認制度」としてHACCPによる衛生管理がスタートした．2018年（平成30年）に，食品衛生法の一部が改正され，原則として，すべての食品関係事業者を対象にHACCPに沿った衛生管理が義務化され，2021年（令和3年）から完全実施されている．

HACCPに沿った衛生管理の実施により，衛生管理のポイントが明確になり効率的な衛生管理が可能となる．また，保健所や顧客への説明も容易になり，クレームの減少，原料ロスの削減による経費節減，信頼性の向上など，多くのメリットがあげられており，食中毒の減少だけではなく，さまざまな効果も期待される．

HACCPに沿った衛生管理とは

1 2つの衛生管理

　HACCPに沿った衛生管理といっても，これまでの衛生管理とまったく異なるものでなく，事業者自らが使用する原材料，製造加工の方法等に応じた衛生管理となるように計画策定，記録保存を行い，衛生管理を「最適化」「見える化」するものである．

　HACCPに沿った衛生管理には，次の2つがあり，対象となる事業者は規模や業種によって実施する内容が分けられる．

- HACCPに基づく衛生管理：国際基準に従った衛生管理を行うもの（従業員が50名以上の大規模な事業者が対象）
- HACCPの考え方をとり入れた衛生管理：事業者団体が作成し，厚生労働省が確認した手引書を参考にして，簡略的なアプローチで行うもの（小規模な事業者や調理業などの一部の業種が対象）

2 公衆衛生上必要な措置の基準

　2つの衛生管理は「公衆衛生上必要な措置」といわれ，その基準は厚生労働省令で定められている．

A. 一般的な衛生管理に関する基準

1. 食品衛生責任者等の選任　2. 施設の衛生管理　3. 設備等の衛生管理
4. 使用水等の管理　5. ねずみ及び昆虫対策　6. 廃棄物及び排水の取扱い
7. 食品又は添加物を取り扱う者の衛生管理　8. 検食の実施
9. 情報の提供　10. 回収・廃棄　11. 運搬　12. 販売　13. 教育訓練
14. その他

B. 食品衛生上の危害の発生を防止するために特に重要な工程を管理するための取組に関する基準

1. 危害要因の分析　2. 重要管理点の決定　3. 管理基準の設定
4. モニタリング方法の設定　5. 改善措置の設定　6. 検証方法の設定

7. 記録の作成

8. HACCPの考え方をとり入れた衛生管理を行う事業者は1～7を簡略化して行うことができる.

3 基準に従い実施すること

これらの衛生管理について基準が定められ,事業者は基準に従い,次のことを実施しなければならない.

①衛生管理計画の作成(従事者に周知徹底,必要に応じて手順書を作成)

②衛生管理計画の実施

③実施状況を記録・保存

④定期的に見直し

つまり,衛生管理の基準に従って,PDCAサイクルを適切に回す(運用する)ことがポイントである.

PDCAサイクルとは,一般に品質管理などの継続的改善手法として実施されているもので,Plan(計画)➡Do(実施)➡Check(評価)➡Action(改善)をくり返すことによって継続的に改善するシステムのことをいう.

10.4 HACCPに基づく衛生管理

1 一般的な衛生管理

HACCPを導入するための基礎(前提)となるもので,一般衛生管理プログラムや前提条件プログラム(Prerequisite Program;PRP)ともいわれ,前項のA項目にあたる.これらの項目は主に食品施設の環境からの汚染防止に関する内容となっており,確実な実施のために「いつ,どこで,だれが,何を,どのように」実施するかを文書化した衛生標準作業手順書(Sanitation Standard Operation Procedures;SSOP)を整備し,必要に応じて記録を行う必要がある.

また近年,アレルゲン管理やサニテーション予防管理など,これまでの一般衛生管理に比べ,より注意が必要な内容について,頻繁なモニタリング,改善措

置および検証の必要性があげられている（Codexにおける「GHP with greater attention」またはISO 22000-2018における「OPRP」）.

2 食品衛生上の危害の発生を防止するために 特に重要な工程を管理するためのとりくみ

前述のとおり，HACCPは食品製造工程において危害要因を分析し，特に重要な工程を管理するものであることから，一般衛生管理が機能していることが前提である．つまり，HACCPと一般衛生管理は，車輪の両輪のような関係といえる.

HACCPの導入にあたっては，コーデックスのガイドラインで示された7原則12手順に従い導入する（表10-1）.

導入にあたって重要なことは経営者の関与（コミットメント）である．経営者がHACCP導入にとりくむ姿勢を明確にし，品質管理担当者だけが実施するのではなく，企業全体としてとりくむことを示す必要がある.

手順1〜5まではHACCP導入のための準備段階であり，7原則を行っていくうえで非常に重要な情報となる．〔手順1〕のHACCPチームの編成では，専門的知識を有する者の参加が望まれるが，企業にいない場合には業界団体，行政，専門家の助言を仰げば問題ない．〔手順2〕では製品の衛生上の特性，pH，a_w，包装状態，賞味期限などを記載しておく．〔手順4，5〕での製造工程は，のちの危害要因分析を行ううえでとても重要な情報であるが，実際の現場では作業効率の観点から，当初に計画していた製造方法の工程順を変更していたり，別の方法で製造していたりするので，しっかりとした確認が必要となる．また，工程にかかる時間や半製品の温度などの情報を入手しておく.

手順1〜5までで準備が整ったら，製造工程ごとに，生物的・化学的・物理的要因について危害要因（ハザード）分析を行い〔原則1〕，一般衛生管理で管理が可能か，重点的な管理が必要かを検討し，重要管理点（CCP）を決定する〔原則2〕.

図10-1が，揚げかまぼこを例として，一般的に使用されている6欄形式の危害要因分析表（ハザード分析表）を図式化したものである．第3欄で重要と判断した危害要因は，その工程，または後のいずれかの工程においてCCPと

| 表10-1 | コーデックスHACCPの7原則12手順

	手順		項目	内容
準備	手順1		チームをつくろう（HACCPチームの編成）	製品を作るための情報が集まるように担当者を集める.（例：調達，工務，製造，総務など）
	手順2		製品説明書をつくろう	製品の安全管理上の特徴を示すもの.
	手順3		用途，対象者の確認をしよう	体の弱い人のための食品ならば，より衛生等に気をつけることが大事となる.
	手順4		製造工程図をつくろう	工程ごとに危害要因分析するため.
	手順5		製造工程図を現場で確認しよう	工程が変更されていないか，間違いがないかを確認.
HACCPプランの作成	原則1	手順6	危害要因の分析（HA）（食中毒菌，化学物質，危険異物など）	原材料や製造工程で問題になる危害要因を列挙.
	原則2	手順7	重要管理点（CCP）の決定（つけない，増やさない，殺菌するなどの工程）	製品の安全を管理するための重要な工程（管理点）を決定.
	原則3	手順8	管理基準（CL）の設定（温度，時間，速度など）	重要管理点で管理すべき測定値の基準を設定.（パラメーターの許容限界．例：中心温度）
	原則4	手順9	モニタリング方法の設定（温度計，時計など）	管理基準の測定方法を設定.（例：中心温度計での測定方法）
	原則5	手順10	改善措置の設定（廃棄，再加熱など）	あらかじめ管理基準が守られなかった場合の製品のとり扱いなどの対処方法を設定.（例：廃棄，再加熱など）
	原則6	手順11	検証方法の設定（記録，検査など）	設定したことが守られていることを確認.
	原則7	手順12	記録と保存方法の設定	検証するためには記録が必要.記録する用紙と，その保存期間を設定.

〔厚生労働省HP，食品製造におけるHACCP入門のための手引書より改変〕

して管理される必要がある.

　CCPについて管理基準（CL；Critical Limit）を定め〔原則3〕，CLをモニタリングする方法を設定し〔原則4〕，CLが守られなかったときの対応（改善措置）をあらかじめ決めておく〔原則5〕．この管理についての科学的な根拠について実施前に妥当性を確認し，日々決めたとおり実施しているか，計画のと

揚げかまぼこの危害要因リスト（抜粋）

	(1) 原材料 ／工程	(2) ハザードは 何か	(3) ハザードの 重要性	(4) 根拠	(5) ハザードの 管理手段	(6) この工程は CCPか？
1	冷凍 すり身	サルモネラ属菌 黄色ブドウ球菌等	Yes	すりみ製造工 程での存在	(14) 加熱工程 で管理可能	No
3	副原料・ 添加物	・セレウス菌 （芽胞形成）	Yes	芽胞菌の存在	(14) 加熱工程 で管理可能	No
11	擂潰					
13	成型					
14	加熱	病原微生物の生残	Yes	加熱不足による 生残の可能性	中心温度 75℃管理	Yes （CCP1）
		セレウス菌芽胞の生残	Yes	加熱不足による 生残の可能性	冷却工程で 管理	No
15	冷却	セレウス菌の発芽・増殖	Yes	芽胞の発芽・増殖	10℃以下 冷却管理	Yes （CCP2）
20	出荷					

↓

重要管理点の決定

CCP1-14　加熱工程
CCP2-15　冷却工程

| 図 10-1 | **危害要因分析**（原則1）**およびCCPの決定**（原則2）

〔厚生労働省ホームページ，食品製造におけるHACCPによる衛生管理普及のためのHACCPモデルより〕

おりにシステムが機能しているかを定期的に検証する方法を設定する〔原則6〕．モニタリングや改善措置の記録，その他，必要な記録や記録の保管方法について設定する〔原則7〕．

　7原則12手順に従い検討，設定を行うことで図**10-2**のHACCPプラン（CCP整理表）が作成される．これが衛生管理計画となる．

　この例の場合，病原微生物の生残というハザードを管理するため，加熱工程をCCPとして決定し，ハザードの管理手段（中心温度を75℃で加熱）を達成

製品名　揚げかまぼこ　　　　　　　　　　　　　　　　　　○○株式会社

	内　容
CCP番号	1
段階／工程	14　加熱
ハザード 生物的	病原性微生物の生残
発生要因	加熱温度，加熱時間の管理不足により，原材料中の芽胞非形成菌，耐熱性芽胞菌の栄養細胞が生残の可能性
管理手段	製品中心温度を75℃に到達させるため，加熱温度と加熱時間を管理
管理基準 （CL）	1. 油温　130.0℃以上 2. 加熱装置のラインスピード　○○rpm以下
モニタリング 方法	1. 加熱開始・終了時に温度計の表示を確認し，記録する 2. 加熱開始・終了時に加熱装置のラインスピードのメーターを確認し，記録
改善措置	
検証方法	
記録文書名	

図10-2 HACCPプランの記載例（すべての手順の実施によりHACCPプランが作成される．図10-1をもとに作成）

させるための基準を，油温130.0℃以上，ラインスピード○○rpm以下と設定している．ハザードの管理手段の決定では，食品衛生法等に基づき製造基準が定められている場合には，その基準に従う必要があるが，その他の場合には，対象となるハザードの特性に応じて，健康被害が発生しないレベルまでハザードを除去・低減できる方法を設定する必要がある．米国の清涼飲料水のHACCPでは，サルモネラ属菌や腸管出血性大腸菌O157などの病原菌を10^5以上低減することが求められている．また，食肉の調理などで求められる中心部75℃1分間以上の加熱では，腸管出血性大腸菌O157やリステリア属菌を10^6以上低減できるとされている．

　CLにおいては，製品の中心温度を直接測定するのではなく，それに代えて油温とラインスピードで管理することは代替手法とも呼ばれ，目的の中心温度が確保できることが確認（妥当性確認）されている方法で管理する（モニタリングする）方法である．

改善措置では，CLを逸脱したときに最後に正常であったことを確認できた時点までさかのぼって，それ以降に製造された製品を特定し，出荷等を保留する必要がある．その間の製品はモニタリングが実施されておらず，CLが守られていたかどうかの確認ができていないためである．

検証方法では，管理基準が達成されているか記録の確認だけではなく，製品検査や計器類の校正も検証活動の一部となる．また，原料の仕入れ元の変更，お客さまからの申し出などからも，HACCPシステム全体が意図したとおりに動いているかの検証を行い，必要に応じてプランに修正を行い，PDCAサイクルを適切に回すことが重要である．

図**10-3**にモニタリング記録の様式例を示す．現場において使いやすく，記

製造日　2016年3月20日		確認日	2016年3月20日
		製造責任者サイン又は捺印	田中

管理基準（CL）　1. 油温　130.0℃以上

2. 加熱装置のラインスピード　製品に定められたスピードになっていること（下記参照）

製品名	ラインスピード（rpm）
揚げかまぼこ	○○

モニタリング方法　1. 加熱開始・終了時に温度計の表示を確認し，記録

2. 加熱開始・終了時に加熱装置のラインスピードのメーターを確認し，記録

改善措置方法　①逸脱時には，ライン担当者が加熱装置を停止

②製造責任者に報告

③製造責任者は最後に正常であったことを確認できた時点以降に製造されたバッチを特定し，保留．その後，評価

④製造責任者が加熱装置の点検，調整を指示し，加熱条件を確認したのち，製造を再開

	時刻（○○：○○）	製品名バッチNo.	開始・終了	油温（○○.○℃）	ラインスピード（○○rpm）	改善措置の有無	ライン担当者	コメント
（記入例）	8：50	揚げかまぼこ2453	開始・終了	134.1	XX	有・無	鈴木	
	9：52	揚げかまぼこ2453	開始・終了	115.7	XY	有・無	鈴木	

図**10-3**　モニタリング記録の様式例

録の誤りが起こりにくい様式とすることが大切である．この記録例では，CL，モニタリング方法，改善措置方法が記載されており，記録欄には，担当者が，衛生的に気がついた点を記入しておけるコメント欄や改善措置の記録も同一の様式としており，後で確認を行う場合にもわかりやすい記録様式となっている．

10.5　HACCPの考え方をとり入れた衛生管理

　HACCPの考え方をとり入れた衛生管理は，業界団体が作成し，厚生労働省が確認した手引書を参考に簡略化されたアプローチでとりくむものである．

　手引書（厚生労働省，HACCPの考え方をとり入れた衛生管理のための手引書）は，業界団体がその食品の特性に応じて，代表的に危害要因分析，CCPおよびCLの決定，手順書の作成，記録様式の作成などを行ったものであり，必要な衛生管理についてまとめたものである．事業者は手引書に添付された衛生管理計画や記録の様式，手順書に沿って日々の衛生管理を行い，記録することで容易にとりくめる．

10.6　各種手引書

　厚生労働省はホームページにHACCP導入のための参考資料を掲載している．「食品製造におけるHACCP入門のための手引書」「食品製造におけるHACCPによる衛生管理普及のためのHACCPモデル」のほか，HACCP導入のための参考情報（リーフレット，手引書，動画など）や食品等事業者団体が作成した業種別手引書を多数掲載している．

10.7　適正農業規範（GAP）との関係は

　近年，生産段階におけるとりくみとして適正農業規範（GAP；Good Agricultural Practice，農業生産工程管理ともいう）の実施が進められている．農業者が栽培から収穫・出荷に至るまでの間に，病原微生物や化学物質，異物などの危害要因を管理するとりくみである．前述のとおり，フードチェーンの生産段階でのとりくみであり，製造施設では原料の受け入れに際し，管理された食材を安定して仕入れることができる．

10.8　HACCP認証

　HACCPは衛生管理の手法であり，食品衛生法で義務化されたHACCPに沿った衛生管理は認証や承認を必要とするものではない．しかし，顧客などのニーズにより，認証等を取得することを求められることがある．ISO 22000，FSSC 22000，JFSなどではHACCPのほかにさまざまな要求事項があげられている．

　しかし，肝心なことは，認証等の取得が衛生管理のゴールではなく，あくまでもHACCPは日々の衛生管理を適切に行い，PDCAサイクルを回すことが重要となる．

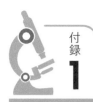

衛生法規

1.1 食品衛生法（抜粋）

（昭和22年12月24日　法律第233号）

（平成30年6月13日　法律第46号改正）

第一章　総　　則

第一条　この法律は，食品の安全性の確保のために公衆衛生の見地から必要な規制その他の措置を講ずることにより，飲食に起因する衛生上の危害の発生を防止し，もつて国民の健康の保護を図ることを目的とする．

第二条　国，都道府県，地域保健法（昭和二十二年法律第百一号）第五条第一項の規定に基づく政令で定める市（以下「保健所を設置する市」という．）及び特別区は，教育活動及び広報活動を通じた食品衛生に関する正しい知識の普及，食品衛生に関する情報の収集，整理，分析及び提供，食品衛生に関する研究の推進，食品衛生に関する検査の能力の向上並びに食品衛生の向上にかかわる人材の養成及び資質の向上を図るために必要な措置を講じなければならない．

②国，都道府県，保健所を設置する市及び特別区は，食品衛生に関する施策が総合的かつ迅速に実施されるよう，相互に連携を図らなければならない．

③国は，食品衛生に関する情報の収集，整理，分析及び提供並びに研究並びに輸入される食品，添加物，器具及び容器包装についての食品衛生に関する検査の実施を図るための体制を整備し，国際的な連携を確保するために必要な措置を講ずるとともに，都道府県，保健所を設置する市及び特別区（以下「都道府県等」という．）に対し前二項の責務が十分に果たされるように必要な技術的援助を与えるものとする．

第三条　食品等事業者（食品若しくは添加物を採取し，製造し，輸入し，加工し，調理し，貯蔵し，運搬し，若しくは販売すること若しくは器具若しくは容器包装を製造し，輸入し，若しくは販売することを営む人若しくは法人又は学校，病院その他の施設において継続的に不特定若しくは多数の者に食品を供与する人若しくは法人をいう．以下同じ．）は，その採取し，製造し，輸入し，加工し，調理し，貯蔵し，運搬し，販売し，不特定若しくは多数の者に授与し，又は営業上使用する食品，添加物，器具又は容器包装（以下「販売食品等」という．）について，自らの責任に

おいてそれらの安全性を確保するため，販売食品等の安全性の確保に係る知識及び技術の習得，販売食品等の原材料の安全性の確保，販売食品等の自主検査の実施その他の必要な措置を講ずるよう努めなければならない．

②食品等事業者は，販売食品等に起因する食品衛生上の危害の発生の防止に必要な限度において，当該食品等事業者に対して販売食品等又はその原材料の販売を行つた者の名称その他必要な情報に関する記録を作成し，これを保存するよう努めなければならない．

③食品等事業者は，販売食品等に起因する食品衛生上の危害の発生を防止するため，前項に規定する記録の国，都道府県等への提供，食品衛生上の危害の原因となつた販売食品等の廃棄その他の必要な措置を適確かつ迅速に講ずるよう努めなければならない．

第四条 この法律で食品とは，すべての飲食物をいう．ただし，医薬品，医療機器等の品質，有効性及び安全性の確保等に関する法律（昭和三十五年法律第百四十五号）に規定する医薬品及び医薬部外品は，これを含まない．

②この法律で添加物とは，食品の製造の過程において又は食品の加工若しくは保存の目的で，食品に添加，混和，浸潤その他の方法によって使用する物をいう．

③この法律で天然香料とは，動植物から得られた物又はその混合物で，食品の着香の目的で使用される添加物をいう．

④この法律で器具とは，飲食器，割ぽう具その他食品又は添加物の採取，製造，加工，調理，貯蔵，運搬，陳列，授受又は摂取の用に供され，かつ，食品又は添加物に直接接触する機械，器具その他の物をいう．ただし，農業及び水産業における食品の採取の用に供される機械，器具その他の物は，これを含まない．

⑤この法律で容器包装とは，食品又は添加物を入れ，又は包んでいる物で，食品又は添加物を授受する場合そのままで引き渡すものをいう．

⑥この法律で食品衛生とは，食品，添加物，器具及び容器包装を対象とする飲食に関する衛生をいう．

⑦この法律で営業とは，業として，食品若しくは添加物を採取し，製造し，輸入し，加工し，調理し，貯蔵し，運搬し，若しくは販売すること又は器具若しくは容器包装を製造し，輸入し，若しくは販売することをいう．ただし，農業及び水産業における食品の採取業は，これを含まない．

⑧この法律で営業者とは，営業を営む人又は法人をいう．

⑨この法律で登録検査機関とは，第三十三条第一項の規定により厚生労働大臣の登録を受けた法人をいう．

第二章　食品及び添加物

第五条　販売（不特定又は多数の者に対する販売以外の授与を含む．以下同じ．）の用に供する食品又は添加物の採取，製造，加工，使用，調理，貯蔵，運搬，陳列及び授受は，清潔で衛生的に行われなければならない．

第六条　次に掲げる食品又は添加物は，これを販売し（不特定又は多数の者に授与する販売以外の場合を含む．以下同じ．），又は販売の用に供するために，採取し，製造し，輸入し，加工し，使用し，調理し，貯蔵し，若しくは陳列してはならない．

一　腐敗し，若しくは変敗したもの又は未熟であるもの．ただし，一般に人の健康を損なうおそれがなく飲食に適すると認められているものは，この限りでない．

二　有毒な，若しくは有害な物質が含まれ，若しくは付着し，又はこれらの疑いがあるもの．ただし，人の健康を損なうおそれがない場合として厚生労働大臣が定める場合においては，この限りでない．

三　病原微生物により汚染され，又はその疑いがあり，人の健康を損なうおそれがあるもの．

四　不潔，異物の混入又は添加その他の事由により，人の健康を損なうおそれがあるもの．

第七条　厚生労働大臣は，一般に飲食に供されることがなかつた物であつて人の健康を損なうおそれがない旨の確証がないもの又はこれを含む物が新たに食品として販売され，又は販売されることとなつた場合において，食品衛生上の危害の発生を防止するため必要があると認めるときは，薬事・食品衛生審議会の意見を聴いて，それらの物を食品として販売することを禁止することができる．

②厚生労働大臣は，一般に食品として飲食に供されている物であつて当該物の通常の方法と著しく異なる方法により飲食に供されているものについて，人の健康を損なうおそれがない旨の確証がなく，食品衛生上の危害の発生を防止するため必要があると認めるときは，薬事・食品衛生審議会の意見を聴いて，その物を食品として販売することを禁止することができる．

③厚生労働大臣は，食品によるものと疑われる人の健康に係る重大な被害が生じた場合において，当該被害の態様からみて当該食品に当該被害を生ずるおそれのある一般に飲食に供されることがなかつた物が含まれていることが疑われる場合において，食品衛生上の危害の発生を防止するため必要があると認めるときは，薬事・食品衛生審議会の意見を聴いて，その食品を販売することを禁止することができる．

④厚生労働大臣は，前三項の規定による販売の禁止をした場合において，厚生労働省令で定めるところにより，当該禁止に関し利害関係を有する者の申請に基づき，又

は必要に応じ，当該禁止に係る物又は食品に起因する食品衛生上の危害が発生する
おそれがないと認めるときは，薬事・食品衛生審議会の意見を聴いて，当該禁止の
全部又は一部を解除するものとする．

⑤厚生労働大臣は，第一項から第三項までの規定による販売の禁止をしたとき，又は
前項の規定による禁止の全部若しくは一部の解除をしたときは，官報で告示するも
のとする．

第八条　食品衛生上の危害の発生を防止する見地から特別の注意を必要とする成分又
は物であつて，厚生労働大臣が薬事・食品衛生審議会の意見を聴いて指定したもの
（第三項及び第七十条第一項において「指定成分等」という．）を含む食品（以下こ
の項において「指定成分等含有食品」という．）を取り扱う営業者は，その取り扱
う指定成分等含有食品が人の健康に被害を生じ，又は生じさせるおそれがある旨の
情報を得た場合は，当該情報を，厚生労働省令で定めるところにより，遅滞なく，
都道府県知事，保健所を設置する市の市長又は特別区の区長（以下「都道府県知事
等」という．）に届け出なければならない．（以下略）

第九条，第十条　略

第十一条　食品衛生上の危害の発生を防止するために特に重要な工程を管理するため
の措置が講じられていることが必要なものとして厚生労働省令で定める食品又は添
加物は，当該措置が講じられていることが確実であるものとして厚生労働大臣が定
める国若しくは地域又は施設において製造し，又は加工されたものでなければ，こ
れを販売の用に供するために輸入してはならない．

②第六条各号に掲げる食品又は添加物のいずれにも該当しないことその他厚生労働省
令で定める事項を確認するために生産地における食品衛生上の管理の状況の証明が
必要であるものとして厚生労働省令で定める食品又は添加物は，輸出国の政府機関
によつて発行され，かつ，当該事項を記載した証明書又はその写しを添付したもの
でなければ，これを販売の用に供するために輸入してはならない．

第十二条　人の健康を損なうおそれのない場合として厚生労働大臣が薬事・食品衛生
審議会の意見を聴いて定める場合を除いては，添加物（天然香料及び一般に食品と
して飲食に供されている物であつて添加物として使用されるものを除く．）並びに
これを含む製剤及び食品は，これを販売し，又は販売の用に供するために，製造し，
輸入し，加工し，使用し，貯蔵し，若しくは陳列してはならない．

第十三条　厚生労働大臣は，公衆衛生の見地から，薬事・食品衛生審議会の意見を聴
いて，販売の用に供する食品若しくは添加物の製造，加工，使用，調理若しくは保
存の方法につき基準を定め，又は販売の用に供する食品若しくは添加物の成分につ

き規格を定めることができる.

② 前項の規定により基準又は規格が定められたときは, その基準に合わない方法により食品若しくは添加物を製造し, 加工し, 使用し, 調理し, 若しくは保存し, その基準に合わない方法による食品若しくは添加物を販売し, 若しくは輸入し, 又はその規格に合わない食品若しくは添加物を製造し, 輸入し, 加工し, 使用し, 調理し, 保存し, 若しくは販売してはならない.

③ 農薬（農薬取締法（昭和二十三年法律第八十二号）第一条の二第一項に規定する農薬をいう. 次条において同じ.）, 飼料の安全性の確保及び品質の改善に関する法律（昭和二十八年法律第三十五号）第二条第三項の規定に基づく農林水産省令で定める用途に供することを目的として飼料（同条第二項に規定する飼料をいう.）に添加, 混和, 浸潤その他の方法によつて用いられる物及び医薬品, 医療機器等の品質, 有効性及び安全性の確保等に関する法律第二条第一項に規定する医薬品であつて動物のために使用されることが目的とされているものの成分である物質（その物質が化学的に変化して生成した物質を含み, 人の健康を損なうおそれのないことが明らかであるものとして厚生労働大臣が定める物質を除く.）が, 人の健康を損なうおそれのない量として厚生労働大臣が薬事・食品衛生審議会の意見を聴いて定める量を超えて残留する食品は, これを販売の用に供するために製造し, 輸入し, 加工し, 使用し, 調理し, 保存し, 又は販売してはならない. ただし, 当該物質の当該食品に残留する量の限度について第一項の食品の成分に係る規格が定められている場合については, この限りでない.

第十四条 厚生労働大臣は, 前条第一項の食品の成分に係る規格として, 食品に残留する農薬, 飼料の安全性の確保及び品質の改善に関する法律第二条第三項に規定する飼料添加物又は医薬品, 医療機器等の品質, 有効性及び安全性の確保等に関する法律第二条第一項に規定する医薬品であつて専ら動物のために使用されることが目的とされているもの（以下この条において「農薬等」という.）の成分である物質（その物質が化学的に変化して生成した物質を含む.）の量の限度を定めるとき, 同法第二条第九項 に規定する再生医療等製品であつて専ら動物のために使用されることが目的とされているもの（以下この条において「動物用再生医療等製品」という.）が使用された対象動物（同法第八十三条第一項 の規定により読み替えられた同法第十四条第二項第三号 ロに規定する対象動物をいう.）の肉, 乳その他の生産物について食用に供することができる範囲を定めるときその他必要があると認めるときは, 農林水産大臣に対し, 農薬等の成分に関する資料の提供その他必要な協力を求めることができる.

第三章　器具及び容器包装

第十五条　営業上使用する器具及び容器包装は，清潔で衛生的でなければならない．

第十六条　有毒な，若しくは有害な物質が含まれ，若しくは付着して人の健康を損なうおそれがある器具若しくは容器包装又は食品若しくは添加物に接触してこれらに有害な影響を与えることにより人の健康を損なうおそれがある器具若しくは容器包装は，これを販売し，販売の用に供するために製造し，若しくは輸入し，又は営業上使用してはならない．

第十七条　厚生労働大臣は，特定の国若しくは地域において製造され，又は特定の者により製造される特定の器具又は容器包装について，第二十六条第一項から第三項まで又は第二十八条第一項の規定による検査の結果次に掲げる器具又は容器包装に該当するものが相当数発見されたこと，製造地における食品衛生上の管理の状況その他の厚生労働省令で定める事由からみて次に掲げる器具又は容器包装に該当するものが相当程度含まれるおそれがあると認められる場合において，人の健康を損なうおそれの程度その他の厚生労働省令で定める事項を勘案して，当該特定の器具又は容器包装に起因する食品衛生上の危害の発生を防止するため特に必要があると認めるときは，薬事・食品衛生審議会の意見を聴いて，当該特定の器具又は容器包装を販売し，販売の用に供するために製造し，若しくは輸入し，又は営業上使用することを禁止することができる．（以下略）

第十八条　厚生労働大臣は，公衆衛生の見地から，薬事・食品衛生審議会の意見を聴いて，販売の用に供し，若しくは営業上使用する器具若しくは容器包装若しくはこれらの原材料につき規格を定め，又はこれらの製造方法につき基準を定めることができる．

② 前項の規定により規格又は基準が定められたときは，その規格に合わない器具若しくは容器包装を販売し，販売の用に供するために製造し，若しくは輸入し，若しくは営業上使用し，その規格に合わない原材料を使用し，又はその基準に合わない方法により器具若しくは容器包装を製造してはならない．

③ 器具又は容器包装には，成分の食品への溶出又は浸出による公衆衛生に与える影響を考慮して政令で定める材質の原材料であつて，これに含まれる物質（その物質が化学的に変化して生成した物質を除く．）について，当該原材料を使用して製造される器具若しくは容器包装に含有されることが許容される量又は当該原材料を使用して製造される器具若しくは容器包装から溶出し，若しくは浸出して食品に混和することが許容される量が第一項の規格に定められていないものは，使用してはならない．ただし，当該物質が人の健康を損なうおそれのない量として厚生労働大臣が

薬事・食品衛生審議会の意見を聴いて定める量を超えて溶出し，又は浸出して食品に混和するおそれがないように器具又は容器包装が加工されている場合（当該物質が器具又は容器包装の食品に接触する部分に使用される場合を除く．）については，この限りでない．

第四章　表示及び広告

第十九条　内閣総理大臣は，一般消費者に対する器具又は容器包装に関する公衆衛生上必要な情報の正確な伝達の見地から，消費者委員会の意見を聴いて，前条第一項の規定により規格又は基準が定められた器具又は容器包装に関する表示につき，必要な基準を定めることができる．

②前項の規定により表示につき基準が定められた器具又は容器包装は，その基準に合う表示がなければ，これを販売し，販売の用に供するために陳列し，又は営業上使用してはならない．

③販売の用に供する食品及び添加物に関する表示の基準については，食品表示法（平成二十五年法律第七十号）で定めるところによる．

第二十条　食品，添加物，器具又は容器包装に関しては，公衆衛生に危害を及ぼすおそれがある虚偽の又は誇大な表示又は広告をしてはならない．

第五章　食品添加物公定書

第二十一条　厚生労働大臣及び内閣総理大臣は，食品添加物公定書を作成し，第十三条第一項の規定により基準又は規格が定められた添加物及び食品表示法第四条第一項の規定により基準が定められた添加物につき当該基準及び規格を収載するものとする．

第六章　監視指導

第二十一条の二　国及び都道府県等は，食品，添加物，器具又は容器包装に起因する中毒患者又はその疑いのある者（以下「食中毒患者等」という．）の広域にわたる発生又はその拡大を防止し，及び広域にわたり流通する食品，添加物，器具又は容器包装に関してこの法律又はこの法律に基づく命令若しくは処分に係る違反を防止するため，その行う食品衛生に関する監視又は指導（以下「監視指導」という．）が総合的かつ迅速に実施されるよう，相互に連携を図りながら協力しなければならない．（以下略）

第二十二条 厚生労働大臣及び内閣総理大臣は，国及び都道府県等が行う食品衛生に関する監視又は指導（以下「監視指導」という．）の実施に関する指針（以下「指針」という．）を定めるものとする．（以下略）

第二十三条 厚生労働大臣は，指針に基づき，毎年度，翌年度の食品，添加物，器具及び容器包装の輸入について国が行う監視指導の実施に関する計画（以下「輸入食品監視指導計画」という．）を定めるものとする．（以下略）

第二十四条 都道府県知事等は，指針に基づき，毎年度，翌年度の当該都道府県等が行う監視指導の実施に関する計画（以下「都道府県等食品衛生監視指導計画」という．）を定めなければならない．（以下略）

第七章 検 査

第二十五条 第十三条第一項の規定により規格が定められた食品若しくは添加物又は第十八条第一項の規定により規格が定められた器具若しくは容器包装であつて政令で定めるものは，政令で定める区分に従い厚生労働大臣若しくは都道府県知事又は登録検査機関の行う検査を受け，これに合格したものとして厚生労働省令で定める表示が付されたものでなければ，販売し，販売の用に供するために陳列し，又は営業上使用してはならない．（以下略）

第二十六条 都道府県知事は，次の各号に掲げる食品，添加物，器具又は容器包装を発見した場合において，これらを製造し，又は加工した者の検査の能力等からみて，その者が製造し，又は加工する食品，添加物，器具又は容器包装がその後引き続き当該各号に掲げる食品，添加物，器具又は容器包装に該当するおそれがあり，食品衛生上の危害の発生を防止するため必要があると認めるときは，政令で定める要件及び手続に従い，その者に対し，当該食品，添加物，器具又は容器包装について，当該都道府県知事又は登録検査機関の行う検査を受けるべきことを命ずることができる．（以下略）

第二十七条 販売の用に供し，又は営業上使用する食品，添加物，器具又は容器包装を輸入しようとする者は，厚生労働省令で定めるところにより，その都度厚生労働大臣に届け出なければならない．

第二十八条 厚生労働大臣，内閣総理大臣又は都道府県知事等は，必要があると認めるときは，営業者その他の関係者から必要な報告を求め，当該職員に営業の場所，事務所，倉庫その他の場所に臨検し，販売の用に供し，若しくは営業上使用する食品，添加物，器具若しくは容器包装，営業の施設，帳簿書類その他の物件を検査させ，又は試験の用に供するのに必要な限度において，販売の用に供し，若しくは営

業上使用する食品，添加物，器具若しくは容器包装を無償で収去させることができる．（以下略）

第二十九条　国及び都道府県は，第二十五条第一項又は第二十六条第一項から第三項までの検査（以下「製品検査」という．）及び前条第一項の規定により収去した食品，添加物，器具又は容器包装の試験に関する事務を行わせるために，必要な検査施設を設けなければならない．

②保健所を設置する市及び特別区は，前条第一項の規定により収去した食品，添加物，器具又は容器包装の試験に関する事務を行わせるために，必要な検査施設を設けなければならない．

③都道府県等の食品衛生検査施設に関し必要な事項は，政令で定める．

第三十条　第二十八条第一項に規定する当該職員の職権及び食品衛生に関する指導の職務を行わせるために，厚生労働大臣，内閣総理大臣又は都道府県知事等は，その職員のうちから食品衛生監視員を命ずるものとする．

②都道府県知事等は，都道府県等食品衛生監視指導計画の定めるところにより，その命じた食品衛生監視員に監視指導を行わせなければならない．

③内閣総理大臣は，指針に従い，その命じた食品衛生監視員に食品，添加物，器具及び容器包装の表示又は広告に係る監視指導を行わせるものとする．

④厚生労働大臣は，輸入食品監視指導計画の定めるところにより，その命じた食品衛生監視員に食品，添加物，器具及び容器包装の輸入に係る監視指導を行わせるものとする．

⑤前各項に定めるもののほか，食品衛生監視員の資格その他食品衛生監視員に関し必要な事項は，政令で定める．

第八章　登録検査機関

第三十一条〜第四十七条　略

第九章　営　　業

第四十八条　乳製品，第十二条の規定により厚生労働大臣が定めた添加物その他製造又は加工の過程において特に衛生上の考慮を必要とする食品又は添加物であつて政令で定めるものの製造又は加工を行う営業者は，その製造又は加工を衛生的に管理させるため，その施設ごとに，専任の食品衛生管理者を置かなければならない．ただし，営業者が自ら食品衛生管理者となつて管理する施設については，この限りでない．

②営業者が，前項の規定により食品衛生管理者を置かなければならない製造業又は加工業を二以上の施設で行う場合において，その施設が隣接しているときは，食品衛生管理者は，同項の規定にかかわらず，その二以上の施設を通じて一人で足りる．

③食品衛生管理者は，当該施設においてその管理に係る食品又は添加物に関してこの法律又はこの法律に基づく命令若しくは処分に係る違反が行われないように，その食品又は添加物の製造又は加工に従事する者を監督しなければならない．

④食品衛生管理者は，前項に定めるもののほか，当該施設においてその管理に係る食品又は添加物に関してこの法律又はこの法律に基づく命令若しくは処分に係る違反の防止及び食品衛生上の危害の発生の防止のため，当該施設における衛生管理の方法その他の食品衛生に関する事項につき，必要な注意をするとともに，営業者に対し必要な意見を述べなければならない．

⑤営業者は，その施設に食品衛生管理者を置いたときは，前項の規定による食品衛生管理者の意見を尊重しなければならない．

⑥次の各号のいずれかに該当する者でなければ，食品衛生管理者となることができない．

一　医師，歯科医師，薬剤師又は獣医師

二　学校教育法（昭和二十二年法律第二十六号）に基づく大学，旧大学令（大正七年勅令第三百八十八号）に基づく大学又は旧専門学校令（明治三十六年勅令第六十一号）に基づく専門学校において医学，歯学，薬学，獣医学，畜産学，水産学又は農芸化学の課程を修めて卒業した者

三　都道府県知事の登録を受けた食品衛生管理者の養成施設において所定の課程を修了した者

四　学校教育法に基づく高等学校若しくは中等教育学校若しくは旧中等学校令（昭和十八年勅令第三十六号）に基づく中等学校を卒業した者又は厚生労働省令で定めるところによりこれらの者と同等以上の学力があると認められる者で，第一項の規定により食品衛生管理者を置かなければならない製造業又は加工業において食品又は添加物の製造又は加工の衛生管理の業務に三年以上従事し，かつ，厚生労働大臣の登録を受けた講習会の課程を修了した者

⑦前項第四号に該当することにより食品衛生管理者たる資格を有する者は，衛生管理の業務に三年以上従事した製造業又は加工業と同種の製造業又は加工業の施設においてのみ，食品衛生管理者となることができる．

⑧第一項に規定する営業者は，食品衛生管理者を置き，又は自ら食品衛生管理者となつたときは，十五日以内に，その施設の所在地の都道府県知事に，その食品衛生管

理者の氏名又は自ら食品衛生管理者となつた旨その他厚生労働省令で定める事項を届け出なければならない．食品衛生管理者を変更したときも，同様とする．

第四十九条，第五十条 略

第五十一条 厚生労働大臣は，営業（器具又は容器包装を製造する営業及び食鳥処理の事業の規制及び食鳥検査に関する法律第二条第五号に規定する食鳥処理の事業（第五十四条及び第五十七条第一項において「食鳥処理の事業」という．）を除く．）の施設の衛生的な管理その他公衆衛生上必要な措置（以下この条において「公衆衛生上必要な措置」という．）について，厚生労働省令で，次に掲げる事項に関する基準を定めるものとする．

一　施設の内外の清潔保持，ねずみ及び昆虫の駆除その他一般的な衛生管理に関すること．

二　食品衛生上の危害の発生を防止するために特に重要な工程を管理するための取組（小規模な営業者（器具又は容器包装を製造する営業者及び食鳥処理の事業の規制及び食鳥検査に関する法律第六条第一項に規定する食鳥処理業者を除く．次項において同じ．）その他の政令で定める営業者にあつては，その取り扱う食品の特性に応じた取組）に関すること．

②営業者は，前項の規定により定められた基準に従い，厚生労働省令で定めるところにより公衆衛生上必要な措置を定め，これを遵守しなければならない．

③都道府県知事等は，公衆衛生上必要な措置について，第一項の規定により定められた基準に反しない限り，条例で必要な規定を定めることができる．

第五十二条〜第六十一条 略

第十章　雑　　則

第六十二条 略

第六十三条 食中毒患者等を診断し，又はその死体を検案した医師は，直ちに最寄りの保健所長にその旨を届け出なければならない．

②保健所長は，前項の届出を受けたときその他食中毒患者等が発生していると認めるときは，速やかに都道府県知事等に報告するとともに，政令で定めるところにより，調査しなければならない．

③都道府県知事等は，前項の規定により保健所長より報告を受けた場合であつて，食中毒患者等が厚生労働省令で定める数以上発生し，又は発生するおそれがあると認めるときその他厚生労働省令で定めるときは，直ちに，厚生労働大臣に報告しなければならない．

④保健所長は，第二項の規定による調査を行つたときは，政令で定めるところにより，都道府県知事等に報告しなければならない．

⑤都道府県知事等は，前項の規定による報告を受けたときは，政令で定めるところにより，厚生労働大臣に報告しなければならない．

第六十四条　略

第六十五条　厚生労働大臣は，食中毒患者等が厚生労働省令で定める数以上発生し，若しくは発生するおそれがある場合又は食中毒患者等が広域にわたり発生し，若しくは発生するおそれがある場合であつて，食品衛生上の危害の発生を防止するため緊急を要するときは，都道府県知事等に対し，期限を定めて，食中毒の原因を調査し，調査の結果を報告するように求めることができる．

第六十六条　前条に規定する場合において，厚生労働大臣は，必要があると認めるときは，協議会を開催し，食中毒の原因調査及びその結果に関する必要な情報を共有し，関係機関等の連携の緊密化を図るとともに，食中毒患者等の広域にわたる発生又はその拡大を防止するために必要な対策について協議を行うよう努めなければならない．

第六十七条　都道府県等は，食中毒の発生を防止するとともに，地域における食品衛生の向上を図るため，食品等事業者に対し，必要な助言，指導その他の援助を行うように努めるものとする．

②都道府県等は，食品等事業者の食品衛生の向上に関する自主的な活動を促進するため，社会的信望があり，かつ，食品衛生の向上に熱意と識見を有する者のうちから，食品衛生推進員を委嘱することができる．

③食品衛生推進員は，飲食店営業の施設の衛生管理の方法その他の食品衛生に関する事項につき，都道府県等の施策に協力して，食品等事業者からの相談に応じ，及びこれらの者に対する助言その他の活動を行う．

第六十八条，第六十九条　略

第七十条　厚生労働大臣は，第六条第二号ただし書（第六十八条第一項及び第二項において準用する場合を含む．）に規定する人の健康を損なうおそれがない場合を定めようとするとき，第七条第一項から第三項までの規定による販売の禁止をしようとし，若しくは同条第四項の規定による禁止の全部若しくは一部の解除をしようとするとき，第八条第一項の規定により指定成分等を指定しようとするとき，第十条第一項の厚生労働省令を制定し，若しくは改廃しようとするとき，第十二条に規定する人の健康を損なうおそれのない場合を定めようとするとき，第十三条第一項（第六十八条第一項及び第二項において準用する場合を含む．）に規定する基準若し

くは規格を定めようとするとき，第十三条第三項に規定する人の健康を損なうおそれのないことが明らかである物質若しくは人の健康を損なうおそれのない量を定めようとするとき，第十八条第一項（第六十八条第一項及び第三項において準用する場合を含む．）に規定する基準若しくは規格を定めようとするとき，第十八条第三項ただし書に規定する人の健康を損なうおそれのない量を定めようとするとき，第二十三条第一項に規定する輸入食品監視指導計画を定め，若しくは変更しようとするとき，第五十条第一項に規定する基準を定めようとするとき，又は第五十一条第一項，第五十二条第一項若しくは第五十四条の厚生労働省令を制定し，若しくは改廃しようとするときは，その趣旨，内容その他の必要な事項を公表し，広く国民の意見を求めるものとする．ただし，食品衛生上の危害の発生を防止するため緊急を要する場合で，あらかじめ広く国民の意見を求めるいとまがないときは，この限りでない．

②・③・④略

第七十一条 厚生労働大臣，内閣総理大臣及び都道府県知事等は，食品衛生に関する施策に国民又は住民の意見を反映し，関係者相互間の情報及び意見の交換の促進を図るため，当該施策の実施状態を公表するとともに，当該施策について広く国民又は住民の意見を求めなければならない．

第七十二条〜第八十条 略

第十一章 罰　　則

第八十一条〜第八十九条 略

附則 略

1.2 食品安全基本法(抜粋)

（平成15年5月23日　法律第48号）
（平成27年9月18日　法律第70号改正）

第一章 総　　則

（目的）

第一条 この法律は，科学技術の発展，国際化の進展その他の国民の食生活を取り巻く環境の変化に適確に対応することの緊要性にかんがみ，食品の安全性の確保に関

し，基本理念を定め，並びに国，地方公共団体及び食品関連事業者の責務並びに消費者の役割を明らかにするとともに，施策の策定に係る基本的な方針を定めることにより，食品の安全性の確保に関する施策を総合的に推進することを目的とする．

（定義）

第二条　この法律において「食品」とは，すべての飲食物（医薬品，医療機器等の品質，有効性及び安全性の確保等に関する法律（昭和三十五年法律第百四十五号）に規定する医薬品及び医薬部外品を除く．）をいう．

（食品の安全性の確保のための措置を講ずるに当たっての基本的認識）

第三条　食品の安全性の確保は，このために必要な措置が国民の健康の保護が最も重要であるという基本的認識の下に講じられることにより，行われなければならない．

（食品供給行程の各段階における適切な措置）

第四条　農林水産物の生産から食品の販売に至る一連の国の内外における食品供給の行程（以下「食品供給行程」という．）におけるあらゆる要素が食品の安全性に影響を及ぼすおそれがあることにかんがみ，食品の安全性の確保は，このために必要な措置が食品供給行程の各段階において適切に講じられることにより，行われなければならない．

（国民の健康への悪影響の未然防止）

第五条　食品の安全性の確保は，このために必要な措置が食品の安全性の確保に関する国際的動向及び国民の意見に十分配慮しつつ科学的知見に基づいて講じられることによって，食品を摂取することによる国民の健康への悪影響が未然に防止されるようにすることを旨として，行われなければならない．

（国の責務）

第六条　国は，前三条に定める食品の安全性の確保についての基本理念（以下「基本理念」という．）にのっとり，食品の安全性の確保に関する施策を総合的に策定し，及び実施する責務を有する．

（地方公共団体の責務）

第七条　地方公共団体は，基本理念にのっとり，食品の安全性の確保に関し，国との適切な役割分担を踏まえて，その地方公共団体の区域の自然的経済的社会的諸条件に応じた施策を策定し，及び実施する責務を有する．

（食品関連事業者の責務）

第八条　肥料，農薬，飼料，飼料添加物，動物用の医薬品その他食品の安全性に影響を及ぼすおそれがある農林漁業の生産資材，食品（その原料又は材料として使用される農林水産物を含む．）若しくは添加物（食品衛生法（昭和二十二年法律第二百

三十三号）第四条第二項に規定する添加物をいう．）又は器具（同条第四項に規定する器具をいう．）若しくは容器包装（同条第五項に規定する容器包装をいう．）の生産，輸入又は販売その他の事業活動を行う事業者（以下「食品関連事業者」という．）は，基本理念にのっとり，その事業活動を行うに当たって，自らが食品の安全性の確保について第一義的責任を有していることを認識して，食品の安全性を確保するために必要な措置を食品供給行程の各段階において適切に講ずる責務を有する．（以下略）

（消費者の役割）

第九条 消費者は，食品の安全性の確保に関する知識と理解を深めるとともに，食品の安全性の確保に関する施策について意見を表明するように努めることによって，食品の安全性の確保に積極的な役割を果たすものとする．

（法制上の措置等）

第十条 政府は，食品の安全性の確保に関する施策を実施するため必要な法制上又は財政上の措置その他の措置を講じなければならない．

第二章　施策の策定に係る基本的な方針

（食品健康影響評価の実施）

第十一条 食品の安全性の確保に関する施策の策定に当たっては，人の健康に悪影響を及ぼすおそれがある生物学的，化学的若しくは物理的な要因又は状態であつて，食品に含まれ，又は食品が置かれるおそれがあるものが当該食品が摂取されることにより人の健康に及ぼす影響についての評価（以下「食品健康影響評価」という．）が施策ごとに行われなければならない．ただし，次に掲げる場合は，この限りでない．

一　当該施策の内容からみて食品健康影響評価を行うことが明らかに必要でないとき．

二　人の健康に及ぼす悪影響の内容及び程度が明らかであるとき．

三　人の健康に悪影響が及ぶことを防止し，又は抑制するため緊急を要する場合で，あらかじめ食品健康影響評価を行ういとまがないとき．（以下略）

第十二条〜第二十一条　略

第三章　食品安全委員会

第二十二条〜第三十八条　略

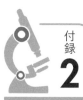

付録 2 食中毒発生状況

Food Hygiene and Safety

付表 2-1 | 病因物質別食中毒発生状況（平成27〜令和4年）

病因物質	平成27年（2015年） 事件	患者	死者	平成28年（2016年） 事件	患者	死者	平成29年（2017年） 事件	患者	死者	平成30年（2018年） 事件	患者	死者
総数	1,202	22,718	6	1,139	20,252	14	1,014	16,464	3	1,330	17,282	3
細菌	431	6,029	—	480	7,483	10	449	6,621	2	467	6,633	—
サルモネラ属菌	24	1,918	—	31	704	—	35	1,183	—	18	640	—
ぶどう球菌	33	619	—	36	698	—	22	336	—	26	405	—
ボツリヌス菌	—	—	—	—	—	—	1	1	1	—	—	—
腸炎ビブリオ	3	224	—	12	240	—	7	97	—	22	222	—
腸管出血性大腸菌(VT産生)	17	156	—	14	252	10	17	168	1	32	456	—
その他の病原大腸菌	6	362	—	6	569	—	11	1,046	—	8	404	—
ウエルシュ菌	21	551	—	31	1,411	—	27	1,220	—	32	2,319	—
セレウス菌	6	95	—	9	125	—	5	38	—	8	86	—
エルシニア・エンテロコリチカ	—	—	—	1	72	—	1	7	—	1	7	—
カンピロバクター・ジェジュニ/コリ	318	2,089	—	339	3,272	—	320	2,315	—	319	1,995	—
ナグビブリオ	—	—	—	—	—	—	—	—	—	—	—	—
コレラ菌	—	—	—	—	—	—	—	—	—	—	—	—
赤痢菌	—	—	—	—	—	—	—	—	—	1	99	—
チフス菌	—	—	—	—	—	—	—	—	—	—	—	—
パラチフスA菌	—	—	—	—	—	—	—	—	—	—	—	—
その他の細菌	3	15	—	1	140	—	3	210	—	—	—	—
ウイルス	485	15,127	—	356	11,426	—	221	8,555	—	265	8,876	—
ノロウイルス	481	14,876	—	354	11,397	—	214	8,496	—	256	8,475	—
その他のウイルス	4	251	—	2	29	—	7	59	—	9	401	—
寄生虫*	144	302	—	147	406	—	242	368	—	487	647	—
クドア	17	169	—	22	259	—	12	126	—	14	155	—
サルコシスティス	—	—	—	—	—	—	—	—	—	1	8	—
アニサキス	127	133	—	124	126	—	230	242	—	468	478	—
その他の寄生虫	—	—	—	1	21	—	—	—	—	4	6	—
化学物質	14	410	—	17	297	—	9	76	—	23	361	—
自然毒	96	247	4	109	302	4	60	176	1	61	133	3
植物性自然毒	58	178	2	77	229	4	34	134	1	36	99	3
動物性自然毒	38	69	2	32	73	—	26	42	—	25	34	—
その他	1	2	2	3	16	—	4	69	—	3	15	—
不明	31	601	—	27	322	—	29	599	—	24	617	—

病因物質	令和元年（2019年）			令和2年（2020年）			令和3年（2021年）			令和4年（2022年）		
	事件	患者	死者	事件	患者	死者	事件	患者	死者	事件	患者	死者
総数	1,061	13,018	4	887	14,613	3	717	11,080	2	962	6,856	5
細菌	385	4,739	—	273	9,632	—	230	5,638	1	258	3,545	1
サルモネラ属菌	21	476	—	33	861	—	8	318	1	22	698	—
ぶどう球菌	23	393	—	21	260	—	18	285	—	15	231	—
ボツリヌス菌	—	—	—	—	—	—	1	4	—	1	1	—
腸炎ビブリオ	—	—	—	1	3	—	—	—	—	—	—	—
腸管出血性大腸菌(VT産生)	20	165	—	5	30	—	9	42	—	8	78	1
その他の病原大腸菌	7	373	—	6	6,284	—	5	2,258	—	2	200	—
ウエルシュ菌	22	1,166	—	23	1,288	—	30	1,916	—	22	1,467	—
セレウス菌	6	229	—	1	4	—	5	51	—	3	48	—
エルシニア・エンテロコリチカ	—	—	—	—	—	—	—	—	—	—	—	—
カンピロバクター・ジェジュニ/コリ	286	1,937	—	182	901	—	154	764	—	185	822	—
ナグビブリオ	—	—	—	—	—	—	—	—	—	—	—	—
コレラ菌	—	—	—	—	—	—	—	—	—	—	—	—
赤痢菌	—	—	—	—	—	—	—	—	—	—	—	—
チフス菌	—	—	—	—	—	—	—	—	—	—	—	—
パラチフスA菌	—	—	—	—	—	—	—	—	—	—	—	—
その他の細菌	—	—	—	1	1	—	—	—	—	—	—	—
ウイルス	218	7,031	1	101	3,701	—	72	4,733	—	63	2,175	—
ノロウイルス	212	6,889	1	99	3,660	—	72	4,733	—	63	2,175	—
その他のウイルス	6	142	—	2	41	—	—	—	—	—	—	—
寄生虫*	347	534	—	395	484	—	348	368	—	577	669	—
クドア	17	188	—	9	88	—	4	14	—	11	91	—
サルコシスティス	—	—	—	—	—	—	—	—	—	—	—	—
アニサキス	328	336	—	386	396	—	344	354	—	566	578	—
その他の寄生虫	2	10	—	—	—	—	—	—	—	—	—	—
化学物質	9	229	—	16	234	—	9	98	—	2	148	—
自然毒	81	172	3	84	192	3	45	88	1	50	172	4
植物性自然毒	53	134	2	49	127	2	27	62	1	34	151	3
動物性自然毒	28	38	1	35	65	1	18	26	—	16	21	1
その他	4	37	—	3	19	—	1	5	—	3	45	—
不明	17	276	—	15	351	—	12	150	—	9	102	—

原因食品		平成27年（2015年）			平成28年（2016年）			平成29年（2017年）			平成30年（2018年）		
		事件	患者	死者	事件	患者	死者	事件	患者	死者	事件	患者	死者
総数		1,202	22,718	6	1,139	20,252	14	1,014	16,464	3	1,330	17,282	3
魚介類		209	1,632	2	173	1,112	—	196	469	—	414	1,209	—
	貝類	73	1,128	—	36	358	—	7	68	—	28	301	—
	ふぐ	29	46	1	17	31	—	19	22	—	14	19	—
	その他	107	458	1	120	723	—	170	379	—	372	889	—
魚介類加工品		15	368	—	19	227	—	12	67	—	26	420	—
	魚肉ねり製品	—	—	—	1	65	—	—	—	—	—	—	—
	その他	15	368	—	18	162	—	12	67	—	26	420	—
肉類及びその加工品		64	574	—	80	1,067	—	61	638	—	65	451	—
卵類及びその加工品		1	2	—	3	106	—	2	4	—	1	39	—
乳類及びその加工品		—	—	—	—	—	—	—	—	—	3	38	—
穀類及びその加工品		7	133	—	11	368	—	5	113	—	7	214	—
野菜及びその加工品		48	190	1	70	619	11	27	295	—	34	216	1
	豆類	—	—	—	—	—	—	1	17	—	—	—	—
	きのこ類	38	95	—	42	110	—	16	44	—	21	43	1
	その他	10	95	1	28	509	11	10	234	—	13	173	—
菓子類		4	147	—	3	27	—	5	182	—	4	72	—
複合調理食品		69	1,857	—	84	2,506	—	51	1,546	—	77	2,124	—
その他		629	16,442	1	566	12,702	3	512	11,927	3	488	11,084	2
	食品特定	30	1,001	1	28	952	3	33	2,416	2	23	443	2
	食事特定	599	15,441	—	538	11,750	—	479	9,511	1	465	10,641	—
不明		156	1,373	2	130	1,518	—	143	1,223	—	211	1,415	—

原因食品		令和元年（2019年）			令和2年（2020年）			令和3年（2021年）			令和4年（2022年）		
		事件	患者	死者	事件	患者	死者	事件	患者	死者	事件	患者	死者
総数		1,061	13,018	4	887	14,613	3	717	11,080	2	962	6,856	5
魚介類		273	829	1	299	711	1	223	335	—	384	745	1
	貝類	16	133	—	16	50	—	2	8	—	5	52	—
	ふぐ	15	18	1	20	26	1	13	19	—	10	11	1
	その他	242	678	—	263	635	—	208	308	—	369	682	—
魚介類加工品		10	90	—	13	69	—	2	24	—	4	4	—
	魚肉ねり製品	1	47	—	—	—	—	—	—	—	—	—	—
	その他	9	43	—	13	69	—	2	24	—	4	4	—
肉類及びその加工品		58	826	—	28	682	—	31	158	—	29	227	1
卵類及びその加工品		—	—	—	—	107	—	—	—	—	2	113	—
乳類及びその加工品		—	—	—	—	—	—	1	1,896	—	—	—	—
穀類及びその加工品		3	59	—	—	—	—	1	29	—	2	27	—
野菜及びその加工品		46	259	2	43	161	1	29	212	2	35	225	3
	豆類	1	28	—	—	—	—	—	—	—	—	—	—
	きのこ類	26	52	—	27	71	1	12	42	—	9	27	—
	その他	19	179	2	16	90	—	17	170	2	26	198	3
菓子類		6	536	—	2	63	—	5	106	—	—	—	—
複合調理食品		53	1,168	—	45	4,403	—	41	1,039	—	50	2,060	—
その他		460	8,728	1	284	8,089	1	202	6,773	—	209	3,131	—
	食品特定	22	223	—	13	39	1	11	116	—	15	444	—
	食事特定	438	8,505	1	271	8,050	—	191	6,657	—	194	2,687	—
不明		152	523	—	171	328	—	182	508	—	247	324	—

原因施設別食中毒発生状況（平成27〜令和4年）

原因施設			平成27年（2015年）			平成28年（2016年）			平成29年（2017年）			平成30年（2018年）		
			事件	患者	死者	事件	患者	死者	事件	患者	死者	事件	患者	死者
総数			1,202	22,718	6	1,139	20,252	14	1,014	16,464	3	1,310	17,282	3
家庭			117	302	5	118	234	4	100	179	2	163	224	3
事業総数			42	1,217	—	52	2,002	10	23	623	—	40	1,959	—
	給食施設	事業所等	11	362	—	15	974	—	10	284	—	8	851	—
		保育所	14	418	—	8	210	—	4	157	—	9	466	—
		老人ホーム	13	291	—	20	618	10	6	139	—	12	398	—
	寄宿舎		—	—	—	4	49	—	—	—	—	1	33	—
	その他		4	146	—	5	151	—	3	43	—	10	211	—
学校総数			12	627	—	19	845	—	28	2,675	—	21	1,075	—
	給食施設 単独調理場	幼稚園	—	—	—	1	27	—	—	—	—	1	36	—
		小学校	—	—	—	1	7	—	3	139	—	3	422	—
		中学校	1	231	—	—	—	—	—	—	—	1	56	—
		その他	—	—	—	3	355	—	1	44	—	1	24	—
		共同調理場	—	—	—	1	145	—	3	1,849	—	—	—	—
	その他		—	—	—	2	77	—	1	47	—	1	157	—
	寄宿舎		3	161	—	1	10	—	6	244	—	2	47	—
	その他		8	235	—	10	224	—	14	352	—	12	333	—
病院総数			7	253	—	5	340	—	6	332	—	5	103	—
	給食施設		7	253	—	5	340	—	6	332	—	4	90	—
	寄宿舎		—	—	—	—	—	—	—	—	—	—	—	—
	その他		—	—	—	—	—	—	—	—	—	1	13	—
旅館			64	2,016	—	50	2,750	—	39	1,852	—	31	1,266	—
飲食店			742	12,734	—	713	11,135	—	598	8,007	1	722	8,580	—
販売店			23	151	—	31	146	—	48	85	—	106	173	—
製造所			7	183	—	6	160	—	8	164	—	11	345	—
仕出屋			53	4,330	—	40	1,523	—	38	1,605	—	30	2,682	—
採取場所			—	—	—	1	2	—	1	43	—	3	3	—
その他			17	542	—	16	449	—	8	377	—	10	393	—
不明			118	363	1	88	666	—	117	522	—	188	479	—

原因施設			令和元年（2019年）			令和2年（2020年）			令和3年（2021年）			令和4年（2022年）		
			事件	患者	死者	事件	患者	死者	事件	患者	死者	事件	患者	死者
総数			1,061	13,018	4	887	14,613	3	717	11,080	2	962	6,856	5
家庭			151	314	3	166	244	3	106	156	1	130	183	2
事業総数			33	865	—	31	984	—	31	1,189	1	25	949	—
	給食施設	事業所等	10	286	—	8	306	—	5	438	—	2	66	—
		保育所	7	179	—	7	258	—	5	191	—	7	211	—
		老人ホーム	10	307	—	13	282	—	17	505	1	12	622	—
	寄宿舎		3	47	—	—	—	—	2	44	—	1	23	—
	その他		3	46	—	3	138	—	2	11	—	3	27	—
学校総数			8	228	—	12	331	—	10	542	—	13	393	—
	給食施設 単独調理場	幼稚園	—	—	—	1	19	—	1	12	—	1	21	—
		小学校	—	—	—	2	117	—	—	—	—	—	—	—
		中学校	—	—	—	1	8	—	—	—	—	—	—	—
		その他	1	76	—	—	—	—	—	—	—	2	56	—
	共同調理場		1	67	—	—	—	—	—	—	—	1	143	—
	その他		—	—	—	—	—	—	1	54	—	2	57	—
	寄宿舎		—	—	—	5	131	—	6	390	—	3	51	—
	その他		6	85	—	3	56	—	2	86	—	4	65	—
病院総数			4	211	—	4	81	—	5	283	—	2	43	—
	給食施設		4	211	—	4	81	—	4	273	—	2	43	—
	寄宿舎		—	—	—	—	—	—	—	—	—	—	—	—
	その他		—	—	—	—	—	—	1	10	—	—	—	—
旅館			29	1,719	—	11	508	—	12	386	—	8	245	—
飲食店			580	7,288	—	375	6,955	—	283	2,646	—	380	3,106	1
販売店			50	61	—	49	90	—	40	44	—	87	154	1
製造所			13	871	—	7	631	—	10	2,127	—	3	12	—
仕出屋			19	868	1	26	4,310	—	16	3,010	—	20	1,323	—
採取場所			1	2	—	—	—	—	1	3	—	—	—	—
その他			11	199	—	6	37	—	2	4	—	5	79	—
不明			162	392	—	200	442	—	201	690	—	289	369	1

【あ行】

亜鉛 (中毒) ▶132

亜塩素酸水 ▶177

青梅 ▶119

アオブダイ ▶116

赤カビ中毒 ▶127

赤カビ病菌 ▶127

アクリルアミド ▶133

アコニチン ▶117, 121

亜硝酸塩 ▶183

亜硝酸中毒 ▶132

亜硝酸ナトリウム ▶132, 183

亜硫酸塩類 ▶181

L-アスコルビン酸 ▶180

アスパルテーム ▶190

アスペルギルス・オリゼー ▶20

　　——・フラバス ▶20, 124

アセスルファムカリウム ▶188

アセチルコリン ▶115

アゾキシストロビン ▶175

アデノシン三リン酸 (ATP) ▶31

ADME［アドメ］▶167

アナフィラキシーショック ▶206

アニサキス ▶102

亜ヒ酸 (中毒) ▶131

アブラソコムツ ▶117

アフラトキシン ▶20, 124, 221

アフラトキシン中毒 ▶124

アミグダリン ▶119

アミノ酸 ▶29

アミン ▶29, 30

アルカロイド ▶117

アレルギー表示 ▶206

アレルギー物質 ▶166, 206

アレルギー様食中毒 ▶29, 46, 130

アンズ ▶119

アンモニア ▶4, 28, 30

安全性試験〔食品添加物の〕▶167

安全性評価 ▶166

安息香酸 ▶174

異常プリオン ▶100

いずし ▶74, 76

イタイイタイ病 ▶140

一次汚染 ▶22

一日摂取許容量 (ADI) ▶169, 170, 196

一律基準〔農薬の〕▶200, 201

一類感染症 ▶91

一括表示 ▶207

一般飲食物添加物 ▶161, 220

一般細菌数 ▶23

一般薬理試験 ▶167

遺伝子組換え ▶209

イヌ回虫 ▶105

5′-イノシン酸二ナトリウム ▶192

異物 ▶4

イマザリル ▶175

医薬品医療機器等法 (薬機法) ▶197, 198

ウイルス ▶8, 21

ウイルス性食中毒 ▶94

ウエスタンブロット法 ▶209

ウエルシュ菌 ▶15, 18, 20, 23, 78

ウエルシュ菌食中毒 ▶78, 81

牛海綿状脳症 ▶100

牛結核 ▶99

渦鞭毛藻 ▶6, 112, 114

衛生管理 ▶234

衛生管理計画 ▶240

衛生行政 ▶224

衛生指標菌 ▶23

　　──と食中毒の関係 ▶24

栄養機能食品 ▶212, 216

エージレス包装 ▶44

液くん法 ▶43

易熱性エンテロトキシン ▶85

エキノコックス（症）▶105

ELISA［エライザ］法（酵素免疫測定法）

　　▶209

エリソルビン酸 ▶180

エルシニア・エンテロコリチカ ▶25, 88

エルシニア・エンテロコリチカ食中毒 ▶88

エロモナス属 ▶88

エロモナス食中毒 ▶89

エロモナス・ソブリア ▶89

　　──・ヒドロフィア ▶89

塩化カリウム ▶192

塩蔵法 ▶42

エンテロコッカス ▶26

エンテロトキシン ▶23, 71, 87

黄色ブドウ球菌 ▶18, 70, 81

黄変米 ▶128

オカダ酸 ▶114

オクラトキシン（中毒）▶126

オゴノリ ▶120

オニカマス ▶110

オルトフェニルフェノール ▶176

温くん法 ▶43

【か行】

外因性内分泌かく乱化学物質 ▶150

海産魚介類 ▶65

回虫卵 ▶104

貝毒 ▶115

外部被ばく ▶143

化学物質による食中毒 ▶48, 130

顎口虫類 ▶103

拡大表示 ▶208

確定的影響 ▶143

確率的影響 ▶143

加工食品 ▶157, 203, 212

加工助剤 ▶163, 166

過酸化水素 ▶177

過酸化物価（POV）▶35

可食限界 ▶24

ガス貯蔵法 ▶43

可塑剤 ▶154

カドミウム ▶132, 140

加熱調理 ▶81, 88

加熱法 ▶39

カネミ油症事件 ▶149

化膿性疾患 ▶70

カビ ▶8, 20

カビ毒（中毒）▶20, 124

カビ毒生産菌 ▶126

芽胞 ▶19, 39, 75, 79, 80

芽胞形成菌 ▶18, 23

辛子れんこん ▶43, 74

ガラス製品 ▶151

カラメル ▶187

カルシウム ▶215

カルボニル価（CV）▶36

カルボニル化合物 ▶28, 30, 35

β–カロテン ▶187

かんきつ類 ▶173

環境汚染物質 ▶145

環境ホルモン ▶150

桿菌 ▶18

感染型食中毒 ▶46, 59

感染症 ▶91, 98

感染症法〔感染症の予防及び感染症の患者に
　対する医療に関する法律〕▶47

缶詰缶 ▶155

缶詰殺菌 ▶39, 41

官能試験 ▶32

カンピロバクター ▶15

　——・コリ ▶68, 81

　——・ジェジュニ ▶68, 81

カンピロバクター食中毒 ▶68

甘味度 ▶188

甘味料 ▶187, 188

管理基準（CL）▶239

危害要因分析・重要管理点（HACCP）▶234

規格基準 ▶219

器具 ▶152

キシリトール ▶188

寄生虫 ▶101

寄生虫による食中毒 ▶48

既存添加物 ▶161, 220

喫食場所 ▶55

機能性表示食品 ▶212, 216

機能性表示食品制度 ▶216, 232

揮発性塩基窒素量（VBN）▶30

キャッサバ ▶119, 121

キャリーオーバー ▶163

球菌 ▶18

急性胃腸炎 ▶89

急性参照用量（ARfD）▶163

吸虫類 ▶103

牛乳殺菌 ▶40, 41

魚介類 ▶61, 102

魚毒 ▶116

ギランバレー症候群 ▶70

菌糸体 ▶20

金属製品 ▶155

菌体抗原 ▶85

ぎんなん ▶119

5′–グアニル酸二ナトリウム ▶192

クドア ▶103

　——・セプテンプンクタータ ▶103

クラドスポリジウム ▶20

グラム陰性桿菌 ▶15

グラム陽性球菌 ▶18

クリプトスポリジウム症 ▶106

L–グルタミン酸 ▶191

グルタミン酸塩 ▶191

グレイ（Gy）▶142

クロストリジウム属 ▶15, 18, 19

くん煙法 ▶43

経口感染症 ▶91

鶏卵 ▶61

劇症肝炎 ▶97

ゲノム編集食品 ▶211

下痢原性大腸菌 ▶82

下痢性貝毒 ▶114

原因施設 ▶55

原因施設別食中毒発生状況 ▶55, 264

原因食品 ▶55

原因食品別食中毒発生状況 ▶55, 262

健康増進法 ▶232

原材料名 ▶211

原虫（類）▶8, 101, 104, 106

原料豆 ▶119

高温細菌 ▶10

好乾性菌 ▶12

好乾性カビ ▶20

好気性菌 ▶14, 15

抗菌性物質 ▶197, 199, 219

抗原性試験 ▶167

好浸透圧菌 ▶12

合成抗菌剤 ▶197, 219

合成樹脂 ▶154

合成洗剤 ▶149

抗生物質 ▶197, 219

広節裂頭条虫 ▶101

酵素免疫測定法（ELSA法）▶209

高病原性鳥インフルエンザ ▶100

酵母 ▶8, 20, 21

好冷細菌 ▶10, 12

コーデックス委員会 ▶162, 225

国際がん研究機関（IARC）▶177

国連食糧農業機関（FAO）▶225

コチニール色素 ▶184

コハク酸 ▶192

五類感染症 ▶91

コレラ（菌）▶93

コレラ毒素 ▶89, 93

【さ行】

催奇形性試験 ▶167

細菌 ▶8, 17

　　——の構造 ▶9

　　——の増殖温度域 ▶11

細菌数 ▶23

　　——の測定 ▶32

細菌性食中毒 ▶17, 46, 60, 81, 86, 88

細菌叢（フローラ）▶22

サイクロスポラ症 ▶106

材質試験 ▶153

サキシトキシン ▶112

刺身 ▶60, 65, 103, 121

サッカリン ▶190

殺菌剤 ▶193

殺菌料 ▶176

サナダムシ ▶101

サポウイルス ▶21, 94, 96

サルコシスティス・フェアリー ▶104

サルモネラ属菌 ▶25, 59, 81

　　——・エンテリティディス ▶60

サルモネラ属菌食中毒 ▶59

酸価（AV）▶35

酸化還元電位 ▶13

酸型保存料 ▶44, 173

酸化防止剤 ▶178

酸化油脂 ▶34, 132

酸性タール色素 ▶184

酸素除去法 ▶43

酸素要求性 ▶14

暫定的規制値等 ▶221

酸敗 ▶4, 32

残留基準値〔農薬の〕▶196

残留性有機汚染物質（POPs）▶138

三類感染症 ▶49, 61, 83, 91

次亜塩素酸水 ▶178

ジアルジア症 ▶106

シーベルト（Sv）▶142

紫外線照射法 ▶41

志賀赤痢菌 ▶ 92

シガテラ毒 ▶ 110

シガトキシン ▶ 111

志賀毒素産生性大腸菌 (STEC) ▶ 82

ジギタリス ▶ 118, 121

ジギトキシン ▶ 118, 121

糸状菌 ▶ 20

自然毒による食中毒 ▶ 53, 108

疾病リスク低減表示 ▶ 215

指定添加物 ▶ 161, 220

自動酸化 ▶ 32, 34, 132

シトリニン ▶ 128

子のう菌 ▶ 20

ジフェニル ▶ 176

ジブチルヒドロキシトルエン (BHT) ▶ 180

死滅期 ▶ 17

ジャガイモ ▶ 120, 121

JAS［ジャス］法〔日本農林規格等に関する
　法律〕▶ 233

自由水 ▶ 12

条件付き特定保健用食品 ▶ 216

使用基準〔食品添加物の〕▶ 162

　──（甘味料）▶ 187

　──（殺菌料）▶ 176

　──（酸化防止剤）▶ 178

　──（着色料）▶ 184

　──（発色剤）▶ 182

　──（漂白剤）▶ 181

　──（防かび剤）▶ 174

　──（保存料）▶ 171

商業的無菌包装食品 ▶ 45

常在微生物 ▶ 8

硝酸塩 ▶ 183

照射食品 ▶ 42

消費期限 ▶ 205

消費者庁 ▶ 214, 225

賞味期限 ▶ 205

初期腐敗 ▶ 24, 32

食餌性ボツリヌス症 ▶ 74

食中毒 ▶ 46

食中毒事件票 ▶ 49

食中毒発生状況 ▶ 48, 260

食肉 ▶ 104

食品安全委員会 ▶ 224

食品安全基本法 ▶ 224, 230, 245

食品衛生監視員 ▶ 227

食品衛生管理 ▶ 234

食品衛生管理者 ▶ 227

食品衛生行政 ▶ 224, 226

食品衛生法 ▶ 2, 198, 224, 228, 245

食品健康影響評価 ▶ 224

食品添加物 ▶ 44, 157

　──の規格基準 ▶ 197, 219

　──の指定 ▶ 161

　──の使用基準 ▶ 162, 171

　──の表示 ▶ 163

食品添加物公定書 ▶ 169

食品内毒素型 ▶ 59

食品媒介寄生虫 ▶ 104

食品表示基準 ▶ 203, 231

食品表示（法）▶ 202, 231

食品リスク分析 ▶ 223

植物性自然毒 ▶ 116

食物アレルギー ▶ 206

食物連鎖 ▶ 5

飼料安全法 ▶ 198

飼料添加物 ▶ 198

深温凍結法 ▶ 38

新型インフルエンザ ▶100
真菌 ▶18
真菌性食中毒 ▶120
真菌叢 ▶22
真空包装法 ▶43
人獣共通感染症 ▶98
水銀 ▶138, 221
　——の規制値 ▶139
スイセン ▶118
水素イオン濃度 (pH) ▶15, 31
水分活性 (a_w) ▶12, 39, 40
ズーノーシス ▶98
スクラロース ▶188
スズ (中毒) ▶131, 155
スチレンモノマー ▶152
酢漬法 ▶42
ステビア ▶191
ステリグマトシスチン ▶128
ステロイドアミン ▶118, 121
ステロイド配糖体 ▶118, 121
ゼアラレノン ▶128
生菌数 ▶23
青酸配糖体 ▶119
生食 ▶25, 97, 104, 107
生体内毒素型 ▶59, 81, 86
生物濃縮 ▶6
成分規格 (清涼飲料水) ▶220
世界保健機関 ▶3, 213
赤痢 (菌) ▶25, 92
セシウム ▶143
世代交代時間 ▶16
接合菌類 ▶20
セレウス菌 ▶20, 23, 87
セレウリド ▶87

セレウス菌食中毒 ▶87
洗剤 ▶135, 136
洗浄剤 ▶151
旋尾線虫 ▶100
鮮度測定 ▶30
総アフラトキシン ▶125, 221
増殖温度域 ▶10
即席めん ▶35
ソラニン ▶120, 121
ソルビン酸 ▶173

【た行】

ダイオキシン類 ▶146
代替表示 ▶208
耐酸性菌 ▶15
対数 ▶17
対数増殖期 ▶16
耐性菌 ▶199
大腸菌 ▶9, 24, 81
大腸菌群 ▶24
台所用洗剤 ▶151
体内動態に関する試験 ▶167
耐熱性エンテロトキシン ▶85
耐熱性溶血毒 (TDH) ▶64
耐熱性溶血毒類似毒素 (TRH) ▶62
耐容一日摂取量 (TDI) ▶146
唾液腺除去法 ▶116
多環芳香族炭化水素 (PAHs) ▶144
脱アミノ反応 ▶29
脱酸素剤 ▶44
脱水 (乾燥) 法 ▶39
脱炭酸反応 ▶29
炭疽 (菌) ▶99

チアベンダゾール▶176

チオバルビツール酸価▶36

チフス（菌）▶61, 91, 93

着色料▶184

チャコニン▶120, 121

中温細菌▶11, 12

中間型▶59

中間水分食品▶12

腸炎ビブリオ▶64, 81

腸炎ビブリオ食中毒▶64

腸管▶69, 79, 83

腸管凝集接着性大腸菌（EAggEC／EAEC）▶86

腸管系感染症▶90, 91

腸管出血性大腸菌（EHEC）▶25, 82, 86

腸管出血性大腸菌感染症▶91

腸管出血性大腸菌食中毒▶82

腸管侵入性大腸菌（EIEC）▶85, 86

腸管毒素原性大腸菌（ETEC）▶85

腸管病原性大腸菌（EPEC）▶85, 86

腸球菌▶23, 26

超高温殺菌▶41

チョウセンアサガオ▶118, 121

腸チフス▶93

腸内細菌▶18

腸内細菌科菌群▶15, 18, 25

腸内フローラ▶18

調味料▶191

通性嫌気性菌▶14, 15, 20

つぶ貝▶115

低温細菌▶10, 12, 17

低温殺菌法▶28

低温保存法▶38

定常期▶16

低病原性鳥インフルエンザ▶97

デオキシニバレノール▶221

適正農業規範（GAP）▶224

テトラミン（中毒）▶115

テトラメチルアンモニウム▶115

テトロドトキシン▶108

添加物▶203

天然香料▶161, 220

銅（中毒）▶132, 156

凍結▶38, 106

陶磁器▶156

銅製品▶155

糖蔵法▶42

動物性自然毒▶108

動物由来感染症▶98

動物用医薬品▶197

トキソプラズマ▶105

毒化現象〔海洋生物の〕▶6

毒ガニ▶113

毒きのこ▶122

毒性試験▶168

毒性等価係数（TEF）▶146

毒性等量（TEQ）▶146

毒素型食中毒▶47, 59

ドクカマス▶110

特定加工食品▶217

特定原材料▶206

特定保健用食品▶212, 214

特定用途食品（制度）▶217

毒力単位▶114

トコフェロール▶178

土壌媒介寄生虫▶104

ドライアイスセンセーション▶111

トラフグ▶108

トランス脂肪酸 ▶134
鳥インフルエンザ ▶99
トリカブト ▶117, 121
トリコテセン類 ▶127
鶏肉 ▶60, 69, 81
トリハロメタン ▶149
トリメチルアミン（TMA）▶28, 31

【な行】

内臓 ▶83, 97, 104, 107
内部被ばく ▶143
ナグビブリオ（食中毒）▶88, 89
ナチュラルチーズ ▶88, 89
生あん ▶119
生食 ▶25, 97, 104, 107
二次汚染 ▶22
ニトロソアミン類 ▶135
日本海裂頭条虫 ▶101
二枚貝 ▶112, 117
乳 ▶222
乳及び乳製品の成分規格等に関する省令
　（乳等省令）▶222
乳酸菌 ▶15, 18
乳児ボツリヌス症 ▶74
乳製品 ▶222
乳幼児下痢症 ▶85
二類感染症 ▶91, 100
任意 ▶204
ネガティブリスト制度 ▶200
ネコ回虫 ▶105
熱くん法 ▶43
熱死滅 ▶40
農業生産工程管理 ▶224

濃縮係数 ▶6
農薬 ▶193
農薬取締法 ▶193
農林水産省 ▶224
日本農林規格等に関する法律 ▶JAS法
ノロウイルス ▶21, 94, 95

【は行】

パーシャルフリージング ▶38
バイケイソウ ▶118, 121
バクテリアルフローラ ▶22
馬刺し ▶104
HACCP［ハサップ］▶234
HACCPプラン ▶240
ハシリドコロ ▶116
バシラス ▶バチルス
パスツール ▶28
はちみつ ▶75, 77
バチルス ▶18
　――・セレウス ▶87
発がん性物質 ▶136
発がん性試験 ▶167, 168
発酵 ▶2, 27
発色剤 ▶182
発泡ポリスチレントレイ ▶154
パツリン ▶128
バナナ ▶174
パブリックコメント ▶161
パラオキシ安息香酸エステル類 ▶174
バラ科植物 ▶119
パラチフス（菌）▶61, 93
バラムツ ▶117
パリトキシン様物質 ▶116

パルスフィールドゲル電気泳動 (PFGE 法) ▶10

繁殖試験 ▶163, 165

反復投与毒性試験 ▶167, 168

非解離型保存料 ▶44, 174

微好気性菌 ▶14, 15

ヒスタミン ▶29, 130

ヒスタミン食中毒 ▶29, 130

微生物 ▶3, 4, 8

　　——の大きさ ▶8, 9

　　——の酸素要求量 ▶14

　　——の種類 (分類) ▶8

　　——の増殖 ▶10

微生物による食中毒 ▶46, 59

ヒ素 ▶131, 141

ビタミン A 過剰症 ▶116

ビタミン B_6 欠乏症 ▶119

病因物質別食中毒発生状況 ▶52, 260

氷温冷蔵法 ▶38

病原大腸菌 ▶82

病原大腸菌食中毒 ▶81

病原微生物 ▶4, 8

表示免除 ▶165

漂白剤 ▶181

ヒラメ ▶103

ピリメタニル ▶176

フードチェーンアプローチ ▶234

フェノール樹脂 ▶154

不完全菌類 ▶20

フグ ▶6, 108

　　——の種類，部位 ▶109

複素環式芳香族アミン ▶134

フグ毒 ▶108

フザリウム属菌 ▶128

ブチルヒドロキシアニソール (BHA) ▶181

物質循環 ▶6

ブドウ球菌 ▶18

ブドウ球菌食中毒 ▶70

腐敗 ▶3, 4, 27

腐敗臭 ▶28

腐敗生成物 ▶30

フモニシン ▶127

プラスチック ▶154

フラットサワー ▶11

フルジオキソニル ▶176

ブルセラ症 ▶99

フローラ (細菌叢) ▶22

プロスタグランジン (PG) ▶120

米飯 ▶72

ベクレル (Bq) ▶142

ペットボトル ▶154

ヘテロサイクリックアミン類 (HCAs) ▶134

ベニコウジ色素 ▶184

ペニシリウム ▶20, 125

Vero 毒素 ▶82

Vero 毒素産生性大腸菌 ▶82

変異型クロイツフェルト・ヤコブ病 ▶100

変異原性試験 ▶167

変質 ▶3, 27

　　——〔油脂の〕▶32, 33

変質防止法 ▶36

偏性嫌気性菌 ▶14, 15, 20

ベンゾ〔α〕ピレン (BaP) ▶145

変敗 ▶4, 27

防かび剤 ▶44, 174

胞子 ▶20

放射性物質 ▶142

　　——の規格基準 ▶221

放射線照射法 ▶42

放射能 ▶142

ほうろう製品 ▶156

保健機能食品（制度）▶212

ポジティブリスト制度 ▶153, 199

ポスト・ハーベスト・アプリケーション農薬
　▶197

保存料 ▶44, 171

ボツリヌス菌 ▶15, 18, 20, 74, 81

ボツリヌス菌食中毒 ▶74

ボツリヌス毒素 ▶74, 78

ポリエチレン ▶154

ポリエチレンテレフタレート（PET）▶154

ポリスチレン ▶154

ポリ塩化ビニル ▶154

ポリカーボネート ▶154

【ま行】

マイコトキシン（中毒）▶124

マイコフローラ ▶22

マウスユニット（MU）▶114

マスターテーブル ▶60

麻痺性貝毒 ▶111

ミクロコッカス ▶18

ミクロフローラ ▶21

水俣病 ▶140

ミネラルウォーター類 ▶23, 26

無菌化包装食品 ▶44, 45

無菌充填包装食品 ▶45

無鉤条虫 ▶104

無作用量（NOEL）▶168

無性生殖 ▶20

無毒性量（NOAEL）▶168, 196

メチル水銀 ▶138

【や行】

薬機法 ▶医薬品医療機器等法

野生イノシシ ▶94, 97

野生シカ ▶94, 97

有害化学物質 ▶133

有害元素 ▶131

有害性金属 ▶138

有害物 ▶4

有害物（質）▶4, 137

有機水銀 ▶138

有鉤条虫 ▶104

有性生殖 ▶20

誘導期 ▶16

有毒魚 ▶110

有毒植物 ▶117

　──の有毒成分 ▶121

有毒物 ▶4

有用微生物 ▶8

油脂 ▶32, 132, 178

　──の酸化 ▶34

　──の変質 ▶32, 33, 34

　──の毒性 ▶34

容器包装 ▶152, 153

溶血性尿毒症症候群（HUS）▶81

ヨウ素 ▶143

ヨウ素価 ▶35

四類感染症 ▶49, 91, 96, 97

【ら, わ行】

リサイクル識別表示マーク ▶155

リスク管理 ▶224

リスクコミュニケーション ▶224

リスク評価 ▶223
リスク分析 ▶223
リステリア（属菌）▶88, 89, 98
　　——・モノサイトゲネス ▶89
リナマリン ▶119, 121
硫化水素 ▶4, 28, 30
冷くん法 ▶43
冷蔵法 ▶37, 38
冷凍食品 ▶25
　　——の成分規格 ▶38, 39
冷凍法 ▶37, 38
レトルトパウチ食品 ▶44, 77
レバー ▶69, 83, 97, 105
緑青 ▶156
ロングライフミルク ▶41, 45
ワックス ▶117

【欧文】

A型肝炎 ▶96
A型肝炎ウイルス ▶21, 94, 96
A型毒素 ▶74
ADI（一日摂取許容量）▶169, 170, 196
ADME ▶167
A/E障害 ▶85
ARfD（急性参照用量）▶163
ATP（アデノシン三リン酸）▶31
AV（酸価）▶38
a_w（水分活性）▶12, 39, 40
BaP（ベンゾ[α]ピレン）▶145
BHA（ブチルヒドロキシアニソール）▶180
BHT（ジブチルヒドロキシトルエン）▶180
BSE（牛海綿状脳症）▶100
CA貯蔵 ▶43

CCP整理表 ▶240
CL（管理基準）▶239
CV（カルボニル価）▶39
D値 ▶73
DNA ▶10, 21
DNAウイルス ▶21
E型肝炎 ▶97
E型肝炎ウイルス ▶21, 94, 97
E型毒素 ▶74
EAEC（腸管凝集接着性大腸菌）▶86
EAggEC（腸管凝集接着性大腸菌）▶86
E. coli試験 ▶25
EHEC（腸管出血性大腸菌）▶82
EIEC（腸管侵入性大腸菌）▶85
ELISA法（酵素免疫測定法）▶209
EPEC（腸管病原性大腸菌）▶85
ETEC（腸管毒素原性大腸菌）▶85
FAO（国連食糧農業機関）▶225
HACCP（危害要因分析・重要管理点）▶234
HACCPプラン ▶240
HAV（A型肝炎ウイルス）▶96
HCAs（ヘテロサイクリックアミン類）▶134
HEV（E型肝炎ウイルス）▶97
HUS（溶血性尿毒症症候群）▶84
JAS法〔日本農林規格等に関する法律〕
　　▶233
K値 ▶31
LL牛乳 ▶41, 45
MA貯蔵 ▶44
MRSA（メチシリン耐性黄色ブドウ球菌）
　　▶199
MU（マウスユニット）▶114
NAGビブリオ ▶88, 89
NOEL（無作用量）▶168

NOAEL（無毒性量）▶168, 196

IARC（国際がん研究機関）▶177

O抗原 ▶61, 85

PAHs（多環芳香族炭化水素）▶145

PCB ▶148, 221

PCR法 ▶10, 209

PDCAサイクル ▶237

PETボトル ▶154

PG（プロスタグランジン類）▶120

pH（水素イオン濃度）▶15, 31

POPs（残留性有機汚染物質）▶138

POV（過酸化物価）▶38

RNA ▶10, 22

RNAウイルス ▶10, 21, 96, 97

RTE（Ready-to-eat）食品 ▶89

STEC（志賀毒素産生性大腸菌）▶82

TDH（耐熱性溶血毒）▶65

TDI（耐容一日摂取量）▶146

TEF（毒性等価係数）▶146

TEQ（毒性等量）▶146

TRH（耐熱性溶血毒類似毒素）▶65

VBN（揮発性塩基窒素量）▶30

Vero毒素 ▶82

Vero毒素産生性大腸菌 ▶82

VTEC（Vero毒素産生性大腸菌）▶82

WHO（世界保健機関）▶3, 136, 225

編著者紹介

堀江正一（薬学博士）
ほり え まさかず
1978年　東京理科大学大学院理学研究科修士課程修了
現　在　大妻女子大学教授

尾上洋一（医学博士）
おのうえよういち
1970年　宇都宮大学農学部農芸化学科卒業
現　在　公益社団法人 日本べんとう振興協会技術顧問
　　　　NPO法人 食の安全と微生物検査理事
　　　　元 神奈川県衛生研究所微生物部長

NDC 498　　287 p　　21cm

図解 食品衛生学 第6版 ——食べ物と健康，食の安全性
ず かい しょくひんえいせいがく だいろっぱん　　た もの けんこう しょく あんぜんせい

2020年10月23日　第1刷発行
2023年 6 月15日　第4刷発行

編著者　堀江正一，尾上洋一
　　　　ほり え まさかず おのうえよういち
発行者　髙橋明男
発行所　株式会社　講談社
　　　　〒112-8001　東京都文京区音羽 2-12-21
　　　　　販　売　(03)5395-4415
　　　　　業　務　(03)5395-3615

KODANSHA

編　集　株式会社　講談社サイエンティフィク
　　　　代表　堀越俊一
　　　　〒162-0825　東京都新宿区神楽坂 2-14　ノービィビル
　　　　　編　集　(03)3235-3701

本文データ制作　有限会社グランドグルーヴ
印刷・製本　株式会社ＫＰＳプロダクツ